U0353194

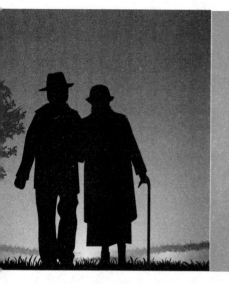

中老年百科

大讲堂
双　色
图文版

刘凤珍◎主编　　付焕章◎编著

中国华侨出版社
北京

图书在版编目（CIP）数据

中老年百科大讲堂 / 付焕章编著 . —北京：中国华侨出版社，2016.12
（中侨大讲堂 / 刘凤珍主编）
ISBN 978-7-5113-6507-1

Ⅰ . ①中… Ⅱ . ①付… Ⅲ . ①中年人－保健－基本知识
②老年人－保健－基本知识 Ⅳ . ① R161

中国版本图书馆 CIP 数据核字（2016）第 286478 号

中老年百科大讲堂

编　　著 / 付焕章

出 版 人 / 刘凤珍

责任编辑 / 千　寻

责任校对 / 王京燕

经　　销 / 新华书店

开　　本 / 787 毫米 × 1092 毫米　1/16　印张 /24　字数 /480 千字

印　　刷 / 三河市华润印刷有限公司

版　　次 / 2018 年 3 月第 1 版　2018 年 3 月第 1 次印刷

书　　号 / ISBN 978-7-5113-6507-1

定　　价 / 48.00 元

中国华侨出版社　北京市朝阳区静安里 26 号通成达大厦 3 层　邮编：100028
法律顾问：陈鹰律师事务所

编辑部：（010）64443056　　64443979
发行部：（010）64443051　　传真：（010）64439708
网　址：www.oveaschin.com
E-mail：oveaschin@sina.com

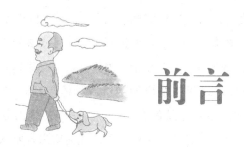

前言

　　中老年人群最重要的是养护好自己的身体，保持健康。中年可以说是人生最辉煌的阶段，也是机体开始衰退的阶段。在生活工作节奏越来越快的今天，中年人既要忙于事业，又要照顾老人和子女，往往忽略休息、锻炼与营养，因此免疫功能常常处于失衡状态。现代医学发现，人从 30 岁开始就逐渐衰老了，进入中年后，也许人从外表看上去未减当年风采，但身体内部却发生着不可逆转的变化，各个组织器官的功能开始减退，局部器官开始衰老，更重要的是，人体对疾病的抵御能力开始下降，大部分的疾病在对外显露症状之前，就已经长期存在于体内。进入老年后，虽然没有了社会和家庭的压力，但机体已经明显衰老，由中年时期积累起来的许多健康隐患也开始暴露出来：骨密度明显降低易发生骨折，出现健忘、皮肤干皱等岁月的痕迹，对脂肪消化能力降低易患高脂血症，等等。

　　另外，面对身体的变化和生活重心的转移，中老年人群的心理及日常生活也会发生很大的变化。中年人体力、精力大不如前，却面临上有老下有小、又要忙于事业打拼的局面，压力倍增，各种家庭琐事也接踵而至，此时夫妻间容易产生矛盾甚至感情上的裂隙，如何缓解压力、调整心态并处理家庭琐事对于缓解矛盾、增进感情尤为重要。退休后，紧张的工作生涯结束，儿女们大都离家工作独立生活，面对大片大片的空闲时间，老年人往往无所适从，不知道如何打发，需要重新找到生活的重心。此时，丧偶、抚养孙辈、保养身体、应对疾病等各种问题也是老年人不得不面对的，如何更好地处理这些问题，对于老年人拥有一个充实、快乐、健康的晚年生活至关重要。

　　中老年人的身体特点和心理变化，决定了他们应该更注重健康。每一位中老年朋友都希望自己身体健康、延年益寿，也都希望自己怀着轻松愉快的心情安享晚年。为此，我们编写了这本《中老年百科大讲堂》，针对中老年人的生理特征、日常生活、养生保健、健康饮食、体育锻炼、疾病防治等方面进行详尽、全面的剖析，具体包括中老年人血液、循环、呼吸、内分泌等身体系统的变化特点，中华传统的养生长寿秘诀，如"二十四宜养生法""摩腹养生法"等，如何增强日常饮食中的营养，如何改善中老年人的生活环境，怎样教育孙辈，通过养花、钓鱼、交朋友等方式充实晚年生活，心肌梗死、高脂血症、高血压、骨质疏松等中老年常见疾病的防治，适合中老年人体力的体育运动，如散步、八段锦等，帮助中老年人科学健身、益寿防老，同时还收录了一些治疗中老年人常见病症的方法，希望能给予中老年人一份正确、温馨的指导，使他们更好地度过每一天。

　　本书内容丰富，通俗易懂，各种养生方法简单易学，应对疾病的方法实用有效，可随时随地解决中老年人的健康困扰，是中老年朋友必备的生活枕边书。

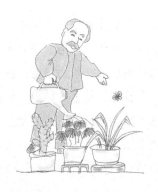

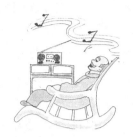

目录

第三章 日常生活

第四章 疾病防治

第五章 体育运动

第六章 自我治病小偏方

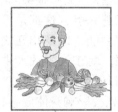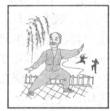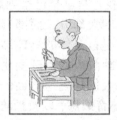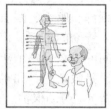

第一章

身体探秘

人体奥秘纵横谈

古希腊哲学家苏格拉底有一句名言："你须知道自己。"我们想借用这句名言，提醒每一个中老年人。"你须知道自己"，这里的"自己"是指自己的身体。也就是说，每个中老年人都应该学习和掌握一些医学基础知识，如生命的起源、人体生理解剖、人体各时期的生理变化特点等，以便能够了解自己、认识自己，在生命的过程中健康地驾驭自己。

有人会觉得，我对自己早已很熟悉了。一个正常的人体，无非是头颅、颈部、躯干、四肢四大部分，面部有五官，躯干里有五脏六腑，这都是世人皆知的事情。但是，身体的具体结构、各器官的生理功能，以及相互之间的关系、每个年龄阶段的生理变化特点等方面的知识，对于大多数人来说是缺乏的，如果人们缺乏这方面的知识，就不可能搞好自我保健、饮食营养、劳动保护、体育锻炼，以及预防疾病。久而久之，就会影响身体健康，甚至发生疾病，缩短寿命。

人类认识自己，经历了一个漫长的历史过程。现在人们都知道，人的意识和活动都是由大脑支配的。可是在古代，人们认为心是意识和思考的器官，所谓"心之官则思"，所以，"思""想""虑""念"等与思考有关的文字，下边都有个"心"。

关于血液循环，已知是由心脏和血管组成。心脏是动力"泵"，血液在心脏的推动作用下，由动脉到毛细血管，之后回流到静脉，再回到心脏，这样周而复始不停地工作，维持着人体的正常功能。尽管人们很早以前也知道心脏和血管相连，但对动、静脉血管中的物质和各自的作用，却不十分清楚。如古希腊的医生们，由于从尸体上观察到的血液几乎全部在静脉血管中，而动脉血管是空虚的，就认为人体动脉血管里充满着由肺脏进入的空气。

2 世纪，古罗马的大医学家盖伦认为，人的静脉和心脏的右部相连接，动脉和心脏的左部相连接。血液在肝脏生成，带有富有营养的"天然精气"。一部分血液由心脏经过静脉流到全身各部，另一部分血液却经过心脏中间间隔里看不见的血管，由心脏的右边流到心脏的左边，在那里和肺脏吸进来的空气相混合，然后这种带有"生命精气"的高级血液，又通过动脉在身体的各部像潮汐那样不停地涨落，使人体的各种器官发挥着正常的生理功能。

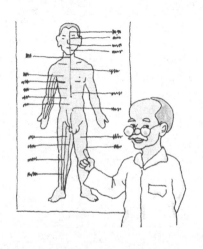

16 世纪后半期，西班牙医生塞尔维特，

又提出了静脉血液从右心室经过肺循环流入左心室，变成新鲜的动脉血液的新见解。后来英国医生哈维，在亲自解剖了80多种动物后，提出了比较完整的血液循环学说，并在1628年出版了《动物心血运动的解剖研究》一书。哈维死后，意大利解剖学家马尔比基等，用显微镜观察到动、静脉血管之间的毛细血管网，完全证实了哈维的学说，才最后完成了人们对血液循环的全部认识过程。

我国清代名医王清任，经过长期的医疗实践，认识到一个医生掌握人体内部结构，对于疾病的诊治具有重要的意义。他除了精心研究古代解剖学外，还经常解剖观察尸体，把人体内脏的各部位详细绘制成图，并出版了《医林改错》一书，改正了古代医书中记载脏腑结构和功能上的某些错误观点，为发展我国的解剖医学做出了重要贡献。

从以上的例子可以看出，前人为了认识人体，经历了一个曲折漫长的过程。当今世界，科学技术飞速发展，各种先进的医疗仪器不断问世，解剖生理学的研究，也由宏观发展到微观，由组织细胞发展到对分子、原子的研究。人们对了解和认识自己的身体似乎已不成问题。但事实并非如此，人体生命科学的研究是永无止境的，仍然有许许多多的奥秘未被揭示。如医学中的经络学说，中医认为，经络是人体气血运行的通路，经是纵行的通路，络是横行的通道，它内联脏腑，外通肌肤，布满全身。但是，时至今日，经络在人体内的构成、形态、存在形式及与各脏腑的功能联系，却没有一个确切的说法，仍然是医学界需要深入探索研究的问题。

由此可见，人体的奥秘是深奥的，认识自己的身体，也非容易之事。我们意在通过介绍一些人体解剖生理学基础知识，中老年时期，尤其是老年时期人体生理变化特点及影响人体健康的有关知识，帮助广大的中老年人学习和了解身体的结构、功能、生理特点、变化规律，以便能够认识自己、了解自己，为学习和掌握其他方面的卫生知识、实施有效的个人自我保健、增强体质、延年益寿奠定良好的基础。

中老年生理变化特点

人随着年龄的不断增长，身体内会逐渐发生重大生理变化，即衰老。衰老是人类生命过程中不可抗拒的自然规律，主要表现为人体内的细胞和各个器官功能的减退状态。

人体功能的减退状态主要表现在六个方面一：是细胞内物质代谢的分解过程大于合成过程；二是身体内环境的稳定性降低；三是对损伤的修复能力降低；四是对致病因素的感受力升高；五是对环境变化的适应能力减退；六是身体的免疫功能降低。因此，了解和掌握中老年人各器官、各系统的衰老变化特点，对人们有意识地保护自己的身体健康，延缓衰老过程，以达到"福如东海长流水，寿比南山不老松"的目的，为人类多做贡献更显得尤为重要。

细胞代谢的变化特点

细胞是组成人体的基本结构单位，故细胞的老化必然导致人体的衰老。细胞内进行的物质代谢是生命活动的基础，其代谢的减退也必然导致细胞功能和器官功能的减退。

细胞形态的衰老变化

在人的生命过程中，细胞形态每时每刻都在发生着变化，这个变化过程也每时每刻影响着人体衰老的进程。

1.细胞数量减少。人体约由60万亿个细胞组成，但各类细胞的寿命不同。如血液中的红细胞生存120天后死亡，便被吞噬细胞吞噬；白细胞仅有几小时至几天的寿命；肝细胞的寿命为几个月等。人体内各处的细胞总是这样不断死亡，而后由新生细胞所代替。细胞的总数在青年人和成年人体内，大都保持在相对恒定的状态，基本不变。据研究证实，成年人体内每天约有100亿个细胞死亡，但也相应地有100亿个细胞新生。人体细胞的新生是通过有丝分裂方式增生的，唯有大脑细胞不能通过分裂增生，故死亡一个便减少一个。老年人体内细胞有丝分裂增生的能力降低，新生的细胞数量不能完全弥补死亡的细胞数量，因而老年人细胞总数随年龄的增长逐步减少。由于人体内的细胞总数往往多于实际功能需要，有许多贮备细胞，所以细胞的逐步减少对整个人体各器官的功能活动影响不大。但是，由于细胞有丝分裂增生的能力减退，其损伤后，如手术和疾病后的修复能力就会有所降低。

2.组成细胞的成分更新速度减慢。细胞内的各种成分都在新陈代谢中更新，老年人细胞内的合成代谢速度变慢，细胞器更新速度也相应变慢，影响了新生细胞的产生。如果保健措施得当，则可延缓这一过程。

3.细胞形态发生了变化。①细胞膜。有不规则的内凹和突起，膜的脂质成分的绝对量增加，尤以胆固醇的含量增加明显，而糖蛋白的成分则随年龄的增长有所下降。膜脂质的增加，造成了细胞膜的通透功能减退；糖蛋白的减少，使细胞膜上的离子泵、离子通道和受体的数量减少。这些因素导致细胞与细胞外液物质交换发生困难，新陈代谢和信息交流受到影响。②线粒体。老年人体内细胞的线粒体数量显著减少，导致了细胞内产生能量不足，故体力降低。③溶酶体。溶酶体随年龄的增长而增加，是细胞内的消化器官，内含许多溶解酶，可破坏细胞内的成分而影响细胞的正常功能。近年来有研究证实，老年人体内细胞中出现的空泡和脂褐质，也来自溶酶体。④其他物质。如细胞内的内质网、微粒体等减少；细胞核的染色体、核仁发生变化，细胞核增大。这些变化导致了细胞更新变慢。

细胞内代谢的变化

人到老年，细胞内合成酶蛋白质的能力降低，故细胞内代谢发生明显变化。

一是合成糖原的能力下降，三磷酸腺苷代谢减慢，导致老年人劳动能力下降，容易发生疲劳，不耐持久体力劳动。

二是细胞内脂肪分解氧化的能力减退，肝脏合成胆固醇的能力增强，使血中胆固醇、血脂的含量升高。此时，中老年人如不控制饮食，易发生肥胖、高脂血症、动脉粥样硬化、高血压和心脏病。

三是合成蛋白质的能力不足，致使老年人体组织损伤后的修复能力减退。

中老年消化系统的变化特点

人到老年，消化系统大都出现形态和功能方面的退行性变化，从而影响到老年人的健康。

牙　齿

人到老年，牙齿已经过了数十年的磨损，其咬合面变平，缺损的现象比较普遍，再加上酸、甜、冷、热食物的刺激，容易形成龋齿。牙齿周围组织发生老化，牙龈萎缩，故往往出现牙齿松动，甚至一颗颗脱落，加上咀嚼肌退化，故老年人的咀嚼功能大都减弱，对食物的磨碎等机械加工能力减退。这样一来，势必造成老年人饮食习惯的改变，他们大都喜欢吃软食，久而久之，蛋白质食物摄入量减少，碳水化合物摄入量增加，容易造成某些营养物质的缺乏。

味　觉

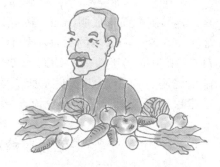

酸、甜、苦、辣、咸五味觉，主要靠舌体上的味蕾感知。人舌体上的味蕾出生后 11 个月才生长完全。年轻人舌体上每个味蕾约有 245 个味觉细胞；到 70 岁时，味觉细胞数量急剧减少；到 90 岁以后，其味觉细胞减少至 88 个。味觉与年龄有着密切的关系，如老年人对美味的食物往往不觉得十分可口，并容易出现对酸、甜、苦、咸四味的判断错误。特别是高龄老年人，对甜、咸的感觉显著下降，吃菜的口味重，使盐、糖的摄入量增加。盐摄入过多，会诱发高血压、动脉粥样硬化；糖摄入量过多，可引起糖尿病或发胖。有研究报道，微量元素锌在人体内含量越少，则味觉感受器敏感性越差，故认为补充锌对味觉有一定好处。

胃肠道

人到老年，胃肠道的肌纤维组织往往会萎缩，胃黏膜变薄，皱襞消失，平滑肌的紧张性收缩降低，韧带松弛。因此，容易出现内脏下垂或肠蠕动减弱、结肠扩张、大便在肠内停留时间延长，水分吸收增多，致使有些老年人出现便秘。也有的老年人，由于肛门括约肌的控制能力降低而出现大便失禁。

消化腺

人到老年，消化道的腺体开始萎缩，在一般情况下，50～60岁的中老年人，其胃蛋白酶、胰蛋白酶及唾液淀粉酶分泌减少；60～70岁的老年人，其胰脂肪酶仅为原来的1/3。胃酸分泌明显减少，往往导致许多消化腺的功能降低。因此，老年人的消化功能较差，稍不注意饮食调节，将引起消化不良、胃炎、肠炎等。另外，老年人的肠上皮细胞减少，黏膜吸收功能差，特别是对维生素 B_{12}、维生素 A、胡萝卜素及叶酸等吸收减少，容易造成营养不良，应注意及时补充，否则，将会影响身体健康。

肝　脏

人到老年，肝脏大都发生萎缩，肝细胞减少，结缔组织增加，重量减轻。90岁的老年人，其肝脏的重量仅为年轻人的一半。老年人肝脏的血流量较20岁的青年人少40％～50％，因此，肝脏的新陈代谢和解毒功能降低。有人对老年人进行了（BSP）试验，有25％的人出现滞留。在对肝功能检查时，虽然谷丙转氨酶、麝香草酸浊度试验正常，但它的解毒能力和对蛋白质的合成能力降低，以白蛋白减少尤为明显，白蛋白与球蛋白的比例呈 1∶1〔正常值为（1.5～2.5）∶1〕。

胆　囊

人到老年，胆囊缩小，壁变厚，胆汁浓缩，并含有大量的胆固醇和胆色素，容易沉积而形成胆结石。因此，老年人患胆结石的比率增加。有人统计证实，在55～65岁的男性中约有10％，女性中约有20％患有胆石症；而71～80岁的老年人中，约有40％患病。患胆石症的老年病人，又因胆汁排出受阻，而引起胆囊炎；胆囊炎的反复发作可使胰胆总管阻塞，胰液不能顺利流入十二指肠而反流至胰腺，可引起胰腺炎。

中老年血液系统的变化特点

造血功能

人到老年，造血功能减退，60～70岁的老年人，造血器官骨髓内的脂肪成分占42％；70～80岁的老年人占61％；80～90岁的老年人可高达76％；90岁以上的几乎全是脂肪。因此，导致生成红细胞的前身物质减少，造血功能减退，血象和骨髓象均出现不同程度的变化。

红细胞

人随着年龄的增长，其外周血液中，红细胞的数量比青壮年减少10％～20％，红细胞的比容（红细胞占全血体积的百分比）和血红蛋白量均降低。

日本前川医师观察,人在 20 ~ 30 岁时,血红蛋白量最高,50 岁以后逐渐减少,有 75% 的老年男性,血红蛋白量不到 118 克/升,有 67% 的老年女性血红蛋白量不到 108 克/升;老年人的红细胞脆性增加,容易破裂而造成溶血,致使红细胞寿命缩短(正常人红细胞寿命为 120 天);血沉增快,70 岁以上的老年人每小时可下降 33 毫米;红细胞变形能力降低。红细胞在血管中随血液流动时,可随血流速度和血管口径大小而暂时改变自身形态,特别是在通过比自身周径小的毛细血管时,更需要变形而过,以便供应组织所需要的氧气。老年人红细胞的变形能力较青年人低,年龄越高,差别越大。目前认为,有许多老年性疾病,如老年性耳聋、糖尿病、冠心病、老年人智力改变等疾病的发病,都与红细胞的变形能力减弱有关。

白细胞

人到老年,白细胞总数也随着老龄化而递减,平均每升 38.5×10^9 个。其中以淋巴细胞降低最为明显。至 90 岁时,白细胞总数降至每升 1.5×10^9 个。因此,老年人的免疫能力降低,一是抵御外侵致病细菌和病毒的能力降低,容易发生感染;二是免疫监视能力降低,恶性肿瘤的发病率增高。

血小板

人到老年,血小板的总数虽然可以接近正常值,但其质量与功能下降,如血块收缩力减退,影响了血凝过程;黏附力增强,可在血管硬化的基础上,黏附于血管壁而导致血栓形成,是心肌梗死、脑梗死发病的重要因素之一。

血 浆

老年人的血浆容积较青年人小,主要是水分的比例减少,故部分老年人的血液黏稠度略高于青年人;血浆中的白蛋白减少(正常值:每升血液 35 ~ 55 克),球蛋白增多(正常值:每升血液 20 ~ 30 克),故白蛋白与球蛋白的比例缩小(正常为 1.7:1),70 ~ 80 岁时,其比例接近于 1。随着年龄的增加,其血脂总量也显著增加,肝内胆固醇的脂化作用增强,胆固醇与 β 脂蛋白的结合量增多,易促进胆固醇在血管壁的沉积;甘油三酯和游离脂肪酸的含量升高,脂蛋白和脂肪酶的活性降低,易造成高脂血症。

中老年循环系统的变化特点

循环系统在人体生命活动中起着重要的作用。随着年龄的增长,循环系统的生理功能逐渐减退,对人体健康造成极大影响。

心 脏

心脏与其他器官一样,随着年龄的增长,其功能也在不断减退。其原因主要有四个方面:一是心肌萎缩。老年人的心脏,纤维组织含量增多,脂肪细胞和间质细胞增加,心肌细胞减少,心室内压力升高,从而导致心脏功能降低,表现为心率减慢、血压升高、射血速度减慢。有人研究证实,70 岁以上的老年人中有44%的人心肌发生纤维化，心肌脂褐质沉积，使心脏呈深褐色，弹性纤维减少，并引起细胞代谢改变，甚至萎缩死亡；心肌中三磷酸腺苷（ATP）酶不足，故能量来源减少。这些变化都能使心脏的收缩能力减弱，其适应能力和代偿能力明显降低。二是心脏瓣膜增厚、钙化和纤维化，致使瓣膜闭锁不全，形成瓣膜性心脏病，尤以二尖瓣和主动脉瓣多见，从而影响心脏的射血功能。三是心脏传导系统内的特殊心肌细胞减少，窦房结起搏能力降低。因此，常出现心率减慢、传导阻滞、异位节律等心律失常症状。四是冠状动脉粥样硬化，管腔变细。血流减少，供血不足，冠心病发病率增多。据统计，心绞痛发病率在 40～49 岁时为 6.6%；50～59 岁时为 8.0%；60～69 岁时为 22.9%；70～79 岁时为 31.1%；80～89 岁时为 38.4%。上述四种原因，均能导致心功能减退。有关调查资料证实，25 岁的青年人与 65 岁的老年人相比较，老年人的心输出量比青年人减少 30%～40%，平均每年减少 0.75%～1.0%。70 岁老年人的心脏潜力只有 40 岁人的 50%。在一般情况下，老年人的心功能尚能维持基本需要，但一遇紧急情况，如急性心肌梗死、肺炎及各种感染时，心脏常因不能应付突然变化而出现心功能不全。

血 管

人体进入老年后，血管方面的变化主要是动脉粥样硬化。据统计，70 岁的老年人中，60%患有动脉粥样硬化。由于动脉血管硬化导致外周阻力增加，血压升高。收缩压每年平均增加 0.5%；舒张压每年增加 0.37%。若血管硬化以小动脉为主，其血压表现为收缩压和舒张压均升高，但舒张压升高更加明显，致脉压减小；若大动脉硬化，其弹性减弱时，则收缩压升高，舒张压下降，脉压增大。老年人血压的另一特点是容易波动，如情绪激动、饱食、运动等，都能引起血压的较大幅度变化。因此，老年人，特别是一些高血压患者，对这一点要引起足够的重视。老年人的主动脉也会发生粥样硬化，故在胸透时常见到主动脉弓延长迂曲；也有的病人因硬化斑块损伤大动脉管壁，而导致主动脉瘤的发生。

由于老年人的静脉血管也会因失去弹性而出现一些临床表现，如直肠静脉丛失去弹性而扩张时，则形成痔疮，故老年人以内痔多见。

由于老年人的毛细血管脆性增加，轻微挫伤，也会引起破裂出血而形成瘀斑。

中老年呼吸系统的变化特点

人到老年，常因呼吸系统形态学和功能方面的变化，导致老年人易患气管炎、肺气肿、肺心病和肺炎等疾病。

气管的变化

人到中老年，慢性支气管炎的发病率较高。据统计证实，50 岁以上者高达 13% ~ 18%，60 岁以上者比 30 ~ 40 岁的人患病率高 6 ~ 7 倍，这充分说明中老年人容易患慢性支气管炎。

随着年龄不断增长，老年人生理调节功能减退，上呼吸道对有害物质刺激的反应性降低。因此，对一些侵入呼吸道的有害物质，不能及时通过防御反射排出体外，容易招致下呼吸道损伤；由于肾上腺皮质功能降低和性激素分泌减少，致使呼吸道黏膜纤毛上皮细胞萎缩、脱落，降低了呼吸道的自净作用；由于长期受一些物理、化学因素如烟雾、粉尘等的慢性刺激，使呼吸道鳞状上皮化生，细胞分泌的局部抗体（SIgA）减少，故防御病原微生物如细菌、病毒的侵袭能力减退等，这些都是慢性支气管炎的发病原因。

肺的变化

人到老年，肺的变化表现为肺泡和毛细血管周围的弹性纤维减少，甚至消失；肺组织弹性减弱，回缩能力下降；慢性支气管炎导致管腔狭窄，形成不完全性阻塞，在吸气时胸廓扩大，支气管扩张，气体比较容易进入肺泡，但呼气时，胸廓缩小而使小支气管缩小，气体排出困难，肺内压力增高，致使肺泡扩张，破裂而融合成气肿肺泡；右心功能下降，动脉硬化，管腔变细，肺血流量减少，加上气肿肺泡的形成，减少了毛细血管网的数量，呼吸膜的有效面积减少，大大影响了气体交换率。有人统计证实，60 ~ 80 岁的老年人，气体扩散量每年递减 5% ~ 8%。

胸廓的变化

胸廓的变化表现为呼吸肌、韧带萎缩，肋骨硬化，胸椎后突，致使胸廓变形，前后径与横径的比值增大，形成桶状胸。

综上所述，老年人呼吸系统的变化可概括为四个方面：一是肺功能降低，肺功能检查时，肺活量、时间肺活量、最大通气量降低，残气量、功能余气量增高；二是换气功能下降，肺动脉血中含氧量减少，氧分压降低；三是肺动脉高压可引起肺源性心脏病；四是呼吸道的阻塞和感染，容易造成老年性支气管炎。

中老年泌尿系统的变化特点

人到老年，泌尿系统最常见的变化是肾体积减小，重量减轻，皮质变薄，肾单位数量减少。有研究证实，70 ~ 80 岁的老年人与 40 岁的人比较，其肾脏重量减轻 1/5，约有 1/3 的肾单位失去功能，显微镜下可见部分肾单位萎缩，肾小管上皮细胞减少，肾小体基底膜增厚，间质纤维化加重。

一是老年人肾血流量减少。40 岁以前，肾血流量一般保持在正常水平；40 岁以后，每 10 年减少 10%。由于血流量降低，肾脏缺血，可产生肾素，引起血压升高，称为肾性高血压。

二是老年人肾脏滤过率降低。肾脏滤过率降低的原因很多，如有效滤过率的降低，肾血流量的减少，滤过膜的增厚等。有报道称，90岁的老年人与20岁的年轻人相比，其肾小球滤过率可减少35%～45%；也有人采取按时间对肾小球滤过率进行观察，结果发现在20岁时，肾小球每分钟滤过122.8毫升血液；60岁时，滤过96毫升血液；而到了80岁时，减少到滤过65.3毫升血液。

三是老年人肾小管的重吸收功能与排泄功能减退，肾脏浓缩能力不足，出现了尿多而频及夜间尿量增加、比重下降的现象。年轻人尿的最大比重为1.032，而80岁的老年人下降到1.024。此外，对糖的重吸收也随着年龄的增长而减少，有更多的糖从尿中排出，从而使糖尿病加重。

四是老年人的膀胱肌肉萎缩，纤维组织增生，容量变小。因此，排尿次数增多，每次尿量减少。也有的老年人由于逼尿肌无力，或者前列腺肥大等原因，而引起尿潴留、排尿不净等症状。还有些老年人，由于括约肌收缩无力，或大脑皮质对低级中枢神经的控制能力降低而出现尿失禁现象。

五是老年人的输尿管、膀胱容易形成憩室，导致细菌存留，故容易发生泌尿系统感染。

老年人泌尿系统的变化，均能引起肾功能减退。由于肾脏具有较大的贮备能力和代偿功能，一般仍能完全适应老年人的生理功能需要，而使人体处于正常或接近正常的状态。但是，老年人一定要注意保护肾脏功能，特别是罹患老年病的人，更要遵照医嘱，不能滥用药物，以免加重肾脏负担而造成肾单位的损伤。

中老年运动系统的变化特点

人到老年，如果步履稳健敏捷，行动自如，会给老年人精神上和生活上带来极大乐趣和慰藉，是晚年生活的一大幸事。但往往事与愿违，人随着年龄的不断增长，身体内的运动器官必然发生衰老和退化，表现为骨质疏松、肌肉松弛、关节僵硬、四肢屈伸不便、全身行动迟缓、应激能力减退等衰老现象。

骨　骼

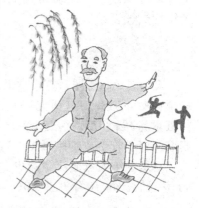

老年人骨骼的变化，一是骨钙出现负平衡，故骨骼开始萎缩，骨皮质变薄，骨小梁变细，数量减少，出现骨质疏松。钙的负平衡现象是从中年以后开始的。据统计，50～80岁时，每增加10岁，男性骨皮质厚度减少5%，女性减少7%。有专家认为，不同的骨骼，骨皮质变化出现的时间也不一样，掌骨在

45 ～ 50 岁时骨皮质开始变薄，肋骨 70 岁时才开始萎缩。二是老年人骨骼内的化学成分也发生了变化，骨内的有机质如胶原、黏蛋白等减少，无机盐如碳酸钙、磷酸钙、硫酸钙等增多。青年人的骨骼中无机盐含量占 50%，中年人为 66%，而老年人则达 80%。无机盐含量越多，骨的弹性和韧性也越差，骨质疏松，脆性增加，容易骨折。俗话说"人老腿先老，人到中年怕跌跤"，其原因就在于此。三是老年人的椎间盘也收缩变薄，背呈弓状。身材变矮，称为老缩。男性老年人平均缩短身长的 2.25%，而女性老年人为 2.5%。

关 节

老年人关节的变化，主要是老化，滑膜萎缩，分泌滑液减少；关节软骨变薄，弹性降低，增生而骨化；关节囊及周围软组织老化，易引起疼痛及功能障碍，形成慢性老年性关节炎。

肌 肉

老年人肌肉变化的主要表现是肌肉在体重中所占的比例逐渐降低。如 30 岁的人，肌肉重量占体重的 43%；而 60 岁以上老年人，肌肉重量仅占体重的 25%。医学家研究后认为，脊髓前角运动神经元营养障碍，近侧轴索的轴浆停止流动，是造成老年人肌肉萎缩的重要原因。也有人认为，人从 30 岁起，肌肉的功能开始下降，男性较女性更为显著。女性在 70 ～ 80 岁时，手肌的强韧度减弱 30%，而同龄男性则减弱 58%。双手的握力降低，55 岁的人，其握力是 16 ～ 45 岁的人握力平均值的 86%，65 岁则为 80%。老年人神经、肌肉的兴奋性降低，绝对或相对不应期延长，神经传导速度减慢，肌肉的工作能力下降，必须经过较长的发动时间，才能达到其最高能力。活动是运动系统的重要生理功能。根据"用进废退"的原理，如果骨骼肌长期得不到活动就要萎缩。有人做过实验，让健康人躺在床上，禁止下地活动，给其充分的营养，几个星期之后观察，骨钙丢失 1% ～ 2%。也有人测量过网球运动员的胳膊，持球拍的肱骨比对侧肱骨要粗壮。

我国的劳动人民，秉承古人良好的生活习惯，黎明即起，参加各种劳动，坚持晨间锻炼，这使多数中老年人能够动作灵巧，精力充沛，给人以"永葆青春"之感，这种精神值得学习，这种做法值得提倡。但是，中老年人的运动，必须选择适合自己身体特点的运动方式，循序渐进，持之以恒，切不可操之过急。

中老年神经系统的变化特点

神经细胞是人体内最先衰老的细胞之一，其变化主要表现为神经细胞的减少和功能减退等，故老年人容易出现学习和记忆能力下降、情绪低落、表情呆板、动作缓慢等现象。

一是脑细胞减少。大脑出现萎缩性变化，神经胶质增殖，脑实质钙沉着。

有研究证实，随着年龄的增长，大脑的额叶、颞叶、基底核、脑回大都出现萎缩，大脑皮层也逐步出现退化现象，神经细胞逐渐减少。一般认为，脑细胞减少是从40岁开始的，40～70岁期间，其脑细胞可逐渐减少20%；阿尔茨海默病患者的脑细胞可减少30%～70%。大脑细胞减少最明显的部位是颞上回，其次是中央前回和视觉中枢。由于脑细胞的减少，脑重量减轻，脑回变窄，脑沟加深，皮质变薄。一般老年人的脑重量比成年人平均减少50～150克；70岁时脑重量为年轻时的95%；90岁时为80%；大脑的总面积较年轻时减少10%；脑血流量较年轻时减少约17%。

老年人神经细胞的微细结构也出现了明显的增龄变化，神经细胞失去了有规律的轮廓，尼氏小体减少；神经细胞核变形缩小；神经纤维中脂褐质含量增加，并发生脂肪变性等。有人对神经系统各部位的研究发现，以丘脑变化最明显，因为丘脑是植物性神经比较高级的中枢，故老年人常常出现与其密切相关的血压、心脏和血管活动、睡眠、脂肪代谢等各项生理功能的改变。

二是脑细胞功能减退。神经细胞的减少和结构的变化，可被纤维结缔组织所取代，最终可导致大脑萎缩。因此，老年人对复杂的刺激，其分析、综合和判断能力减弱；大脑皮质的兴奋性降低，条件反射不易形成；出现不同程度的思维能力和记忆力减退，特别是近期记忆力减退明显，注意力不集中，对外界事物反应迟钝等。这些现象都是中枢神经系统的退行性变化的结果。

老年人脑电图变化的特点是节律变慢，在睁眼时出现 α 和 β 波，与小儿脑电图相似。高龄老年人脑电图的改变更加多样化，在额叶、中央叶最为明显。

老年人的外周神经传导速度降低，80岁以上的老年人，其神经传导速度较年轻时减慢15%～30%，故反射迟钝，在紧急情况下，有时不能迅速做出反应。因此，老年人在骑自行车时，不要太快，在人多、车多的地方或横过马路时，要特别注意左右车辆和行人。

在此必须指出，老年人的上述变化并不是绝对的。在日常生活中，我们曾看到不少老年人，虽已年过古稀，但仍然头脑清楚，谈吐自如，步履稳健，这与其经常用脑有关。研究证明，体力劳动能力与脑力劳动能力的衰老是不一致的。体力劳动能力一般从40岁开始逐渐减退，到80岁几乎全部丧失；而脑力劳动则不然，50岁时才达到高峰，甚至有的老年人到80岁时，其智力仍不逊于中年人。这说明脑力劳动能力及智力水平与脑力劳动程度有关，即经常用脑的人，脑的劳动能力衰老减慢。还有一些研究认为，积极参加社会活动，与家庭其他成员共同生活的老年人，其思维能力大都较好；而那些独自生活或过隐居生活的老年人，其思维能力大多不佳。

中老年内分泌系统的变化特点

人体内部环境的稳定是细胞赖以生存的前提，是生命的基础，而内分泌系统对维持内环境的平衡起着重要的调节作用。老年人内环境的稳定性比青年人差，说明内分泌功能的变化比较大。

垂体

老年人的垂体功能降低，促性腺激素分泌减少，性腺激素分泌不足。因此，无论老年男性还是老年女性，都可发生以内环境失衡为主的生理变化。一方面是出现更年期症状。开始时表现为头痛、头晕、失眠、出汗、脸红等症状；继而发展为郁闷、爱生气、着急、猜疑等现象，且女性更为多见。另一方面是性功能降低，性器官萎缩。男性前列腺结缔组织增多，导致增生肥大；女性卵巢功能下降，雌激素分泌减少，阴道黏膜容易感染，引起老年性阴道炎。

甲状腺

人到老年，甲状腺重量减轻，其功能有下降趋势。有人统计，甲状腺素的分泌，80岁的老年人与20岁的青年人比较，可减少50%。因此，随着年龄的增加，人的基础代谢率和氧的利用率下降。另外，甲状腺功能减退时，血中胆固醇增加，会促使动脉粥样硬化症的发生。

胰岛

人到老年，胰岛素分泌细胞对葡萄糖的敏感性降低，抗胰岛素分泌物的浓度反而增高，导致胰岛素分泌不足，再加上周围组织对糖的利用减少，故空腹血糖升高。糖耐量试验发现，口服葡萄糖2小时后，其血糖浓度与青年人相比，老年人血糖明显增加。因此，老年人糖尿病的发病率较高，占所有糖尿病患者的20%～30%。老年人患糖尿病后，有时无典型症状，常不被人们所注意，易发生漏诊和误诊。因此，敬告每一位老年人，如果感到疲乏无力，出现尿量增加等现象时，查一下血糖或尿糖是非常必要的。

中老年能量代谢的变化特点

随着年龄的增长而步入老年后，细胞内大多数酶的活性及含量都降低，产生各种酶的功能也普遍下降。

蛋白质的代谢

人到老年，蛋白质的分解大于合成，往往出现负氮平衡。因此，老年人大都体重减轻，体力减退，组织细胞衰老较快。

脂肪和碳水化合物的代谢

人到老年，血中的胆固醇和甘油三脂增加，并且在代谢过程中容易发生某些质的改变，促进了胆固醇在血管壁上的沉着，发生动脉粥样硬化；老年人体内的糖酵解加强，细胞内的糖原含量日益减少。

基础代谢

人随着年龄增长等因素，其基础代谢率逐渐下降。有人分析了8600人的基础代谢率的数值，发现从20岁至90岁，每增长10岁，基础代谢率就下降3%。

中老年感觉器官的变化特点

年龄不同，感觉有异。老年人感觉器官的退行性变化，往往给老年人的生活带来很多不便，且给老年人造成心理上的压力。

视　觉

人到老年，外眼的变化，主要表现为眼球的突度减小，眼睑下垂，眼裂变窄，瞳孔缩小，角膜周围出现半月状或齿轮状实质混浊，称为老年环；视力减退，视野变窄；晶状体老化，失去弹性，调节能力减弱，出现"花眼"。有的人晶状体混浊，从而导致白内障；暗适应明显减退，急速进入昏暗环境时，不能即刻判断所在的位置和方向，是瞳孔放大迟缓、视网膜部分功能减弱之故；对黄色感受增强，对蓝色和绿色分辨能力降低。

听　力

人的听力，大都在20岁左右最灵敏。随着年龄的不断增加，听力逐渐减退，进入老年后，其听力下降更为明显，原因是鼓膜混浊变厚，甚至有脂肪沉着或钙化，限制了鼓膜的振动；耳蜗的音频音调感受器发生萎缩变性，尤以耳蜗底部专司高音的部位为甚，故老年人的高音听力比低音听力损失早，而且是进行性的。

皮　肤

注意观察老年人的皮肤及其附属结构，在形态和功能上发生老化，是最容易发现的老年征象。因此，人们常常把皮肤上的皱纹、白发和脱发作为老化的直接指标，也有人认为皮肤是内脏变化的一面镜子。

皮肤老化通常从30岁开始，随年龄的增加而逐渐明显。皮肤老化主要表现为弹性下降，厚度变薄，表面失去光泽，皱纹加深；继而出现棕色色素沉着斑，一般好发于两前臂及面部，大都从40岁开始，并随着年龄的增长而增多、增大。

人到老年，头发变细、变脆、容易脱落，毛囊萎缩，色素脱失而易变白。

其一般规律是粗而硬的头发易变白；细而软的头发易脱落；秃发较白发为早，且发生率高。

老年人的指甲变脆、变厚、变光，在指甲上出现纵横条嵴。

健康中老年人的外观征象

人到老年，身体内各器官、系统的退行性变化虽然是不可抗拒的自然规律，但如果保健措施得当，可推迟这种退行性改变的过程，从而达到延缓衰老，增进健康，得享天年的目的。从医学角度讲，健康中老年人的外观征象主要表现在十个方面。

1. 脉形小。中医认为，老年人大都气血虚，故脉搏形态以粗大为主。如果 60 岁还能保持较小的脉形，说明心脏功能较好，动脉硬化的程度较轻，血液循环系统的功能正常。

2. 思路清。进入老年期后，如果仍然保持思路敏捷，说话办事逻辑性强，精力集中，动作协调，说明神经系统功能正常。

3. 两耳聪。耳聋是衰老的重要征象之一。若老年人两耳听力正常，说明听觉功能好，身体的衰老程度轻。

4. 两目明。眼睛是人体精气汇集的地方。若老年人的眼睛显得灵活，目光炯炯有神，是精气旺盛，特别是心、肝、肾功能良好的证据。所谓"得神者昌"就是这个道理。

5. 声息和。如果老年人声音洪亮，呼吸从容不迫，说明肺脏功能良好，宗气、元气、营气、卫气等正气充裕。所谓"正气存内，邪不可干"就是这个道理。

6. 腰腿灵。俗话说："人老先从腿上老，将老先从腰上病"，这话很有道理。若高龄之时仍腰腿灵便，说明肌肉经络、四肢关节皆很强壮。

7. 后门紧。进入老年期，如果饮食和大便都很有规律，说明脾、胃和大肠功能并未衰退。

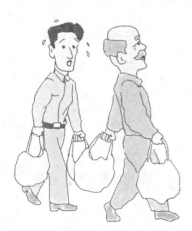

8. 前门松。男性老年人的前列腺增大和女性老年人生殖系统有疾患时，往往压迫尿道，引起尿频或排尿困难。若小便通畅，说明泌尿生殖系统基本无恙。

9. 牙齿固。中医认为，肾主骨，生髓，齿为骨之余。若老年人的牙齿坚固，反映了老年人的肾气充盈良好。

10. 形不丰。俗话说："千金难买老来瘦。"意思是指老年人的躯体不宜肥胖。据调查证实，我国百岁以上的长寿老年人无一例是肥胖者。有关资料还证明，在高血压、冠心病、糖尿病等患者中，瘦者的发病率明显低于肥胖者。

了解健康老年人的外观征象，可以观察自己身体衰老的进程，以便采取积极措施，推迟衰老，永葆青春。

人体奥秘几缀语

我们虽然把人体各个系统分题做了介绍，但是，我们始终强调，人是一个有机的整体，各个系统、各个器官的各种生理功能是相互联系、相互制约、协调一致的。

人体科学是一门复杂的学问，其基础科学就包括人体解剖学、人体组织学、人体生理学、人体胚胎学、遗传学等许多分支。人体解剖学是用肉眼观察的。人体组织学是用显微镜研究人体微细构造、功能关系及它们发生发展规律的学科，也叫显微解剖学。人体生理学是研究人体正常功能活动的学科，它阐明人体生理功能发生的原理，人体内部条件和外部环境的各种变化对生理功能的影响，用来认识各种生理变化规律。在本章中，我们以较多篇幅，按照器官结构的基本功能，归纳成各系统的顺序，介绍了人体的形态结构，在医学上叫系统解剖学。虽然本章未全面系统地介绍人体组织学，但也讲到了人体组织学的基本内容。在介绍解剖学阐明人体各器官、系统结构的基础上，有重点地介绍了人体的各种生理功能，属于人体生理学的范围。

人体胚胎学是研究人体从受精卵到胎儿形成这一阶段发育变化的一门学科。遗传学是研究生物遗传和变异规律的一门学科，人体的遗传也服从一般生物遗传的规律。关于这两方面的内容，不是本书阐述的重点，故只是少量提及，没有展开介绍。

身体健康人人重视，得来失去寸心相知。当您探到了人体奥秘，了解到中老年身体内的生理病理变化过程，掌握了老年人身体各器官、系统的变化特点之后，就需要学习一些人体衰老的测试常识，各种保健知识和老年病的防治方法等，以达康乐、益寿、延年之目的。

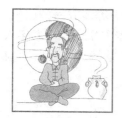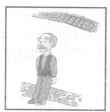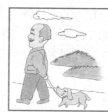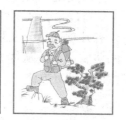

第二章

养生长寿

如何测试自己的衰老程度

生活中，常会碰到一些彼此熟悉的中年人十分谦虚地说：哎呀！我也老了，快不中用了。许多人检验自己老的变化，除了年龄增长这一绝对数外，他们论老的根据，多是从表象观察而已，譬如前额皱纹多了，鬓角霜白了，月经停止了，等等。无疑，这些皆是老化的象征，但并不是全部，也不是老化的本质。这些表面、粗浅的现象，常因个体生理而差异较大，如有的人在少年时期便已白发，有的女人刚至不惑之年便绝经。

判定是否老矣？有生理的、体力的、心理的、精神的等多方面的因素。但有几项简单、实用的自测指标，则基本上可断定自己是否已步入老年人的路段，起码从体力上可以判定，不妨试之。若能经常坚持，也是一个自我锻炼的好方法。

平衡测试

站立闭双眼，自然地抬起一只脚，离地面 20 厘米左右，然后计算时间，若坚持 30 秒钟不倾倒为及格。亦可闭目双手平举向前，抬一脚 15 厘米左右，若能坚持 3 分钟者为优秀，说明你的小脑半球平衡共济功能良好。

敏捷测试

在地上画一长宽 30 厘米的方块，双脚站入框内。然后自由跳跃，但双足不许跳出框外，若每分钟能跳 150 次为及格，200 次以上为优秀。

耐力测试

站立平静深吸气后屏气，若能持续半分钟者为及格。时间越长，说明肺活量越大，肺功能越佳。

韧性测试

站立屈体直腿伸出双手，向前弯腰双手试触地。若双手手指能自如触地为及格，手掌能触地为优秀，说明你的腰胸柔韧度佳，并不僵硬。

腹肌测试

平仰卧于床上，做起床动作。不用手帮助，单靠腹肌收缩能坐起者为及格，双手握拳后坐起者为优秀。动作快、次数多则说明腹肌强壮有力。肥胖者则很难完成。

爆发力测试

下蹲后，运用下肢弹跳向上跃起，复又蹲下，如此反复操作。在 20 秒钟内能做 15 次者为及格，能做 25 次者为优秀，次数越多，说明体力越佳。

一般而言，上述 6 项自测项目中，若有 4 项及格，说明你的体力年龄比生理年龄年轻 10 岁；若 4 项不及格，则提前老 10 岁；若全部优秀，则起码比实际年龄年轻 15 岁。当然，要达到理想的指标，平时要坚持锻炼，注重保健。

防止中老年记忆衰退九法

1. 以读书代替看电视。读书能增强思考，使大脑积极活动，预防脑细胞过早老化。

2. 看电视要有选择。不要单纯从娱乐角度出发，或全套节目包揽无遗，而应多观看能调动思维积极性的节目。

3. 阅读报刊。每个离、退休老年人应订阅 1～3 份报刊，以开阔眼界，增长知识，提高兴趣。

4. 参加活动。如参观博物馆、艺术馆、展览馆等。在参观时切忌"走马观花"，应先读说明，使大脑皮质建立新的有益的联系。

5. 有计划地接受教育。积极参加有关会议，不断地、自觉地接受新思想、新事物、新形势的教育，使思维始终处于积极状态。

6. 培养多种业余爱好和兴趣。如书法、绘画、摄影、钓鱼、种花、养鸟等，尽可能多地学习有关方面的科学知识。

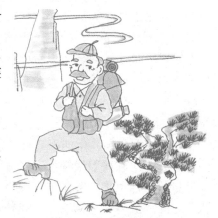

7. 多写作。如写信、写故事、写诗、记日记等，从中可同亲友交流思想，探讨共同关心的问题，促进脑力活动。

8. 独处时不要无所事事。可以打打牌、玩玩魔方，以增进心智。

9. 听音乐、散步或旅游。在增强体质的基础上，陶冶情操，增进思维。

要防衰老先抗氧化

人的衰老和疾病与自由基有关，自由基又与氧化有关。医学界认为，减少人体内的过氧化反应，就能预防和减少疾病，延缓衰老。抗氧化等于抗老化，人体组织的氧化程度是能够改善的，以下四种方法对抵抗身体氧化能起到一定作用。

多摄入蛋白质食物

人体内建立有一种特殊的抗氧化防御体系，这就是防止自由基危害的各种抗氧化酶，如 SOD、GSH 等，它们不断地巡察人体内何处发生 DNA 受损并及时进行修复。由于这些酶的存在，人体总保持有基本的抗氧化功能。但是这些酶的合成需要靠大量的氨基酸，只有源源不断地补充蛋白质，才能使抗氧化酶保持一定水平。所以，人们应适当地摄取蛋白质。

多摄入抗氧化维生素

科学界公认有三大抗氧化维生素：① β－胡萝卜素，它主要是合成维生素A的前驱物质，在红葡萄、菠菜、海带、红薯、芒果、南瓜等黄绿色蔬果中都有相当丰富的含量。②维生素C，各种蔬菜和水果中都有。③维生素E，各种坚果类、小麦胚芽、鳗鱼、植物油中含量较高。这些维生素有助于防止自由基对人体细胞的破坏。

多摄入抗氧化特殊物质

科学研究发现，除了维生素外，食物中还含有多种抗氧化物。一般来说，这些食物具有这样的特性：颜色深、味酸苦，只要这几种特性越强，抗氧化作用就越强。其所含的抗氧化物包括：①聚苯酚，它是一种强抗氧化剂，对于防癌、防心脑血管病、抗老化有很大的成效，红酒、可可、巧克力中含量较高。②儿茶酚，只有绿茶中才含有的儿茶酚，能去除体内有害的活性氧，防止细胞受到氧化而产生过氧化脂质。③异黄酮素，它能直接活化体内的抗氧化酶素，清除自由基，豆类中含量较高。④原花色素，亦是强效抗氧化剂，可以清除体内的自由基，并且防止紫外线的伤害。主要存在于植物种子、葡萄子和松树皮中。⑤茄红素，其属于 β－胡萝卜素的一种，存在于熟透的红番茄中。研究显示，番茄汁、番茄酱等加工制品中的茄红素比新鲜番茄更易为人体所吸收。⑥虾红素，与茄红素一样属于 β－胡萝卜素的一种，但它存在于动物性海洋生物体内，如鲑鱼、鱼卵、虾子、蟹等煮熟后呈现红色类的海鲜中。⑦芝麻酚，主要存在于芝麻中。

其他抗氧化措施

科学研究认为，生活中有许多因素会加速细胞的氧化，加强自由基的作用，如紫外线和放射线辐射、嗜好烟酒、高脂饮食、加工食品食用过多、运动过量、精神负担大等，这些因素会助纣为虐，使自由基大量产生并更加活跃。因此，抗氧化亦应重视去除和减少这些因素的影响。

一是防晒。皮肤是身体的最外层，是最容易受到紫外线侵害的部位，最好的方法就是做好防晒措施，避免晒出皱纹、皮肤黑斑等。

二是避免剧烈的运动。剧烈运动易造成换气过度，增加耗氧量，使体内自由基剧增，加剧老化。也不宜长期从事重体力劳动。

三是远离放射线。人体接受的放射线有一定的安全量，身体检查时所使用的X光，通常剂量并不大，不至造成伤害。如果是医生等，则需用铅板等做屏障以免受伤害。居室内如含有放射性装饰物，是十分危险的。

四是勿嗜好烟酒。吸烟、喝酒容易造成活性氧的生成，吸烟、酗酒的人老得快。

五是少吃油炸与加工食品。油炸食物在人体内容易产生过氧化脂质，加工食品因含有较多的化学物质，也会加速细胞的老化。

总之，人的衰老无法避免，为了不至过早承受年老力衰、疾病缠身的苍凉，人们应养成科学的生活方式。只要在日常生活和饮食方面多注意一些，长久拥有健康和活力还是可能的。

中年人的用脑卫生

大脑是人体的高级中枢，是人类聪明才智的物质基础。中年人只要注意用脑的卫生，讲究科学用脑，就能够延缓中年以后记忆力的下降，充分发挥大脑在中年时期的优势功能。

要勤于用脑

有的人为了"保养"大脑，整天无所事事，以为用脑愈少，大脑才保养得好，这只能事与愿违，只能促进大脑的衰退。人应当勤于用脑，同时也要善于用脑。如在提高自己的记忆力上，中年人应发挥自己的记忆特长，多做意义识记。在学习时应用分类、对比、图表、鉴别等方法把抽象复杂的事物具体化、简单化，把事物的内部联系条理化，有助于把需要记忆的事物在大脑中形成牢固的信息痕迹，从而可加强记忆。同时，用脑还要注意效率。

不要用脑过度

防止用脑过度及过度疲劳的方法就是注意劳逸结合，保证睡眠，适当休息。中年人连续进行脑力劳动的时间不宜过长，一般经过一个半小时的脑力劳动之后，就应有段休息的时间。休息的方式有两种：一种是安静的休息，如闭目养神、睡眠等；另一种休息是活动的休息，即参加文体或娱乐活动，这是一种积极的休息。

此外，中年人除了对工作和事业的强烈的兴趣和责任心之外，还应有广泛的业余爱好和兴趣，如打太极拳、种花、养鱼、下棋、集邮、写字、作画、听音乐、看电影等。这些兴趣爱好既可以陶冶情操，培养自己的乐观情绪，又可以使脑神经的通路网络开放得更多，使疲劳容易消除。

要保证大脑的合理营养

成人的大脑重量只占全身体重的 2% ~ 3%，但营养需要量却占相当大的比重。根本原因是大脑神经细胞本身没有制造和贮备能量的能力，全部能量来源靠血液输送。因此，加强营养、保障能量的供给与大脑的功能关系十分密切。

要保持乐观的情绪

中年人工作多，任务繁重，随之而来的是因困难多，烦恼增加。因此，要注意加强修养，善于控制情绪，有张有弛。过度的紧张、焦虑、激动、抑郁等消极情绪，都会对脑细胞造成强烈的刺激，促进脑神经细胞的衰老及死亡。

此外，不抽烟，不酗酒，防止各种有害的因素对大脑的损害，平时生活有规律，适当参加体育锻炼和文娱活动等，对保护和加强大脑功能也很有好处。

长寿的奥秘

身材匀称者长寿

身材匀称的人即使有吸烟史或患有高血压，他们的死亡率也仍低于那些身材不匀称却没有上述毛病的人。

专业人士在调查了 25341 位男子、7080 位女子后，做出了以下几项具体的研究结论：身材极不匀称者占被调查男子的 20%，他们的死亡可能性比常人高出 52%。在调查的女子中，身材极不匀称者死亡率比常人超过 11%。

"老来俏" 者长寿

爱美之心，人皆有之。由于受世俗观念的束缚，大多数人步入老年之后，就不太讲究美了。有些老年人甚至不修边幅，邋遢起来了。这对健康是不利的。心理学家认为，老年人恰当地讲究仪容仪表，可带来青春活力。许多心理上年轻的老年人，都比较注意讲究美。他们活得潇洒大方，常有一种"我还年轻"的愉悦和满足感。因此，笑口常开，精力旺盛，越活越年轻。

现代医学研究证明，老年人讲究美，心情愉快，可促进体内分泌出更多的酶、乙酰胆碱、去甲肾上腺素等生化物质。这些物质可使血液循环、神经细胞活动、内脏器官代谢处于最佳状态，从而增强身体免疫系统的功能。"老来俏"的人，热爱生活，自得其乐，不是神仙胜似神仙，无疑会体健高寿。

多吃鱼贝者长寿

老年人，特别是肥胖的老年人容易患高血压、高脂血症，所以不宜多吃肉类食品，应多吃点鱼、贝类、虾等海鲜。鱼、贝类不仅味道鲜美，而且其中含有特殊的生理活性成分，能防治高血压、高脂血症，如鱼油中的多烯脂肪酸，其主要成分为二十碳五烯酸（EPA）、二十二碳六烯酸（DHA）。EPA有降低甘油三酯，降低血小板凝血和血黏度的作用，并能增进大脑机敏性。DHA 能降低血液总胆固醇水平，能清除对人体有害的低密度脂蛋白，却不干扰号称血管"清道夫"的高密度脂蛋白。

鱼、贝中还有含量很高的牛磺酸，它在参与肝脏胆汁酸代谢中能促使黄疸病人退掉黄疸，在调节胆固醇代谢中可使血液中总胆固醇水平下降。所以，老年人应多吃鱼、贝类、虾、蟹。

信心十足者长寿

信心是一种积极的精神因素，它可以转化成获得健康长寿的物质力量。信心是意志顽强和精神愉快的反映，对健康长寿充满信心，能使人避免"积忧成疾"。信心会使人产生愉快的情绪，有益于人体各种激素的正常分泌，有利于调节脑细胞的兴奋和血液循环。信心有助于鼓起人们与疾病做斗争的勇气，并顽强地想方设法强身祛病，达到健康长寿的目的。医学文献上有很多病例证明，"宽心药"非常有效地消灭了病人的疾病，甚至可以治愈被认为无法治好的病。这种疗法用的"药"，唯一可以起作用的成分，显然是病人自己的信心所产生的力量。

现代科学研究表明，具有济世利民的善良意念的人能使自身分泌出有益健康的物质，从而促使其健康长寿。

人之所以衰老，原因之一是身体适应能力下降。大量调查研究证实，大多数从事创造性劳动事业的人都属于神经活动功能健全者，他们的神经系统较之常人更能鼎盛不衰。这表明，事业成功的快乐和潜心事业的良好心理状态，是人类健康长寿的重要因素。

老年人的居室宜坐北朝南，房间面积不宜过大，一般为 12 ~ 16 平方米。室内要光线柔和、明亮、通风、安静。墙壁的颜色以米黄或浅橘黄为好。窗帘可按季节变换颜色。床铺以铺板加棉垫为宜。座椅最好有扶手和靠背，室内放上沙发。有条件者，可在居室内挂一幅山水虫鸟字画，书橱上放吊兰，窗台上放几盆花草。这样，可使老年人感到舒适、安静、轻松、心情舒畅、精神振奋，从而预防精神老化。

生活方式健康者长寿

1. 培养乐观进取的态度。走路要有精神，脸上要带笑容。乐观进取的态度能舒缓生活压力，减少患心脏病和中风的机会。

2. 对亲爱的人表示亲热。肌肤之亲很重要，有人认为那是长寿的关键所在。

3. 时常笑、大声笑笑。研究显示笑不但能减少紧张，还可益寿延年。去看场喜剧，读本笑话书，或是去找爱说笑的朋友聊聊，要成为生活的常态。

4. 睡个好觉。充足的睡眠能使你的神经系统和大脑冷静下来，减少压力造成的疾病。

5. 去除紧张。例如，工作时忙中偷闲，休息片刻，或玩一项新的运动，都有助于去除这些紧张症状，使自己益寿延年。

6. 不要老提自己的小毛病。有了小毛病就要设法去治疗，不要拿来当作博取他人同情的工具。

7. 要相信自己能够长命百岁。"人活七十古来稀"的念头已经落伍，不要再有。如果你相信自己能够长命百岁，那你定会勉力以求，虽不至亦庶几近矣。

8. 松弛身心，使自己再生活力。身心固然要锻炼，也要松弛。做深呼吸，闭上眼睛涤除你心中的忧烦。想想令你愉悦的事儿。

9. 不要过孤单的生活。孤单的生活是不健康的，因为没人分享你的快乐，也没人分担你的痛苦。

习惯健康者长寿

国际公共卫生组织的调查表明，人的长寿与下列七项卫生习惯有着密切的关系。这七项卫生习惯是：①不吸烟；②饮酒有节制或根本不饮酒；③每日吃早饭；④两餐之间不吃零食；⑤每天按时睡足 7 ~ 8 小时；⑥定时进行体育活动；⑦保持适当的体重。

国际公共卫生组织对 6928 名普通居民进行调查后发现，对上述七项卫生习惯遵守得越多的人身体越健康。不遵守其中 1 ~ 3 项卫生习惯的 45 岁的人，预期只能再活 20 年左右；而遵守其中 6 ~ 7 项卫生习惯的 45 岁的人，预期能再活 33 年以上。足见，养成和坚持良好的卫生习惯可以使人长寿。

身材矮小者长寿

美国一个科研小组曾对 650 名男性，其中包括美国总统 36 人，有成就的（科学、商业、艺术界名人）265 人，还有足球、篮球、垒球运动员和拳击选手等，进行了身高与寿命情况的统计分析，结果表明，美国男性的平均身高为 1.75 米。所谓矮个子是指身高 1.72 米以下的人，高个子是指 1.83 米以上的人。各组矮个子比高个子的寿命长 11% ~ 19%。在有成就的人中，矮个子寿命比高个子长 9 年。这些数字表明，身材高大者可能未必长寿，身材矮小者可能相对寿命长些。

二十四宜养生法

发宜多栉

栉，意即头发应常梳。所谓梳，实则是指头部按摩而言。每晨梳发数十次，可以疏风散火，明目清脑，常梳发可以促进肾功能，肾功能提高，全身得益。

齿宜多叩

叩齿古称健齿，方法是先叩臼齿 36 下，再叩门牙 36 下，能巩固牙根和牙周组织。

津宜常咽

津，是指口中津液，有杀菌和保护胃黏膜的作用，因此咽下对身体有一定好处。

气宜清练

气，指气功中之静功。其锻炼方法是，先自然呼吸，一般用鼻吸口呼，呼气时口唇略微缩小，气从口中慢慢呼出。呼与吸都要练得柔和、细缓、均匀、深长，以耳不闻呼吸声为度，并逐渐过渡到腹式呼吸。

手宜在面

就是用两手摩擦生热，然后在整个面部频频摩擦，有振奋精神、减少疲劳、滋润脸面之功。

目宜常运

运目可提神，常运则能明目，常闭则可养神。

耳宜常弹

双手揪弹双耳 36 次，以保听力，以避耳鸣。

背宜常暖

肺近背，背暖则风寒不能侵肺，特别是冬春季节，应穿上棉背心之类贴身保暖衣物。

腹宜常摩

进食后双手常按摩腹部，有助消化，促进大肠蠕动，防止便秘，增强营养吸收。

足宜常擦

每天晚上用热水泡脚半小时，可促进血液循环。休息或看电视时可将双脚翘起，翘到高于心脏部位，使双脚的静脉血管得到适当调整，血液也能回流氧化，提高心脏的造血功能。

舌宜舔腭

除饮食和讲话外，舌尖应有意无意舔住上腭，可促进津液分泌，不致口干舌燥。

便宜禁口

小便时咬牙，这对健齿能起作用，练武术和气功的人很注意使用此法。

浊宜常呵

古有吐纳术，就是今天的深呼吸法，能吸氧吐碳，吸清吐浊。新鲜空气中的负离子，对人体极其有利，宜常吸取。

体宜常动

"生命在于运动"。如能做到"夏游泳、冬慢跑、春秋常爬山，天天做体操"则更为理想。

肛宜常提

古有提肛功，对防治痔疮十分有效果。方法是有意识地收缩和放松肛门括约肌，早晚行之，每次 30～40 下。

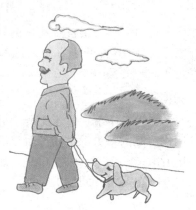

身宜常浴

经常进行日光浴、空气浴、水浴，可以

增强人体神经和心血管功能，促进新陈代谢；提高人体对气温变化的适应能力，预防感冒。

精宜常固

性生活过度会产生肾虚，还可影响身体的许多功能而促使早衰。如对性生活能节制者，多能长寿。

气宜常养

气为人生四大患（酒、色、财、气）之一，必须强加克制，不可放纵，否则可以败事，可以丧生。

心宜常宽

心胸开朗，精神愉悦。

神宜常凝

神指心力，也是注意力，要常凝聚而不散。应有事时是这样，无事时也是这样。

营养宜备

营养素是生命的基础，蛋白质、热能、辅助营养素，这三大类都应供应无缺，与消耗取得平衡。

饮食宜慎

饮食必须谨慎，要讲究卫生，要定量、定时，不暴食、不零食、不偏食、不挑食。

起居宜时

生活起居作息要有规律。

劳逸宜均

兴奋与抑制、紧张与松弛，要保持平衡，才能无损于健康。

中年人养生秘诀

人到中年，很自然地琢磨这样一个问题：怎样才能健康长寿？德国科学家总结了 26 种养生方法，认为中年人如能认真按此方法去做，将可能益寿延年。

测体重

要注意体重，过于肥胖会减少你的寿命。采用一种简单的计算方法，即用你身高的平方除体重，所得数如超过 25 为超重。例如你的身高是 1.70 米，用 1.70×1.70，结果是 2.89。如果你的体重是 75 千克，用 75÷2.89，结果是 25.95。正常指数是 20 ~ 25。

不抽烟

抽烟会使你寿命平均减少 10 年。在 40 ~ 50 岁间死亡的人，30% 是因患与抽烟有关的病而致命。因抽烟而患肺癌、支气管炎的占总患病人数的 9%，有 20% 的抽烟者患心力衰竭。但若在 50 岁以前戒烟，你仍可恢复健康。

少喝酒

对某些人来说，酒有着特殊的危险。如抽烟的人，酒又喝得很多，其患食道癌的危险性可能增加 44%；酒能增加患肝癌、口腔癌和喉头癌的可能性；酒可升高血压，从而导致心脏病和脑血管意外。

控脂肪

每天脂肪摄入量不得超过总热量的 30%，也不可少于 15%。高脂肪饮食可导致肥胖症、心脏病和高脂血症。

多果菜

果菜中含有大量维生素，维生素 A、维生素 C 和维生素 E 有保护身体健康的作用。所以每天至少应食用 400 克水果和蔬菜（不包括土豆）。

多纤维

含丰富纤维素的食品是纤维素和矿物质的一个重要来源。食物纤维有助于消化，使你少患甚至不患胃肠道疾病。

多进钙

鱼、杏仁、绿色蔬菜和奶制品（脱脂奶）都含丰富的钙，应多吃。中年人应注意补钙。

重淀粉

淀粉（碳水化合物）能保护你不受病菌感染，能预防心脏病和癌症。你的食谱上必须有面包和米饭，也可每天吃 80 克小扁豆或土豆。

常吃鱼

吃鱼能延年益寿。鱼脂肪少，而且多为人体所必需的脂肪。多吃鱼能增强人的免疫功能，提高防病抗病能力。

少吃盐

每天食用比身体所需量多 10 倍的盐，就有患高血压和心脏病的危险，对有慢性肾病、肝病的中年人更是不利。

少咖啡

咖啡同心脏病的发病有着直接的联系。每天喝 6 杯咖啡的人，死于心力衰竭的风险可增加 3 倍。

少吃糖

糖不仅会毁坏你的牙齿，而且会加大患肥胖症、糖尿病、高血压诸病的危险。

多运动

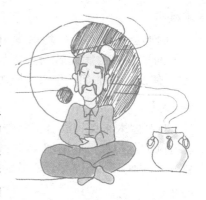

据临床统计，当前中年人早逝以心脑血管病为多。坚持适度的运动可使大脑中枢神经和植物神经调节正常，增强心肺功能，促进血液循环，使身体获得更多的氧，并能影响血脂成分，从而延缓血管老化硬化。运动方式可因人而异，如骑车、快步走、健身、跑、游泳、爬山、打球等。

忌乱性

性生活不能乱。撇开有患艾滋病和性病的危险不谈，多个性伙伴会造成心理压力，并使生活失去节奏。

淡名利

不能不顾健康，不惜代价地去追求升迁发迹。过分紧张劳累和不安定的生活是影响寿命的一个重要因素。

择居处

医生们发现，生活在一种不适宜你的环境里，会生病或烦恼。中年人应尽量改善居处条件或不轻易改变你已适应的环境。

选职业

应从事你喜欢做又能胜任的工作，否则你的职业对你的寿命将会带来不良的影响。

避车祸

车祸是人的第四大杀手，死亡率仅次于心脑血管病、癌症和呼吸道疾病。

勿自忧

消极的情绪（紧张、焦虑、忧郁、沮丧）会使人生病。不要老去想生活中那些悲哀和苦恼的事，尤其是死亡、事故和疾病等。

应结婚

结婚有配偶的人，早死率比独身者、丧偶和离异者明显要低。

心情舒畅

中年人工作繁忙，思想压力大，因而易多愁善感，情绪不稳，这成为多种疾病的诱发因素。古人云："非淡泊无以明志，非宁静无以致远。"因此中年人要学会调节情绪，凡事想得开、忍得住、放得下，豁达大度，性格开朗，心情自然舒畅，这对身心健康非常有益。

劳逸平衡

中年人事业心强，他们为了工作，常常加班加点，夜以继日。然而身体承受的压力是有限的，若超过一定限度，就会积劳成疾。所以中年人在紧张的工作之暇，要学会合理的休息和调整，并保证每天充足的睡眠时间，以便精力充沛地工作和学习。不要只顾事业而自损健康。

平衡膳食

食物对健康和医疗的作用，自古以来就被重视。过饱、过饥会损害脾胃正常机能；偏食、夜间用脑不加餐等，可造成维生素、蛋白质、氨基酸缺乏，促使早衰。因此，要采用我国营养科学界推荐的膳食指南，即"食物要多样，粗细要搭配，三餐要合理，饥饱要适当，甜食不宜多，油脂要适量，饮酒要节制，食盐要限量"。

避免肥胖

肥胖是加速衰老的因素之一，肥胖的人易患动脉粥样硬化、冠心病、高血压、糖尿病、胆结石、癌症等。常言道：少年长胃，青年长肉，中年长腰。可见，人到中年更应重视预防肥胖。中年防胖除坚持适度运动外，尤应注意少吃高脂肪、高糖分的食物，晚餐不宜吃得太饱，一般以七八分饱为宜。

生活规律

何谓养生？养生就是经过科学安排的生活方式，其中最主要的就是生活要有规律，即按照人体生物钟的规律起居、劳作、休息。研究表明，人们长期信守有规律的生活，可使身体各组织器官功能趋向规律化，在生活中就有"预见性"和"适应性"，从而能保证身体健康，获得最佳的生理效应。

定期检查

不少中年人自认为身体健壮，与医药无缘，这种麻痹思想要不得，据统计，许多疾病会"神不知鬼不觉"地侵入人的身体，有些甚至会达到相当严重的程度，自己还难以察觉。如高血压、动脉粥样硬化、隐性冠心病、糖尿病等就是如此。所以，年人半年或一年进行一次全面健康检查，这样不仅可以及早地发现许多疾病，而且还能接受医生的指导，开展健康活动和实行相关的保健措施。

中老年养神四法

医学认为，精、气、神乃人身之三宝，是祛病延年的内在因素，精与气又是神的物质基础。精气足则神旺，精气虚则神衰。神，是整个人体生命活动的外在表现，也就是人的精神状态、思维活动。神，在人体居于首要地位，唯有神的存在，才能有人的一切生命活动现象。古代养生家强调指出："神强必多寿。"这里所说的"神强"实即脑神健全之意，只有脑神健全，才能主宰生命活动、脏腑协调、肢体运动、五官通利，全身处于阴阳平衡的正常生理状态。所以说，精盈、气充、神全，为养生长寿之根本，而调摄精、气、神的关键又在于养神。

古往今来，医家、道家、养生家们都十分重视精神调养，重视精神治疗和心理养生的作用。认为养生的关键在于排除杂念，保持心地淳朴专一，顺乎天理，就能达到养生的目的。

所谓养神，主要是指注意精神卫生。要做到安静和调、神清气和、胸怀开阔、从容温和，能"以恬愉为务"，切不可怨天尤人，急躁易怒。

清静养神法

《内经》认为："清静则肉腠闭拒，虽有大风苛毒，弗之能害。"凝神敛思是保持清静的重要方法，但不是饱食终日无所用心。专心致志，排除杂念，神经系统不受精神因素的干扰，使人体生理功能处于正常状态，有利于工作和学习。

安心养神法

有人问孙思邈有什么高明的养生术，他说：天有灾情，人也有危难，如果不注意精神保养，就不能战胜疾病，保持健康。"既来之，则安之"，已是人所共知的养病格言。

恬愉养神法

要保持乐观愉快的心情，不要悲观和烦恼。俗话说："喜悦者常健康。"乐观开朗、心情愉快、性格豁达、精神振奋乃是保健益寿的良方。

四时调神法

中医学认为，精神活动应该随着四时的变化加以调节。每日精神调摄亦遵此法，清晨舒展活跃，白日情绪饱满，傍晚安神悦志，睡前静心远思。

中老年体虚者养生法

气虚体质的养生

气虚体质的特点是：形体消瘦或偏胖，平素身体倦怠、乏力，面色发白，语声低怯，常自汗出，动则尤甚，心慌心跳，舌淡苔白，脉虚弱。其饮食调养方法是：可常食粳米、糯米、小米、黄米、大麦、山药、籼米、小麦、马铃薯、大枣、胡萝卜、香菇、豆腐、鸡肉、鹅肉、兔肉、鹌鹑、牛肉、鲢鱼、青鱼。若气虚甚者，当选用人参莲肉汤补养。具体做法是：先将10克人参、10枚去芯莲子放在碗内，加水发泡，加入冰糖30克，将盛药物的碗置蒸锅内，隔水蒸炖一小时，食用时，喝汤，吃莲肉。常吃效果显著。

血虚体质的养生

血虚体质的特点是：面色苍白无华或萎黄，唇色淡白，头晕眼花，心悸失眠，手脚有时发麻，舌质淡，脉搏又细又无力。其养生方法是：

（1）要谨防"久视伤血"，即长时间视物，会损伤血。血虚之人，本来血液已不足，若再伤血，就更不足了。

（2）要加强饮食调养。可多食一些有补血生血作用的食物，如桑葚、荔枝、松子、黑木耳、菠菜、胡萝卜、羊肉、甲鱼、海参等。

（3）注意药物养生。可常服当归补血汤、四物汤、归脾汤。若气血两虚，则须气血双补，用八珍汤、人参养荣汤、十全大补汤等。

（4）要振奋精神，注意精神调养。

阳虚体质的养生

所谓阳虚体质，其特点是形体白胖，面色淡白无华，时常倦怠，不耐劳力，动则喘促，平素恶寒喜暖，小便清长，大便稀薄，唇淡口和，常自汗出，脉沉乏力，喜过春天、夏天，不喜秋冬。阳虚体质者的饮食调养方法是：应多食羊肉、狗肉、鹿肉、鸡肉；夏日三伏，每伏可食附子粥或羊肉附子汤1次。平时要善于调节自己的感情，保持心情愉快，消除或减少不良情绪的影响，加强体育锻炼，并注意药物养生。

阴虚体质的养生

所谓阴虚体质，是指阴液不足（如血液、津液、阴精虚少）的体质。其体质特点是形体消瘦，面色苍暗或潮红，平素口燥咽干，心里时常烦躁不安，手心、脚心经常发热，睡眠少，大便干燥，小便黄，不喜欢过春天、夏天，愿喝冷饮，脉搏又细又快，舌质红色，舌苔少。阴虚体质者的饮食调养方法：要遵循保阴潜阳的原则，宜多食芝麻、糯米、蜂蜜、乳品、甘蔗、蔬菜、豆腐、鱼类等清淡又滋阴的食物，并着意食用沙参粥、百合粥、枸杞粥、桑葚粥、山药粥。应少吃葱、姜、蒜、韭、椒等辛辣燥烈之品。此外，要加强精神方面的调养。

心血虚体质的养生

心血虚的突出表现是：心悸、健忘、失眠、多梦。常用的调养饮食有：

（1）牛奶。每日早晚各喝一杯牛奶。牛奶平补血脉、益心、长肌肉，令人身体健康，面目光悦，志不衰。

（2）猪心。猪心有养心、安神、补血作用，对惊悸、不眠等症状有效。可用猪心去筋切片，大枣去核，共煮汤，加调料食用，每日中午1次。

（3）鸡蛋。鸡蛋黄性味甘平，功能养心安神、补血、滋阴润燥。血虚、身体虚弱者，可用当归水鸡蛋药膳疗法：当归9克煎水，打入鸡蛋2只、红糖50克，煮熟，每日食1次。

（4）当归羊肉羹。将羊肉500克洗净，切小块；当归、黄芪、生地各25

克，包在纱布内，加水共煨熟，至羊肉将烂时，放入生姜片25克，食盐少许，待肉熟烂即可食。常食用，可养血补血，强壮身体。

中老年养生三"妙招"

要想精力充沛、耳聪目明、腰不酸、背不痛、肠胃好、二便通，就要常年坚持提肛、撞背、拍打双耳等"三招"健身养生术。

提　肛

每天早晚及大便后，可坚持练提肛运动一遍。其方法是：站、坐、卧均可，吸气时提肛、收腹，像忍大便的样子；呼气时缓慢放松肛门，如排小便状，一提一松为一次，连做20～30次为一遍。

中医认为，提肛运动可使中气升提，脏腑强壮，并可调节气血阴阳。现代医学认为，有意识地提肛，能对中枢及植物神经系统起调整作用，使肛门肌肉得到锻炼，减轻局部静脉压，消除瘀血，改善肛门组织血液循环。除防治便秘、痔疮外，对内脏下垂、胃肠功能紊乱均有疗效。

撞　背

可每天早、中、晚坚持练撞背功各一遍。即双足与肩等宽，站立于距墙壁半尺远，全身放松，协调一致，身体后仰，突然用背部撞击墙壁，借撞击反作用力身体前倾。力量由轻到重，连续撞击50次。

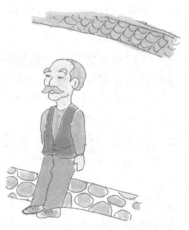

中医认为，撞背功能壮腰肾、通经络、行气血、平阴阳、扶正祛邪、舒筋活络、解除痉挛、改善血液循环、促进新陈代谢、使血液疏通、气机流畅，可有效地预防肩周炎、腰肌劳损、腰椎增生等疾病。

拍打双耳

可每天早、中、晚都用手掌拍打双耳，拍打时掌距耳10～15厘米，每回拍打100次，力量适中，不可过猛。

中医认为，"耳为宗脉之所聚""一身之气贯于耳"。因此，古代医家把耳朵作为祛病健身的重要部位。现代医学研究发现，人体各部分都通过经络与耳朵有着密切的联系，而且耳朵上分布有79个穴位。经常拍打耳朵，可刺激穴位，按摩经络，促使气血运行，调动体内的正气，增强身体对疾病的抵抗力、免疫力、代谢力，以保持相对的生理平衡，使耳膜保持良好功能。还能消除疲劳、振奋精神、促进思维、清神醒脑；能活跃肾脏内气，抗衰防老；能促进胆汁分泌，有利于胆道的通畅，防治胆囊炎、胆石症等疾病的发生；能促进血液循环，防止动脉硬化，预防高血压。

中老年呼吸养生法

一般说来，正确的呼吸方法有彻底呼吸法、精心呼吸法和催眠呼吸法三种。

彻底呼吸法

彻底呼吸法用鼻慢慢地吸气，将吸入的气运入腹部中央，充满两肺的下部。当你的腹部被吸入的空气充满时，可以继续吸气然后使两肋向两侧扩张，以便将吸入的空气渗透到肺的各个部位。这个过程大概需要 5 秒，然后屏息 5 秒，熟练后要增至 10 秒，这样就可能让肺有机会吸收更多的氧气。之后慢慢地呼气，首先轻轻地收缩下腹，待下肺部的气体呼尽后，慢慢呼出肋骨下肺上部气体，等肺里的气体全部呼尽后，屏息一两秒钟，再开始下一次吸气动作。重复 10 次，一天之内最好多进行几次这样的彻底呼吸，以便成为一种自然的习惯呼吸。

精心呼吸法

精心呼吸法用右拇指扫闭右鼻孔，依照彻底呼吸法慢慢吸气，运气至前额。这时你闭目想着你吸入的空气是令人心平气和的颜色，如蓝色、淡黄色、绿色，让这些美妙的色彩走遍你的全身，使整个身体得以松弛、和谐、有力。当吸气动作做完后，用右手的无名指和小指按住左鼻孔屏息数至 10 秒之后在继续左鼻关闭的情况下，放开按着右鼻孔的拇指，呼气，尽力将二氧化碳吐出体外。按上述方法再呼吸，但要轮流颠倒按闭左右鼻孔，最好左右鼻孔各做 5 次。

催眠呼吸法

催眠呼吸法应在临睡前进行。仰卧，将双臂放在身子两侧，闭目，依照彻底呼吸法吸气，同时慢慢举起双手至头上。吸气数至 10 秒，手应举到头顶部位。接着呼气，同时慢慢地将手臂沿弧线转回到身子两侧。重复十几次，每次使自己幻觉进入梦似的境界，渐渐地进入梦乡。

但是不管是彻底呼吸法、精心呼吸法还是催眠呼吸法都应采用腹式呼吸。

生物学家考察认为，人类从学走路起，就形成了以胸式呼吸为主的呼吸方式，而所有的动物却终生以腹式呼吸。相比之下，胸式呼吸极大地限制了肺活量，不利于肺的健康。因胸式呼吸时，只有肺的上半部肺泡在工作，占全肺 4/5 的中下肺叶的肺泡却在"休息"。这样长此以往，中下肺叶得不到锻炼，长期废用，易使肺叶老化，弹性减退，呼吸功能减弱，这样一来就不能获得充足的氧，满足不了各组织器官对氧的需求，影响身体的新陈代谢，身体抵抗力下降，易患呼吸道疾病。尤其是老年人，偶感风寒易发生肺炎。肺的退行性疾病多侵犯老年人的中下肺叶，这与胸式呼吸长期造成的中下肺叶废用有密切关系。而腹式呼吸不仅弥补了胸式呼吸的缺陷，而且可使中下肺叶的肺泡在换气中得到锻炼，延缓老化，保持良好弹性，防止肺的纤维化。多数中老年人大腹便便，影响健康，缩短寿命，如坚持做腹式深呼吸，还可锻炼腹肌，消除堆积在腹部的脂肪，起到健美延年之效。

腹式呼吸的正确方法

吸气时腹壁隆起，呼气时腹壁下陷。这个动作看似简单，对于老年人则并非易事，尤其是当您因脂肪堆积而大腹便便的时候。正确而规律的腹式呼吸有以下作用：利于老年血管硬化者的循环，减轻心脏负担；帮助恢复胃肠道的正常蠕动，有益于消化吸收功能不良的康复；通过恢复胃肠的弹性来改善肺的功能，对于老年肺气肿产生的通换气障碍有直接康复效果；对于腹内脂肪堆积而肥胖者，可促进脂肪的代谢及再吸收，适当减肥。

腹式呼吸锻炼方法

仰卧、闭嘴，以鼻呼吸，按照每分钟 5 ~ 6 次进行。进行腹式呼吸锻炼要因人而异、量力而行，关键在于呼吸气时腹部的降陷幅度要按个人当时的能力，不可操之过急；由浅入深，每次及每日锻炼时间自行决定。此外，注意保持所在环境空气新鲜，在有空气污染的场所不宜进行腹式深呼吸运动。

中老年养生的辨证七法

饱与饥

多食伤身，营养不足会损害健康。清代顺康年间，户部尚书马齐，自其祖父以下四代多享高寿，其中百岁以上有 15 人之多，马齐本人活到了 88 岁。据传马家主要是善于饮食调摄，坚持"早饭淡而早，午饭厚而饱，晚饭须要少"。现在有的人由于减肥心切，过分少吃而严重损害健康也是不可取的。养生格言中说："吃饭八分饱，无病活到老。"节制饮食可减轻胃肠和内脏的负担，提高身体免疫力，减少疾病。

动与静

《健康格言》中说："久坐不动，易伤血气，脑力者应慎之；身动过剧，易损内，体力者应戒之。""有动有静，无病无痛。"运动必须适量，超负荷的运动会加速体内某些器官的"磨损"和一些生理功能的失调而引起疾病，从而缩短寿命。

乐与悲

有些老年人离退休后由于精神上无所寄托，往往产生失落感而闷闷不乐，这对健康极为不利。《灵枢》中说："悲哀忧愁则心动，心动则五脏六腑皆摇。"若能通过各种形式的活动参加社会交往，诸如扑克、棋类等娱乐游戏，有助于消除寂寞，增加生活乐趣。但有的人却终日沉湎其中，导致神经失衡，甚至摔死在麻将桌下，那就可悲了。正如《健康格言》所说："娱乐有制，失制则精疲力竭；快乐有度，失度则乐极生悲。"

多睡与少睡

古代养生家认为："少眠乃老年人之大患。"有人提出"睡眠养生论"，认为睡眠好可以延长寿命，但并不是睡得越多越好。美国心脏病学会研究发现，每晚睡 10 小时的人比仅仅睡 7 小时的人因心脏病死亡的人数高 1 倍，因中风而死亡的人数高 3.5 倍。

纵欲与禁欲

历代帝王不长寿，与其恣情纵欲有关，但乾隆皇帝能够做到"远房帏""色勿迷"而寿至 89 岁。唐代名医孙思邈说："恣其情欲，则命同朝露也。精少则病，精尽则死。"明代《养生八笺》中说："阴阳好合，接卸有度，可以延年。"美国研究人员对 160 人所做的调查发现，上了年纪的老年人能维持积极的性生活，有助于长久地保持他们的活力和较强的记忆力。如果老年人放弃性生活他们的智力就会很快衰退。显然，纵欲伤身，禁欲也有害健康，节欲无疑是最佳的选择。

加法与减法

合理增加营养，保证足够的蛋白质和维生素，科学饮食，荤素搭配，多吃杂粮、蔬菜和水果。保证充足的睡眠，每日睡眠时间最好为 6 ～ 8 小时。此外，还应忙里偷闲增加体育锻炼，做到"三个半小时"，即清晨锻炼半小时，中午休息半小时，傍晚散步半小时。

减轻工作压力，妥善地安排工作与休息的关系，劳逸结合，弛张有度。减少不必要的应酬，同时必须努力减少与同事、上司、家人、朋友、邻里之间的隔阂与误解。

乘法与除法

努力扩大友谊，多交知心朋友，对别人多些宽容与忍让，宽容的心境可以使人长寿。生活中多些幽默感，从而为自己和他人多创造一种和睦、欢乐、友好的氛围。努力培养自己广泛的兴趣和爱好，诸如书法、绘画、对弈、垂钓、剪报、笔耕、聊天、旅游、朗诵诗词、欣赏音乐、栽花种草等，不仅可以使生活过得更加充实，丰富多彩，而且可以怡情养性，陶冶情操，达到延年益寿的目的。

彻底消除一切烦恼。郑板桥的名言"难得糊涂"不失为一条绝妙的座右铭。大事讲原则，小事讲风格；不与人斤斤计较，不与人攀比高低；得容人处且容人；与人方便，自己方便；胸怀豁达，淡泊名利；不义之财莫伸手。这样才能达到"心底无私天地宽"的境界。正确对待成功与失败，经得住失败的打击；得意时潇洒点，失意时糊涂点。这样才能保持平衡的心理状态和乐观的心境。

中老年想象养生法

想象养生，即利用各种不同的想象来达到调节精神、愉悦身心的目的。如想象蓝蓝的大海，常会有一种宁静、宽广的感觉；想象星空，就会有一种浪漫、静谧的感觉。想象不同的内容，对身心的调节也有不同的作用。根据长期以来的实践及现代心理学家的分析，现介绍几种不同的方法想象及其对身心所能达到的调节作用。

想象天

想象蔚蓝的天空，使人胸襟开阔、宁静爽朗；想象蓝天与草原，令人心旷神怡、舒畅豪放；想象白云，有轻舒安逸之感；想象五彩霞光，给人以温暖、悠闲、安宁和美好的联想；想象皓月当空，思念之情便会油然而生。

想象地

想象青山幽谷，使人神清气爽；想象黄河，令人神情激荡；想象长江，促人奋进，利于血脉通畅，经络疏通；想象甘甜的泉水，使人心平气和；想象花红柳绿，不仅悦心，也利生津；想象寒梅傲雪，使人能增强自信心。

想象人

想象童颜之天真活泼，可纠成人过于拘谨之偏；老年人想象青壮年之朝气，可扫暮气与沮丧；想象姑娘的文静与温柔，利于改掉粗俗之陋习；出门在外，观想亲人的期盼，常能激起奋发向上、不甘人后的豪情。

想象事

回忆取得的成就，令人自信；观想以往喜悦之事，喜悦之情油然而生；回忆昔日趣闻，可放松神经，解除人与人之间的隔阂。

想象物

想象雄鹰展翅翱翔，能激发人奋发向上；想象美味佳肴或梅、橘、杏，可令人口舌生津，胃口大开。

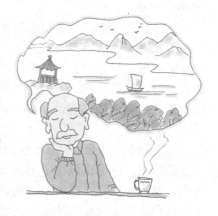

以上列举只是想象养生中的一小部分内容，由于各人生活经历不同。所想象的事物虽然相同，但所产生的结果却不尽相同，如想象皓月当空，恋爱中人会觉柔情万种、宁静、祥和而富有浪漫色彩；而远离家乡的人则会顿生思念之情；事业上遭受挫折的人，便会有一种万般无奈的失落感。因此各人可结合自己的体会，尽量想象能达到愉悦的事物，以利于身心调节和精神的放松，从而达到康、乐、寿之最终目的。

中老年"平衡"养生法

"平衡"是养生的最佳选择。因为人体是个平衡的整体,健康的人各系统、各器官都处于平衡状态;一旦失去平衡,健康将受到影响、疾病就会发生。从哲学上讲,"平衡论"是矛盾的统一。因此,只有做到各种平衡,才能健身强体、防治疾病、延缓衰老。

心理平衡

心理健康是健康的一半,是长寿的精神支柱;克服不良情绪,是自我保健的主要内容。现代科学的进步,生活节奏的加快,使人越来越重视心理保健,故有"药补不如食补,食补不如动补,动补不如神补"之说。

要保持心理平衡,应注意做到:发展积极情绪,调适消极情绪,确定生活目标,遇事量力而行;生活丰富多彩,兴趣爱好广泛,关心公益事业,参加文体活动;生活规律,适度劳动,淡泊名利;胸襟开阔,知足常乐,家庭和睦,广交朋友;热爱生活,热爱工作,老有所为,老有所学,等等。

营养平衡

膳食合理、营养平衡,是健康长寿、抗老防衰的物质基础。所谓营养平衡,主要是指总热量的摄入和支出平衡,六大营养素之间比例的平衡,三餐之间的平衡。

膳食平衡的基本要求是全面、适量、多样。具体要求是:食物多样,谷类为主;精细搭配,荤素搭配;谨调五味,三餐合理;不偏食,不挑食,少吃多餐;细嚼慢咽,适当限量。

动静平衡

动静结合,能致身心康乐。体育运动适量,符合"中和"原则。运动强度既不能过大,也不能过小;运动时间既不能过长,也不能过短;还应当选择适宜的运动项目,特别要注意运动监督。运动监督的方法较多,而测量脉搏是衡量运动量简单易行而又较可靠的方法。用200减去年龄,得最高脉搏数,然后分别乘60%和85%,得出的两个数就是"理想锻炼脉搏"的范围。也可根据自我感觉来判断运动量。运动时无心慌、恶心、头痛、头晕、胸闷、气喘,身体微微出汗;运动后感到身体舒服、精神愉快、食欲良好、睡眠正常,说明运动量适宜。

劳逸平衡

劳逸有适度,永走健康路。脑力劳动也益于健康长寿,有人提出"生命在于脑运动",专家学者的平均寿命较高便是个证明。因此,老年人除适当参加体力劳动外,还应勤于用脑,如读书学习、阅读看报、学新知识、研究新技术等。有条件的,可上老年学校或参加各类文化活动。

生活平衡

"生活平衡"，主要是指生活要有规律。长寿者大都起居有常、饮食有节。现代科学认为，人的一切生物活动，都在生物钟的支配下进行。符合生理要求的、有规律的生活习惯，形成条件反射和有节奏的生物钟，能促进身体新陈代谢的顺利进行，保证各种生理机能发挥最好的效应。若生活不规律，生物钟运动不正常，会导致各系统紊乱，人则羸弱、生病、早衰，甚至死亡。因此，要想益寿延年，就应按照生物钟活动规律办事，养成有规律的生活习惯，如吃饭定时定量，按时睡觉起床，定时大便，定时用脑，坚持体育活动，有节奏地工作、学习、休息、娱乐，不吸烟、不酗酒，等等。

中老年生物钟养生法

科学研究认为，人体内确有一只钟，控制着人体生理功能，如睡眠与觉醒，血压升与降、体温高与低、疾病与健康等生理活动的运行规律。这是因为人体内形形色色的激素含量、生物酶的活性在一昼夜、一星期、一个月乃至一年中都在有规律地增减，从而使人的生理活动犹如一列火车按照自身的时刻表准确地运行。这种生理活动的规律性被科学家称之为"生物钟"。

实践证明，顺应生物钟是通往健康、长寿之路的关键因素之一。德国哲学家康德出生后身体一直很虚弱，青少年时期也经常闹病，但却出人意料地活了80岁的高龄。他为何能长寿呢？有人对康德的生活这样评述：他的全部生活都按照最精确的天文钟做了估量计算，他晚上10点钟上床，早上5点钟起床，7点钟外出散步，几十年来他一直坚持不懈。哥尼斯堡的居民都按他来对钟表。生理学家认为，康德的长寿是顺应生物钟的结果。

近年来，科学家研究发现，人体生物钟的作用大致有以下几点：

（1）可形成良好的动力定型。大脑皮质是人体各种生理活动的最高指挥，调节器官，它的基本活动方式是条件反射。若长期定时地从事各项活动，就可以形成良性的条件反射。在生理学上称之为"动力定型"，针对一日五餐有益于健康的观点，日本医学教授香川靖宏明确地指出，适用于大脑生理节奏的饮食，还是一日三餐制，他认为，饮食是人体生物钟的"开关"。随意改变时间和频度，将直接影响到大脑的昼夜节律而降低工作效率，诱发疾病。至于工作，以早起的"云雀型"与熬夜的"猫头鹰型"的人相比较，前者心跳节律变化要优越得多，是一种健康的生活方式。而后者，可能是包括癌症在内的各种疾病的祸根。这是由

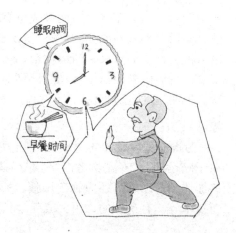

于如果生活毫无规律，杂乱无章，那么神经系统就不可能形成规律的动力定型。这种毫无规律的生活，使身体各种器官常处于时刻准备着的紧张状态。这是造成器官疾病的重要原因之一。

（2）通过生物钟掌握疾病的发作规律，有利于采取防范措施。美国加州斯旺普司医学研究基金会的梅丽尔·朱勒博士的研究表明，上午6～10时是局部缺血型心脏病、癌症、支气管炎、肺气肿等许多疾病的第一发病高峰期，而下午4～8时是心脏病第二发病高峰期。有以上疾病的人，在这两个时间段要保持高度警惕，或进行预防性投药。

（3）利用生物钟规律安排打针吃药时间，既可提高疗效，又能减少药物的不良反应。如心脏病人，既然在上午6～10时最容易发生疾病，故在早晨8时服用心绞痛药物最有效。至于体育锻炼，则安排在下午4时之前，以避开心脏病的高发时间段。

（4）利用生物钟进行保健，如上午8时左右肝脏毒素最少，此时饮酒最易受害。下午4～6时心律和脉搏最能承受运动带来的变化，故为锻炼的最佳时间。由于大多数人中心睡眠时间为晚上12时到凌晨2时，故睡觉时间不得迟于晚上10时，以保证睡眠质量。

如何利用生物钟达到养生的目的呢？专家们提出以下两点：

第一，生活要有规律。每天按时起居，按时工作，能使人精力充沛；每天定时进餐、定时大便等，以形成良好的"动力定型"。

第二，排除对生物钟的干扰。保养生物钟，是指消除那些干扰、破坏生物钟正常运转的因素。比如，当人生气时，会出现心跳、呼吸加快，忧伤时会造成消化液分泌减少、食欲不振等。这些都严重地妨碍了生物钟的正常运转，所以应尽量控制不良情绪的产生。

中老年效仿文人养生七则

逸游法

北宋著名文学家苏轼说过："江山风月，本无常主，闲者便是主人。"祖国地域辽阔，山河秀丽，利用节假日外出游览，投身自然，探奇览胜，能令人心旷神怡，疲惫、郁闷尽置身外。

卧游法

在年高体弱无力外出逸游的情况下，将自己喜爱的山水画贴在居室四壁，足不出户，卧而赏之。元朝名画家倪瓒在《仲顾贽见访》诗中称之为"一畦杞菊为供具，满壁江山作卧游"。

闲赏法

布置好庭院，栽花种草，饲鸟养鱼，使环境清雅，能调节生活节奏，陶冶性情。明代诗人、戏曲家高濂曾著《燕闲清赏笺》，把鉴赏作为文人养生的一项重要内容。

沐浴法

宋代文人沈存中说过："衣服勤洗浣，以香沾之，身数沐浴……则神安道胜也。"《礼记·内则》也提出"五日则汤清浴，三日具沐"的要求。可见定期更衣沐浴不仅是良好的卫生习惯，也有助于保持头脑清醒，清除疲劳，身心舒畅。

散步法

散步是一种轻微活动，尤其适合于长期伏案工作的脑力劳动者。古人还强调每次进餐后不能马上坐下工作或上床就寝。如南朝齐梁时思想家、医学家陶弘景就说过："饱食，不用坐与卧，欲得行步务作以散之。"散步时应徐步缓行，老弱者不妨执杖以助。

静坐法

北宋著名文学家苏轼十分推崇静坐法，他曾在儋县建"息轩"，并题曰："无事此静坐，一日是两日。若活七十年，便是百四十。"静坐法要求坐姿端正，两目微闭，全身放松，自然呼吸，宁神静志，意守丹田，每次时间可为15分钟至半小时，是用脑间歇的良好休息方法。

睡眠法

南宋诗人陆游晚间读书，一般不过晚 10 时。睡眠是清除精神疲劳的最好办法，经常熬夜，必然头昏脑涨，思维能力下降。

中老年懒床养生法

懒床就是晨醒不起，平静地在床上再躺 5 ～ 10 分钟，医学界认为是中老年人的"养生之道"，有益于健康，应养成习惯。

懒床有助于生理活动调节

睡觉时迷走神经兴奋，交感神经处于抑制；醒来后交感神经处于兴奋，迷走神经抑制。由睡到醒这期间需要一个生理过渡，身体就依靠几分钟的懒床，完成这个过渡。

懒床可有助于生物钟的运转

医学界研究表明，人体生物钟的运转与光线有密切关系。在人们睁眼睛活动时与闭眼睛睡觉时是有区别的。生物钟被光线所调节，所以几分钟的懒床是理想的交替过程。

懒床可减少突发病的发生。一项新的调查统计表明，凌晨 1 点到早晨 8 点是一天中危险的时刻，约有一半以上的病人死于此刻。清晨，是容易发生脑血管病的"魔鬼时间"，而最危险的时刻恰是刚醒的一刹那。人们在睡眠时，大脑皮层处于抑制状态，各项生理功能维持着"低速运转"，人体代谢降低，心跳减慢，血压下降，部分血液郁结于四肢。早晨一觉醒来，呼吸、心跳、血压、肌张力等在大脑由抑制转兴奋的刹那间迅速恢复"常速运转"，会导致交感神经和肾上腺兴奋，引起心跳加快，血管收缩，血压上升。由于经过一夜的体内代谢，尿液和不显性失水会丢失水分，以至血液变稠，血流缓慢，循环阻力加大，心脏供血不足。所以醒后立即下床，对本已负担过重的心脏来说，无疑是雪上加霜，最容易诱发心血管疾病，甚至造成意外死亡。因此，早晨一觉醒来切忌立即穿衣下床，而要静静地躺在床上，做深呼吸，伸伸腰，活动一下四肢，稍过片刻，再穿衣下床，使刚从梦中醒来的身体功能逐步适应日常活动。

中老年排毒养生三法

主动咳嗽法

空气中的有害物之多令人咋舌，包括厂矿、机动车辆及生活燃料排放的废物，约在 100 种以上。这些有害物随呼吸侵入肺部，可损害支气管与肺泡等肺组织，还可从这里游入血液，导致血液中毒而危害全身器官。

此时，可采用咳嗽的办法予以清除。方法是，每天清晨、中午或晚睡前到室外选择一处空气新鲜之地做深吸气，吸气时缓慢抬起双臂，然后突然咳嗽，并迅速将双臂垂下，使气流从口鼻喷出，咳出痰液。如此反复做 10 次，在每次咳嗽的间歇期做几次正常呼吸，以防过度换气。坚持此法，可保肺部清洁，防止毒从肺入。

饮水冲洗法

肠道，特别是大肠，为粪便的积存处，而粪便所含毒素之多不言而喻，诸如硫化氢、吲哚、粪臭素等。粪便在肠内积存越久，对肠黏膜的损害越大（这也是肠癌形成的祸根之一），侵入血液的概率也越高，故要养成定时排便的习惯（每天 1 ~ 2 次），以减少肠道毒物潴留。

最好采用饮水冲洗法，定时对肠道来一次清洗，做法是：在 1 个月中选定一天，不吃早餐、午餐，空腹分次喝入 2000 ~ 3000 毫升凉开水（自来水经煮沸 3 分钟后，冷却至 25 ~ 30℃即成），晚餐不禁食但只吃少量蔬菜、水果及含纤维素较多的杂粮，让肠道毒素随尿液及时排出体外，保持"肠中常清"状态。

运动发汗法

皮肤是体内毒物又一个排泄渠道，通过汗水将毒物带走。

如何让身体发汗呢？最简便的办法是多做体育运动，如跑步、跳绳、骑车等，让运动量达到出汗的程度。一般每星期做三次这样的运动，即可收到清毒之效。为增加出汗量，运动前可喝 300 ~ 500 毫升淡盐开水。

平时勤洗澡，以 30 ~ 40℃ 的温水浴为佳，以及时清除从体内排到体表的污物，并保持皮肤排毒通道的畅通。中医养生家特别强调洗脚的重要性，认为脚乃体内毒物的最大沉积区，天天清洗对于保持体内洁净具有重要作用。

中老年摩腹养生法

摩腹养生，在我国已有近千年的历史。早在南北朝齐梁时期，达摩译的《易筋经》中就有摩腹三法。在唐代，孙思邈也以"食后行百步，常以手摩腹"作为自己的养生之道。南宋著名诗人陆游有不少养生方法，其中之一是一日要摩腹数次，并曾写下了"解衣摩腹西窗下，莫怪人嘲作饭囊""解衣许我闲摩腹，又作幽窗梦一回"等诗句。他不仅在饭后放下筷子便摩腹，而且常常边散步，边摩腹。如"回廊摩腹行""徐行摩腹出荆扉"等，由于陆游深谙摩腹之道，故尽管一生坎坷，仍得以高龄而寿终。

清代雍正年间，方开所、颜伟在《延年九转法》一书中详细地介绍了摩腹的方法。常用的摩腹方法是，先用右手大鱼际部在胃院部做顺时针方向揉摩约 120 次，再向下移动至脐部，在脐部做顺时针方向揉摩约 120 次，然后用右手全掌做顺时针揉摩整个腹部 120 次，再做逆时针方向揉摩 120 次。摩腹时也可用左手重叠于右手背上，双手一起动作，以加强推拿揉摩的力量。《诸病源候论》中说："两手相摩令热，然后摩腹，以令气下""着摩脐上下并气海，不限次数，以多为佳"。《千金要方》中说："食毕当散步，数里来回行。摩腹数百遍，可以无百病。"

现代医学认为，摩腹可使胃肠及腹部的肌肉强健，促进血液及淋巴液的循环，使胃肠的蠕动加强，消化液分泌增多，消化功能改善。这样，食物便能充分地消化和吸收，人体得以强壮、健康和长寿。临床实践证明，摩腹对许多慢性病如肺心病、肺气肿、高血压、冠心病、糖尿病、肾炎、便秘等都有较好的辅助治疗作用。由于摩腹能刺激末梢神经，使毛细血管开放，皮肤组织间隙的废物被排出，从而促进身体的代谢，起到消除脂肪、减肥健美的作用。

必须注意的是，揉腹时手法操作要自然，手法应轻缓，次数与时间不必过于拘泥，可由自我感觉而定。揉腹不可在过饥或过饱时进行，且要排空大小便。内脏脱垂者应轻按，肝硬化患者不宜揉腹。腹腔内患有恶性肿瘤或胃肠功能紊乱、内脏出血、阑尾炎和腹膜炎等急腹症时，绝对禁止揉腹。由于男女腹部生理解剖略有不同，女子腹部较软、脂肪层较厚，肌层较弱，盆腔内又有女性生殖器官，因此按摩时用力应轻。孕妇不宜揉腹，以免发生流产。揉腹操作后可能有一些反应，例如腹内出现响声（肠鸣音亢进）、嗳气、放屁、有便意或尿意、腹腔内有温热感、容易饥饿等，均属正常现象。

中老年食粥益寿养生法

茶有茶道，粥有粥道。

南宋著名诗人陆游活到了 86 岁，他在一首《食粥》诗中云："世间个个学长年，不悟长年在目前，我得宛丘平易法，只将食粥致神仙。"老年人食粥益寿，是古人倡导的一种养生之道。如《后汉书》曰："民年七十者，授之以玉杖，哺之以糜粥。"北宋文人张文潜著《粥记》谓："每日起食粥一大碗，空腹胃虚，谷气便作，所补不细，又极柔腻，与肠胃相得，最为饮食之良。"清代大医学家王孟英在《随息居饮食谱》中说："粥为世间第一补物，病人、产妇粥养为宜。"清代养生学家黄云鹤在《粥谱》中说："一省费、二津润、三味全、四利膈、五易消化。"据考证，经历代医学家、养生学家的实践与理论总结，粥谱（方）已达数百种之多。

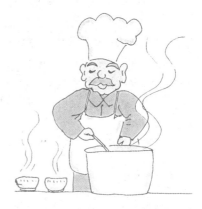

人至老年，生理功能老化，所需热量减少，消化功能衰退，其饮食大抵以少而精、清淡熟较为宜。若恣食膏粱厚味，往往会加重脾胃负担，造成脂肪堆积，血管硬化，心脑血管疾病丛生，最终导致衰老。诚如明代莫是龙在《笔尘》中所说："人久御肥甘炮炙之味，不独令肠胃受伤，亦令人心气昏浊。"因此，老年人欲求健康长寿，必须格外注重饮食的调养。粥以米为主，以水为辅，加火慢煎至糜腻似胶，具有补脾润胃、祛除浊气等功效。老年人饥即可食，不必计顿，味美而益人，的确不失为养生良法。俗话说：老年人吃粥，多寿多福。清代医学家陈修园在《神农本草经读》中说："凡上品之药，法宜久服，多则终身，少则数年，与五谷之养人相佐，以臻寿考。"这是指用人参、黄芪等补益药煮粥食，可使人健康长寿。我国元朝老年医学名著《寿亲养老新书》中曾指出："老年人之性，皆厌于药而喜于食，以食治疾胜于用药。凡老年人有患，宜先以食治，食治不宜，然后命药。"

粥能防病治病，养生延年。我国人民历来有进补的传统，但药补不如食补，食补当首推粥补。粥补的应用范围十分广泛，可补气补血、补阴补阳、健脾润肠、清热散寒……能防治呼吸、神经、泌尿、生殖、循环系统及小儿、妇科等疾病。《本草纲目》指出："古有用药物、粳、粟、粱米作粥，治病甚多。"《医药六书药胜总义》曰："粳米粥为资生化育神丹，糯米粥为滋养谷气妙品。"我国民间流行的粥养谚语，如"若要不失眠，煮粥添白莲""心虚气不足，粥加桂圆肉"。鸭粥、冬瓜粥、赤豆粥可治各类水肿；杏仁粥可治老年人咳嗽；酸枣仁粥治疗失眠；黄芪粥治疗慢性肾炎；莲子、芡实粥治疗遗精、泄泻等。

粥能应时宜人。夏天可食绿豆粥、赤豆粥、荷叶粥、百合粥、芦根粥，再配薏米仁、山药等，集防暑、解毒、滋补于一身。若将绿豆、赤豆、黑芝麻、麦片制成四色粥，其色、香、味俱全，滋补作用更为明显。冬天可食羊肉粥、牛肉粥、糯米红枣粥，既暖胃、御寒，又可滋补，着实妙不可言。

"药食同源，药食同用"。古人总结出粥补的"药借食力，食助药威"的八字诀，阐明了食物互补作用的优点。那么，在科学发达的今天，补品众多的现实面前,粥补仍有其独特的优势。服用药粥多久，应依据各自的身体状况、病情轻重等因素来考虑。一般补益药粥可以长期食用，治病药粥则病愈即可停食。"气通血活，何患不除"是中医治学与养生的理论基础，"粥道"也应以此为准绳。

老年人养生，莫忘"粥道"。

中老年涌泉穴养生法

涌泉穴古代称地冲穴,位于足掌凹陷处,为"足少阴肾经"经气所出的"井"穴。中医认为，"肾出于涌泉"。"涌泉"即肾经经气像泉水那样涌出。对于肾，医学家们称它为"先天之本"；而足与地气相通，与肾经所系，寒湿邪气易于侵入涌泉犯及肾经，尤其是处于生理功能衰退期的中老年人，对涌泉更应重视。

据记载，涌泉穴养生法作为一种民间自我保健方法，在宋代民间即已盛行。《东坡全集》中有这样的记载，当时的闽广地区很多人染有瘴气（疟疾），有个武官却多年安然无恙，且"面红腻，腰足轻快"。后来人们发现，他"每日五更起坐，两足相对，热摩涌泉穴无数次，以汗为度"。于是，很多人竞相仿效。后世名医将此疗法总结成"足心道",其后此法先后传入日本和欧洲。如今又在美国、日本、东南亚和中国台湾风靡。

涌泉穴养生治病的方法很多，现将几种主要方法做一简介。

擦涌泉穴

每日早晚，用一手握足趾，一手摩擦涌泉穴，至足心发热为止。随即将脚趾略略转动，并将足趾尽量屈伸，不少于百次。常用此法可使人步履轻捷、足胫强健，并可促进睡眠，使大小便通畅。

大烘涌泉穴

用中药川乌（或草乌）100 克，樟脑 10 克，共研为细末，用醋调制成弹子大小，置于足心踏住，足下放火烘烤，温度以使人能耐受力度。同时用衣被围住身体，使汗出如涎，即生效。本法可治足部肌肉疲劳与足、膝等关节风湿疼痛等病。

灸涌泉穴

用艾条或艾柱灸涌泉穴 20 秒至 3 分钟，每晚临睡前灸 1 次即可。

热水浸涌泉穴法

每晚临睡前用热水洗烫足部。或用热水泡洗双脚约 15 分钟后擦干，然后坐在床上，用右手把住右脚趾，用左手掌搓右脚心，前后搓、转圈搓，搓到脚心发热为止。再换另一侧用同样方法搓。此法对防治老年性足部麻木、发冷、水肿和冠心病、高血压等病症有积极作用。

中老年足浴养生法

养生益寿，古往今来都是人们美好的愿望，也是人类文明的象征。我国人民在漫长的生活实践中积累了多种多样的养生方法，其中最简便易行的要数足浴养生了。

"春天洗脚，升阳固脱；夏天洗脚，暑湿可祛；秋天洗脚，肺润肠濡；冬天洗脚，丹田温灼。"这首民间歌谣道明了足浴能够养生的道理。从经络学的观点看，人的五脏六腑的功能在脚上都有相应的穴位，脚部不仅是足三阴经的起始点，还是足三阳经的终止处；这六条经脉之根都分别在脚上的六个穴位中。仅足踝以下就有 33 个穴位，双脚穴位达 66 个，占全身穴位的 1/10。经常进行足浴，使足部的涌泉、太冲、隐白、昆仑等诸多穴位都受到热力刺激，就会促进人体血脉运动，调理脏腑，平衡阴阳，舒通经脉，强身健体，推迟衰老，祛病延年。因此，"天天洗脚，胜吃补药""三天吃只羊，不如洗脚再上床""夜夜把脚洗，难得寒气从脚起"，这些谚语是确有道理的。

现代医学也已证实，"人老脚先老""寒从脚下起""小看脚一双，头上增层霜"这些俗语不俗，它们说明了脚的健康不仅关系到人的健康，而且和寿命有很大关系。因为脚掌有无数神经末梢，与大脑紧紧相连；同时又密布众多的血管，故有人的"第二心脏"的美称。另外，脚掌远离心脏，血液供应少，表面脂肪薄，保温力差，且与上呼吸道，尤其是鼻腔黏膜有密切的神经联系，所以脚掌一旦受寒，就可引起上呼吸道局部体温下降和抵抗力减弱，导致感冒等多种疾病。而足浴作为一种良性刺激，可使植物神经和内分泌系统得到调节；并有益于大脑细胞增生，增强人的记忆力；同时，能使体表血管扩张，血液循环得到改善。可见，足浴对人的身心健康是大有裨益的。

实践表明，足浴不失为一种可靠的局部浸润疗法。它不仅可防治足部疾患如脚气、脚垫、脚冻、脚干裂，以及下肢麻木、酸痛、发凉、肿胀等病症，而且由于经络的作用，对防治感冒、关节炎、高血压、神经衰弱、眩晕、失眠、便秘等病症，也都有切实的疗效。

怎样进行足浴才能达到最佳的养生效果呢？研究表明，足浴养生的最佳方法是：先取适量水于脚盆中，水温应因人而异，以脚感温热为准，或烫或凉都不好；水深开始以刚覆脚面为宜，先将双脚在盆水中浸泡 5 ~ 10 分钟，然后用手或毛巾反复搓揉足背、足心、足趾；为强化效果，可有意识地搓揉足部一些穴位，如位于足心的涌泉穴等；必要时，还可用手或毛巾上下反复搓揉小腿直到腿上皮肤发红发热为止，为维持水温，需边搓洗边加热水，最后水可加到足踝以上；洗完后，不要晾干，用干毛巾反复搓揉干净最好。一般来说，每晚一次足浴即可达到养生的目的；当然，也可一天数次或早晚两次。实践表明，晚上临睡前足浴的养生收效最佳，因此，保证每晚足浴是十分必要的。每次足浴时间以 20 ～ 30 分钟为宜，太短效果不佳，过长也无必要；足浴完毕最好在半小时内上床睡觉。

足浴养生，确实是切实可行而又简便易行的。关键是持之以恒，日久必见奇功。

中老年健康养生要诀

保持凉爽

"身带三分凉，长寿又健康。"苹果冷藏可以长时间保鲜，这个道理也适合人和动物，温度越高，人体的代谢过程就越快，也就衰老得越快。科学家们认为，如果使常温动物（包括人类）的体温下降 2 ～ 3.5℃，其寿命可以延长 1 倍。37℃体温是人类进化中为适应自然环境而形成的，现在又成了人类通向长寿之路的障碍。常规体温下，人的心跳每分钟 72 次，以 70 岁计算，一生中心脏跳动约 26 亿次，如果体温降一点，每分钟心跳次数可减少到 50 ～ 60 次。这样，如果心跳的总次数不变，其寿命则可以大大延长。因此医学家建议，只要人们坚持游泳和冷水浴，不做长时间的剧烈运动，穿着略少，饮食中的热量平衡，保持头脑冷静，等等，在一定程度上就能起到降低体温的作用，即使在夜间，室内温度最好也要低一点。

保持乐观

人的情绪欢愉乐观，性格豁达开朗，保持情操高尚纯洁，适应社会环境，保持良好的人际关系，达到心理、生理上的平衡，并能时时消除自身烦恼、孤独、抑郁之情绪，遇事不怒、心平气和、宠辱不惊、泰然自若。这都能促进人体各系统正常地发挥作用，有益身心健康。

保持适度挨饿

"饱食终日催人老""傻吃会吃傻"。一些人错误地认为，吃得越多越好，营养就获取得多，其实，饮食讲究营养平衡，合理搭配。饮食专家们发现，过量饮食可使大脑早衰而加速人的衰老。洛杉矶大学的雷·沃尔福德教授首次从老鼠身上获得了"饥饿能使青春永驻"的科学证明。减量喂食的老鼠的寿命比能吃多少就吃多少的同类的寿命长 1 倍。因此请您每天摄取的热量保持在 5024 ～ 6280 焦耳（1200 ～ 1500 卡）即可。

保持睡眠充足

人玩得开心或努力工作的时候，很容易忘记身体需要休息。适量的睡眠，即每晚睡 7 ~ 9 小时，能使人看起来神采奕奕，也会自觉精神饱满。此外，睡眠充足还能延年益寿。美国加州某医学部门的研究指出，每晚睡眠不足 6 小时的人，死亡率较每晚睡 7 ~ 8 小时的人高出 70%。

保持工作热情

不喜欢自己的工作会使你精神紧张，看起来精疲力竭、萎靡不振，且易生病。数年前，美国某人寿保险公司的研究发现，工作时精神压力大的人有半数经常头痛、伤风、消化不良、支气管发炎，甚至感染肺炎。洛杉矶加州大学的研究人员发现，从事精神压力大的工作已达 10 年的人比那些喜爱本身工作的人，得结肠癌和直肠癌的概率高出 5 倍。

保持婚姻幸福

美国某社会学杂志报道，已婚者较之独身者生活更健康、快乐、幸福，其中男性受益最多。和谐的性生活也会使人保持身心年轻和青春活力。爱丁堡大学研究人员发现，每周保持两次左右的性生活，通过体能和感情的释放及性欣喜带来的快感，可使人青春长驻。科学家们还警告说，离婚者患病率及死亡率较高。

中老年健康养生奇疗法

闻香疗法

心理学家发现，各种气味对人的情绪有明显的影响，利用气味可调节人体的精神状况和治疗疾病。有关专家曾进行过一项有关气味的试验，80% 的被检测者闻到新鲜的苹果、芦苇、海盐的气味时，感到舒服；旅行者、渔夫和猎人特别喜欢篝火的烟味、烤土豆的香味，甚至火药味。潮湿发霉的气味、一潭死水的味道则会引起人们的厌恶和不安。测试结果表明，对气味的感觉虽因人而异，但也有一些规律，如小孩和老年人的嗅觉比较灵敏，而中青年的感觉反而迟钝。人得了某些疾病，如血糖过高、肾炎或偏头疼时，对各种气味尤为敏感。

有关学者把气味分成四大类：第一类是使人清醒或平静的气味；第二类是使人兴奋的气味；第三类是起积极刺激作用的气味；第四类是使人感觉迟钝，甚至麻木的气味。因此，气味可称作无形的药物，在协调人们身心健康方面起着微妙的作用。研究发现，水仙和紫罗兰往往能使人产生轻松沉静、无忧无虑的感觉，有的老年人闻了这些花的香味后，仿佛回到青年时代；而天竺花的香味可使人镇静，促进睡眠；百合、兰花的香味会使人头脑过于兴奋，甚至晕眩；丁香花的气味对牙痛具有安定、止痛作用；香兰葵的气味能舒张气管平滑肌，可以平喘。美国等国家已建立了气味治疗诊所，让患者到特定的气味环境中接受治疗。

光脚疗法

美国得克萨斯州安德森癌症中心的专家认为，都市人要保持健康的身体，应该与大地常有"肌肤之亲"。因此，不管大人、小孩，每天最好赤着脚在草地上或沙滩上，走动半个小时，做闲庭信步或慢跑、快跑都行，这不仅可刺激足底穴位，而且足一触地，就可把人体积存的无用静电传导给大地，是最随意的保健方法。由于人的身体是一个传导体，所以，它常有机会吸收静电。在气候干燥的地方，人体积存的静电，可高达几百到几千伏特。在这种情况下，当人体接触到金属器材时，便会有触电的感觉。目前，在现代人的身上，穿的和戴的，很多都是化学合成物质，好像用一层绝缘体将人包住一样。如果再穿胶底鞋，人体积存的静电就无法传导给大地。因此，要释放身体内存的静电，就必须赤足，让对人体无用的静电负荷从足底传导给大地的电磁场。

当人体静电积存过多，又没有地方"放电"时，静电便会影响人体内分泌的平衡，从而干扰人们的情绪，造成失眠、烦恼等症状。而赤足行走或赤足坐、躺在草地上，不仅会使人感到特别的舒服和清爽，而且可驱除体内积存的过多静电。在美国，就曾经有一位心情烦恼、长期失眠的老年人，服过多种药物均无效。后来，专家劝他每天在草地上赤足行走10分钟。结果，经过几星期后老年人的病就好了，每晚都能睡得很香甜。这一成功的案例带动了许多人赤足行走。

化妆疗法

日本东京青梅庆友老年人医院的住院患者，每天一起床就由护士帮着梳洗换装，穿戴整齐，甚至上点淡妆。经过院方3年来的跟踪调查，开始化妆后，89%的病患者表情发生变化，35%会注意自己穿着是否整齐，大多数人对生活比过去更有信心。

其实许多研究已证实化妆可以使心情更加开朗、活泼。同志社大学感情心理学教授滨治世持续为忧郁症、精神分裂症及阿尔茨海默病患者进行了一项实验，比较他们化妆前后的表情、声音频率的变化和回答问题率，发现所有的人在化妆后声音频率变高、声调变得开朗。

专家解释说，按摩肌肤可以促进感情动作的活泼化，化妆前后的激素分泌也有不同，特别是年龄越高，化妆对心理的影响越强。

音乐疗法

美国研究人员研究发现，为期1个月的音乐疗法可以使一组阿尔茨海默病患者的行为问题和睡眠障碍得到改善。他们把这种现象归功于褪黑激素分泌水平的提高，使患者精神放松，情绪归于平静。

该研究结果显示通过音乐使情绪稳定并得到放松，对于身体非常有益。为了达到平静和彻底的放松，患者可以在吃饭时、睡觉前和想放松的时候选择一段自己喜欢的轻松的音乐欣赏。和许多药物疗法相比，音乐疗法是一种更安全有效的替代选择。类似于深思疗法，它有助于使患者在紧张或病发时能维持激素和情感平衡。

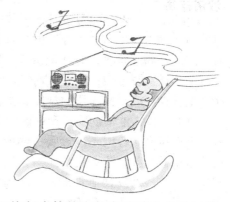

海洋疗法

根据法国卫生部的定义，海洋疗法是把海水、海边的空气和海边的气候结合起来，起到治疗作用的疗法。因此，海洋疗法不仅是浸泡在海水中，而且经常逗留在海边环境优美的地方，以恢复身体特有的自然治愈力为目的。作为海洋疗法的一环，海水浴疗是将温暖的海水引到室内的浴盆或浴池，再配合电子仪器进行治疗。

医学专家发现，海水不仅有奇特的治病功效，而且不同海域的海水能治疗不同的疾病。地中海的海水中含有较多的镁，镁能消炎、祛痛，可治疗风湿病，风湿病患者每天在 24℃ 以上的地中海海水中泡 2 小时，3 周后见效；北海的海水能活跃植物神经系统，促进新陈代谢，可治疗疲倦及抑郁症，身体疲倦的人在北海海水中泡 2 小时，即可恢复体力，患抑郁症的人每天泡 2 小时，坚持 1 周即可恢复健康；死海的海水含盐量较高，能把皮肤上的炎症洗掉，身上鳞屑自行分解脱落，牛皮癣患者只要在死海中坚持 4 周海水浴，就能治愈；加勒比海中高盐度的海水可使脊柱和椎间盘得到很好的休息，椎间盘突出病人每天在水温 22℃ 以上的海中游泳，姿势交替变换，日久症状减轻；在加勒比海、地中海和东非沿海，温暖的海水含有丰富的钙、镁等矿物质，骨折患者在这温暖的海水中接受海浪冲洗时，海水中的钙、镁能使骨骼坚固，加快骨折处血液流动，使萎缩的肌肉开始生长，缩短的肌腱也开始伸长，有利于骨骼愈合。

海水浴疗医学专家认为，海水中溶解了从盐类到微量元素的各种物质，每一种对人体均是不可缺少的。在海水中，人的皮肤如同一块海绵，一点一点地吸收碘、矿物盐和其他一些人体必需的微量元素，这是海水浴疗能够治病的重要原因。现在，法国约有 40 个海洋治疗中心，每年采用海洋疗法的人数达 400 万人，其中 94% 的就医者病情好转，82% 的患者减少了去医院就诊的次数，91% 的患者减少了服药量。目前，法国的海水浴疗法在医治关节炎方面卓有成效，德国的海洋疗法以治疗呼吸道疾病见长，而保加利亚的海洋疗法则以医治妇科病著称，这些都表明海洋浴疗法有着广阔的发展前景。显而易见，未来的大海不仅为人类提供了充足的生物资源，而且也为人类的身心健康开辟了一条崭新的途径。

沙浴疗法

沙浴疗法是以热沙覆盖身体全部或局部，向身体传热，达到治疗疾病的目的。我国古代就有"沙疗"的记载，目前沙疗广泛应用于临床，在我国沿海海滨及新疆吐鲁番设有沙疗诊所，每到盛夏，沙疗者络绎不绝，人们躺在沙坑上，让沙覆盖发病部位，对风湿性关节炎、类风湿性关节炎、慢性腰腿病、坐骨神经痛、高血压、神经衰弱及妇科等疾病的治疗，可谓另辟蹊径。

沙子为什么能治病呢？现代医学研究证明，沙子里含有大量的磁铁矿梢末，人在接受治疗时不但接受了热传导作用，也接受了一定的磁疗，治疗时将沙子覆盖患处产生一定的压力，促进传导加热。沙子还含有硫、铁、钾等矿物质，故沙疗能使血管扩张，加快血液循环，增强新陈代谢，调整组织功能，所以对某些疾病有特殊的疗效。

选择沙子以直径 0.25 毫米左右为最好，将选好的沙子平摊于布单上，在阳光下曝晒，当沙子温度达 40 ～ 50℃时，即可用于治疗。家庭治疗时，也可用大铁锅炒沙，或专门在加热炉加热。

治疗方法：①全身沙疗法。患者裸露身体，仰卧在热沙上，再用热沙将身体覆盖，厚度以 5 厘米左右为宜，每次 15 分钟，每日 1 次，10 ～ 15 天为一疗程。②四肢沙疗法。在容器中放 5 厘米厚的沙，将四肢分别置于沙中，以厚被保温，每次 30 ～ 60 分钟，每日 1 次，20 ～ 30 次为一疗程。③腰腹部沙疗法。床单上铺一定厚度的热沙，腰部沙疗仰卧，腹部沙疗俯卧，上以厚被保温，时间疗程同四肢沙疗法。④沙袋疗法。将沙加热到 60℃左右，装入沙袋中，覆盖在身体患处，每日 3 ～ 4 次，每次 10 ～ 20 分钟。

中年夫妻性爱指南

一般说来，男性到中年时期性功能还相当活跃，而女性步入更年期后，卵巢组织逐渐萎缩，卵巢功能也逐渐减退，由于雌激素水平的降低，致使女性的大阴唇和阴阜皮下脂肪消失、变干，阴毛脱落、稀少，阴道黏膜逐渐萎缩，阴道壁变薄，阴道变得狭窄，阴道易充血。如果此时性交，易发生阴道出血。雌激素的减少，使子宫颈阴道的分泌物减少，性交时会感到涩痛。且由于阴道上皮细胞糖原含量减少，不能产生足够的乳酸，使阴道抵抗力降低，这就容易发生阴道炎，并发生尿路感染等。这也是造成中

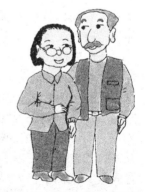

年夫妻性交生活不和谐的重要因素之一。针对这些原因，可给中年女性适当补充少量的雌激素，如人工合成的雌二醇和雌三醇，临床上用此药，有利于治疗更年期的生殖道萎缩，还可缓解更年期综合征的部分症状，改善生殖道萎缩，恢复阴道弹性，为中年人的性和谐创造有利的条件。另外应

注意以下原则：

不要刻意追求数量和频率

①双方要报以积极的态度，要有自信，也要相信对方；②要注重自我感觉，不要让性生活应如何如何的教条来困扰自己；③方式要随意些，灵活多样，不拒绝新的尝试。有人在对100对婚龄都在15年以上的恩爱夫妻调查中发现，不少夫妻做爱的频率并不比普通夫妻高，但是性生活都能达到高标准，即真正把性与爱融为一体。

要认识到身心的真实状况

年轻人做爱快速而猛烈，像点烟花那样容易点燃并爆发。而中年人往往很难做到这点。男人往往需要女人的热吻和爱抚，阴茎才会慢慢勃起。因此，夫妻之间都要认识到这一点，互谅互爱，事前要做好充分准备，做爱中要互相配合。其实中年夫妻已无年轻时的羞涩，可真正做到以诚相待。一位妇女说，年轻时往往应付了事，没有快感不好意思说出来，现在做爱时就可以直言不讳地要求爱人抚摸身体性欲敏感部位，享受那种爱抚的幸福。夫妻双方要相互助兴，不可扫兴，要热情应对配偶发出的性爱信号。即使有时不够强烈和长久，也可通过精神上的关怀安慰及热吻、爱抚、拥抱来获得慰藉，这同样可以加深感情，巩固婚姻。

一时不如意，不要过分焦虑

应认识到，性不是电流，开关一打开就会自动产生，它受身体条件，特别是受情绪的影响很大。因此当房事不如意时不要勉强，也不要过度紧张和沮丧，那样只会使情况越来越糟。应该设法去调整一下身心或干脆休整一段时间。只要善于调整性生活的节奏，转移性生活的焦点，保持一定的性热情是做得到的。夫妻在二十几岁时，性生活的焦点在性高潮的体验上，而当到了不惑之年，迅速达到性高潮已勉为其难。这时如果把焦点转移到性过程的体验上，包括抚摸、拥抱、亲吻等体肤刺激上，那么便能保持不亚于年轻时的性快感和满足感。

要积极创造亲密的条件

中年夫妻更应该认识到，工作再忙也要把家庭生活中夫妻欢愉的私人生活安排在优先位置。夫妻双方应该合理地安排工作和家务，劳逸结合，为情感交流和心理、生理创造时间和机会。人们的性生活条件和其他一些至关重要的生活条件都可能发生变化，但这些变化并不等于危机。因此，如果你已发觉你的性生活再也没有年轻时的如胶似漆，你又仍然渴望的话，那么，你应该拿出勇气来，学会舍弃一些对你的婚姻无助的东西。

老年人性生活注意事项

根据老年人的生理特点，过性生活时应注意以下几点：

性生活强度

动作不宜快、不宜猛，应和风细雨、柔和缓慢；时间不要长，宜在10分钟左右结束。

性生活姿势

以侧位为好，可以节省体力，避免颈部过度弯曲或伸展；起身不可太突然；头部不适或有眩晕、头痛时，应停止性交，躺下休息，喝点茶水。

饮　食

房事前不可饮酒，不可吃得过饱或喝水过多，在性事前排空小便。

防意外

久别重逢或再婚者的新婚阶段，在第一次房事时，容易过度兴奋而增加心脑血管负担，有心脑血管疾病者，有发生意外的可能。因此应控制自己的情绪，避免过度兴奋和过急行动，要缓慢进行。

老年人性爱益处多

对于老年人来说，维持适当的性生活，对身体不但无害，而且有益。相反，过早地停止性生活，可以促使性器官萎缩，加速性功能衰退和丧失。这就是医学上所说的"废用性萎缩"，不用则退了。这种现象一旦发生，可使人的衰老步伐大大加快。男女激素的减少，是促使早衰、早亡的一个重要因素。

老年人维持性生活有很多好处。

一是可以使身心保持健康。因为性生活是一种良性刺激，可以带来愉快的心情、幸福的感觉、肉体的舒服、精神的满足。在生理上可使血液循环加强，心搏有力，呼吸顺畅，胃肠蠕动加快，内分泌旺盛，关节、肌肉得到锻炼，等于一次很好的体育活动，从而有益于身心健康、延年益寿。

二是可以继续保持夫妻恩爱，使童心犹在，青春活力长存。老年夫妻保持性爱，同样可以"风光不减当年"。

三是有利于消除老年人的悲观厌世、孤独寂寞、夕阳西下、风烛残年的感觉，避免消沉，保持对生活的热爱。老年夫妻的性生活是维持晚年心理平衡的重要精神支柱，这种精神支柱对增强晚年幸福与长寿是重要的。

老年人能不能维持正常的性生活呢？这应当是肯定的。老年人丧失的只是生殖功能，表现明显的是妇女。高龄妇女丧失的只是生育能力，相反，性功能的变化不大，在男性的爱抚下，老年妇女的乳头仍可竖起，乳房胀大，阴蒂仍保持正常的反应活力。不少绝经后的妇女，由于离退休后，生活悠闲，丰衣足食，减少了各方面的负担和干扰，反而会出现"第二个青春"，不但有性欲，而且每次都会出现性高潮。

在老年男性方面，只要身体健康，生活有规律，性生活保持到70岁左右是没有问题的。即使患有一些慢性病，也不会使性功能丧失。不同的只是阴茎勃起慢一些，硬度稍差一些，一旦进入阴道，仍可保持正常状态。

人到老年，要保持性生活的连续性。性爱可以伴随人的一生，这是晚年幸福生活中的一项重要内容。

老年人性爱技巧

性是一门科学，性生活则是一门艺术。老年期的性生活尤需讲究艺术，诸如：要考虑自己的体质，具有悠闲的心态，培养共同兴奋的激情，选择最佳的时机，创造轻松的环境，采用适合双方体力的技巧等，以求从容不迫地同步进入性高潮，完成细腻、酣畅的性生活。由于年龄、体质、体形上的差异，性交的姿势也有所不同。老年人体力下降，往往患有各种疾病，尤其要讲究性交体位。老年期性交姿势的选择，应以体力消耗少、体位舒适为原则，以适应老年期性兴奋缓慢和体力不充沛的特点。

每个人采用哪种体位，要根据自己的身体条件而定。例如，妻子体质较弱或患有心脏病，宜采用男上位，必要时女方可在臀下垫一小枕头。如丈夫体弱或患高血压、心脏病，则可采用女上位，妻子用双膝承担自己的体重，并控制动作，以减轻丈夫的体力消耗和心脏负担。丈夫下肢行为不便者，也宜采用女上位。

如果夫妇双方体质均弱或都有慢性病，则可采用侧卧位。此时夫妻相对侧卧，丈夫抱住妻子下身，妻子将上侧的腿跨在丈夫身上。如果丈夫体弱，阴茎勃起不坚，可采用侧入式，即妻子仰卧，双腿一伸一屈，丈夫侧卧于妻子屈腿一侧，行侧入式。

如妻子下肢行动不便，可采用后进位，即妻子侧卧，腰部与下肢变曲，丈夫在妻子背后侧卧行后进式。

总之，老年夫妻选择适合自己体质的性交姿势，可收到事半功倍之效。

老年人的性生活应选择最佳时机，以安静悠闲为好，不宜在饭后、酒后、过度疲劳、过度兴奋、风雨交加或紧张匆忙的情况下过性生活。

还要控制频率。老年期性生活不可没有，也不可过频，而要适度。据研究，65～75岁的老年男性，以18天一次为宜，75～80岁者以23天一次为宜。当然，这只是一般而言。

老年人要克服生理变化带来的不利因素。如老年妇女由于卵巢分泌和雌激素减少，阴道壁弹性降低，润滑性差，给性生活带来一定的困难，可适当使用雌激素和润滑剂。

要使性生活美满还要积极治疗各种疾患。对影响性功能的疾病，如前列腺炎、睾丸炎、糖尿病等，要主动求医诊治。

有的人不顾年老体衰，一味用鹿茸精、牛鞭等壮阳药，甚至注射性激素，这虽可一时提高性欲，但久用有副作用。中医认为，壮阳药为温热之品，久用如烈火烧干柴，会耗精损寿。正确的态度是顺应自然规律，并从根本上增强体质，如加强锻炼，注意营养等。如用壮阳药，则必须在医生指导下使用，不可盲目滥用。

老夫少妻性爱和谐法

老夫少妻由于双方年龄相差较大，性欲强弱有所不同，这就影响到性生活的和谐。当然这种年龄差的影响是可以弥补的，一定程度上是可以减弱其负面效应的，这就要看双方对性生活怎么看了。

1. 重情不重欲是调适老夫少妻性生活和谐的重要措施。老夫，由于年龄导致生理、心理上的变化，更应重视感情的交流，重视性的爱抚行为，这不仅可以使双方获得生理上的满足和心理上的愉悦，而且可以增进彼此之间的亲热程度和感情，有利于双方的身心健康。老夫少妻，情爱更重于性爱。

2. 以广义的性行为为主，狭义的性活动为辅，即培养少妻靠性敏感区的刺激来获得性欲的满足，多能有效地达到性和谐。例如紧紧地拥抱、亲吻、抚摸性敏感区域如阴蒂、吸吮乳头等。从理论上说，不少女性并不一定要求性交，而仅靠敏感区的刺激就能满足性的需求。这种替代性方法，可以双方交替进行。此外，老夫少妻之间常说些情意绵绵的悄悄话，也能满足彼此的性需求。这些非生殖器性交的方式取得的性愉悦，可以使年龄差异所带来的影响减小。

3. 进行实质性的性生活的频率应相应延长，切勿勉强"行事"，加重衰退感。必须注意的是，一是可将性生活安排在早晨未起之时，因为经过了一夜休息，老年男子的性功能更易于发挥；二是不要期望每次性生活一定成功，即不要强求每次都有满意的性交、射精和性欲高潮过程。

4. 少妻在性生活中采取主动的姿势，能使老夫省力气，减少体力消耗，且能把握性生活的时间，使双方都得到满足。

5. 老夫选择强精壮阳的饮食，如多吃甲鱼、泥鳅、黄鳝、牡蛎、鸽肉等强精食品，多吃大豆、豆制品、海螺、干贝、大虾、牛奶、核桃仁、葵花子等强性食品，多吃富含维生素 A 和维生素 E 的食物，对延缓性衰老、避免性功能衰退都有积极作用。用药物强性壮阳一定要遵从医嘱，适量服用，不可多服滥服。使用性工具虽然可使老夫壮阳，但久用多有不妥。

作为老夫，不要忘记年龄的差距与自己所患的疾病，应该从实际情况出发，勿强装好汉；作为少妻，要考虑老夫的身体状况，勿强其所难。

总之，年龄相差大，重情不重欲；获得性和谐，爱情是基础。注重性前戏，双方皆满足；同步性高潮，可遇不可求。

心理衰老的自我测试方法

进入中年后，人体的生理功能已在不知不觉中逐渐衰退，这是不可抗拒的自然规律。很多人认为，随着生理的衰老，人的心理也一定会逐渐衰老，其实不然，人的心理衰老和生理衰老并不成正比，同年龄的人，他们在心理方面的衰老程度是不一样的，有很大的差异。为了研究心理衰老的奥秘，心理学家做了大量的研究工作，研制了不少心理测试表，下面介绍的"心理衰老自我测试"就是其中之一。

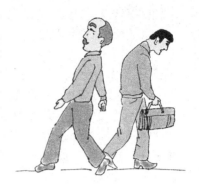

"心理衰老自我测试表"中列举了很多问题。中老年朋友可以根据自己回答的具体情况给自己打分，然后把总分算出来，即可查出对应的心理年龄估计数。

测试一

  1. 决心一下，立即行动。

  2. 喜欢参加各种活动。

  3. 对什么事都好奇。

  4. 情绪难以控制。

  5. 看书时速度很快。

  6. 总是凭老经验办事。

  7. 对小事斤斤计较。

  8. 易妒忌别人，易伤感。

  9. 对不合理的事不气愤。

  10. 不爱看侦探、推理小说。

  11. 对电影和爱情小说无兴趣。

  12. 不爱改变旧习惯。

  13. 学习新东西感到困难。

  14. 十分关心自己的身体变化。

  15. 行动欠灵活。

  16. 经常疲劳发困。

  17. 晚上昏沉，早晨清醒。

  18. 对生活中的挫折感到烦恼。

  19. 缺乏自信心。

  20. 对任何事情都有探索精神。

  21. 对生活有明确的追求目标。

  22. 说话缓慢而啰唆。

  23. 健忘。

  24. 怕操心，怕干活，怕动。

  25. 脾气越来越固执。

  26. 做事缺乏耐心。

27. 喜欢回忆往事。

28. 生活兴趣范围变小了。

29. 集中注意力有困难。

30. 工作效率低下。

对上述每个问题，按"是""中间""否"三种情况来回答。1～5题答"是"计0分，答"中间"计1分，答"否"计2分。6～19题答"是"计2分，答"中间"计1分，答"否"计0分。20、21题答"是"计0分，答"中间"计2分，答"否"计4分。22～30题答"是"计4分，答"中间"计2分，答"否"计0分。

把所得分数相加，算出总分。得分在75分以上，心理年龄估计为60岁以上；总分在65～75分，心理年龄估计为50～59岁；总分在50～65分，心理年龄估计为40～49岁；得分在30～50分，心理年龄估计为30～39岁；总分为0～30分，心理年龄估计为20～29岁。

测试二

1. 经常会胆怯和害怕。

2. 别人做错事，自己会感到不安。

3. 稍有冒犯就火冒三丈。

4. 别人请求帮助时，会感到不耐烦。

5. 经常会感到坐立不安，情绪紧张。

6. 脾气暴躁，焦虑不安。

7. 看见生人会手足无措。

8. 一点不能宽容别人，甚至对自己的亲友也如此。

9. 感情容易冲动。

10. 曾进过精神病医院。

11. 有时感到生不如死。

12. 常常犹豫不决，下不了决心。

13. 不听别人劝告，一味干某一些事或想某一件事。

14. 没有熟人在身边会感到恐惧不安。

15. 总是愁眉不展，忧心忡忡。

16. 在别人家吃饭会感到别扭和不愉快。

17. 紧张时会头脑糊涂。

18. 总希望别人和自己闲聊。

19. 会无缘无故地想念不熟悉的人。

20. 经常独自哭泣。

以上现象有17～20项的为极衰老；13～16项的为很衰老；9～12项的为比较衰老；5～8项的为有点衰老；4项以下为基本无衰老。

从上述测试题目来看，心理衰老主要表现在以下几个方面：①记忆力减退，行动缓慢，说话重复、唠叨，学习新东西的兴趣减少，多按老经验办事。②心理活动的重点逐渐倾向于"现在"和"过去"，脾气暴躁，目空一切，常以辉煌的过去作为话题。③性格上出现"退化"，表现为多疑、忌妒、自我中心、希望得到他人的注意和照顾。④随着同龄亲友、同事、配偶相继丧失，逐渐地感到孤独、抑郁和空虚。

中老年朋友通过自我评测，就可知道自己心理上是否出现了衰老。如果发现衰老症状，在日常生活中就应注意心理健康的调适。

生气有害于健康

人间万事，危害健康最甚者莫过于生气。

气，乃人一生之主宰，与人体健康关系甚密。倘若"心不爽、气不顺"，必将破坏身体的平衡，导致各器官（首先是中枢神经）功能紊乱，从而诱发种种病症。

美国生理学家爱尔马为了研究心理状态对人体健康的影响，进行了一项很简单的实验，他把一支支玻璃试管插在正好是 0℃ 的冰水混合容器中，然后收集人们在不同情绪状态下的"气水"。结果表明，当一个人心平气和时，他呼出的气冷凝成水后，是澄清透明、无杂无色的；悲痛时水中有白色沉淀；悔恨时水中有蛋白色沉淀；生气时水中有紫色沉淀。爱尔马把人在生气时呼出的"生气水"注射到大白鼠身上，几分钟后大白鼠就死了。由此他分析，人生气哪怕仅 10 分钟，也会耗费大量精力，其程度绝不亚于参加一次 3000 米赛跑。人生气时的生理反应十分剧烈，分泌物比任何情绪时都复杂，且更具毒性，因此爱生气的人很难健康，更难长寿。

很多人其实就是"气死"的。科学家的研究证实，心脏与大脑有着极为密切的关系。人的大脑中有一个"脑岛皮层"，当人的精神受到刺激、情绪发生变化的时候，便会通过"脑岛皮层"把信息很快传递到心脏，使心肌负担加重，心室纤维发生颤动，严重的则因心跳停止而死亡。

科研人员对健康者和"脑岛皮层"损伤者的心脏功能进行了比较，发现"脑岛皮层"的某些机能失常，会使心脏受到损害进而危及生命。有的人之所以"心胸狭窄"，就是因为其大脑中的"脑岛皮层"的功能不健全，一旦受到沉重的打击或刺激，就会气得难以自抑，于是，便一命呜呼，被活活气死了。

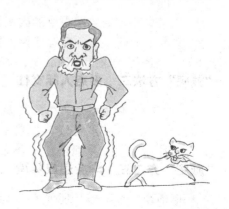

现代医学亦证实，生气对人体健康起码有十害：

（1）害肝脏，因肝主怒，怒则气积瘀滞，肝气不顺，肝胆不和，引发肝病。

（2）害呼吸系统，生气可引起气促、胸闷、肺脏膨胀、气逆咳嗽和哮喘。

（3）害消化系统，生气可导致胃黏膜充血，胃酸分泌增多。胃肠蠕动减弱，食欲减退，消化功能降低，容易发生胃溃疡。

（4）害心血管，生气可导致全身肌肉紧张、心跳加快、血管收缩、血压升高，从而诱发心肌梗死或脑溢血。

（5）害神经系统，生气会引起神经衰弱、反应性精神病、精神分裂症、失眠多梦等。

（6）害肾脏，逆气冲击肾脏，会出现肾衰、腰膝酸软无力、性功能下降等。

（7）害泌尿系统，生气可引起尿急、尿频等。

（8）害皮肤，生气可引起皮肤干燥、萎缩、枯黄失泽等。

（9）害内分泌系统，生气会引起激素分泌紊乱，造成内分泌系统功能失调，诱发月经不调和糖尿病等。

（10）引发猝死，现实生活中大怒暴怒后，面红耳赤、心悸血涌、吐血而死者不胜枚举。

中老年如何给心"减肥"

人累心不累，累也不累；心累人不累，不累也累。心累不同于体力劳动后的累，它是一种说不清道不明的累，许多的中年人都会感叹自己"真累"！

为什么会这样呢？在过去生活不怎么好的时候，人们吃饱了喝足了，有房住有书读就很满足了，而到了物质生活比较丰富的今天，人们转而追求更多的精神享受，如情爱、尊严、成功、舒适等，所以就有了更大的应激压力。同时社会人口的增多、环境污染和恶化、社会竞争激烈和残酷、知识更新速度加快、各种信息过多过滥等现代问题的出现，使人们要考虑的事情超过了自我的承受能力，心理健康问题才变得突出和重要起来。

那么如何避免心累呢？身体减肥为健康长寿，给心"减肥"是为了潇洒自在，心太累了，就给心"减减肥"。

"减肥"方法一：完善健全人格

人格是心理健康最重要的因素，要树立正确的人生观，不以自我为中心，珍惜友情，尊重他人，宽容地待人接物，培养自己的爱心，培养诚实、坦率、开朗、严谨等健康的心理品质，才会做到处世泰然，笑口常开，健康长寿。

"减肥"方法二：多点人际交往

良好的人际关系是人生的需要，也是事业的需要，在交际中人与人心理沟通，彼此诉说内心体验，共同表达喜怒哀乐，会引起感情上的共鸣，互相之间产生吸引力，从而得到安全感和归属感，心情愉悦地面对生活。

"减肥"方法三：学会适应环境

俗话说入乡随俗，现代人必须培养自己的社会适应能力，在不同的环境中要学会不同的生活方式，不能与周围的人格格不入，否则烦恼肯定会多。在家里也一样，年龄的增长会使情感有所改变，但不能因此而忘记过去，老有所乐，情有所归。

"减肥"方法四：正确评估自己

人总会有不足或弱点，不管生活中的你取得了多少成功，都要记住生活中必会有失败，所以要善于正确地评估自己的能力，不要将自己过高地定性为无所不能，否则会遇到一点挫折就情绪一落千丈。反之也不能过度看低自己，要自信地面对生活。

"减肥"方法五：少些感情用事

人们的恼怒有80％是自己造成的。人的精神状态与性格有关，但更主要是由后天的自然和社会环境的影响所决定的。性格偏激的人容易产生过多有害的应激状态，有的人对鸡毛蒜皮的小事也极为敏感，甚至发火动怒，会将事情变得不可收拾，会使自己的情绪进一步恶化。因此，人要学会超脱，学会理解，学会从情绪危机中突围。

"减肥"方法六：学会婉言拒绝

交际应酬繁多，人又爱面子，宁可为一些不必要的应酬而奔波，人累心更累。所以，现代人要学会拒绝，这是向自己的面子挑战，对自己的自卑、懦弱和虚伪开刀，把自己变得真实、自信和勇敢，这样不会伤别人的面子，自己却会轻松自在。

"减肥"方法七：多运动少心病

生命在于运动，身体在于锻炼，心理健康也在于运动。运动能使人产生许多的愉悦感，在运动中忘记尘世中的烦恼。尤其是在运动中技术提高了，一场球胜利了，又结交了新的朋友了，都能促使人产生更多的满足感，精神愉快心舒畅。

"减肥"方法八：知足才会常乐

现代人对知识的追求要永不满足，使自己的生活充实和美好，但对物质生活享受的许多方面则应知足心才会常乐。看看我们周围的消费世界五彩缤纷，如果太爱攀比，会失去心理的平衡，多虑心极累。要与自己的过去对比，现在的生活已经太好了。

"减肥"方法九：理顺自己的工作

检查一下自己的日常工作，把日常活动逐项列下，看看时间是怎样花掉的，并找出精力的最佳时间。工作和生活要有计划，把最吃力的工作放到精力最旺盛的时间去做。

如果感到心理疲劳或长期疲倦，应进行全身的体格检查，使自己更能了解自身的健康状况，从而精力充沛、乐观开朗地去工作和生活。

远离"灰色状态"的方法

近年来，美国加州大学专家研究发现，进入中年期的男性容易发生一种与更年期病症不完全相同的综合征。其特征是：在性格和心理上发生突变，时常感到无聊、空虚、精神萎靡不振、郁郁寡欢或焦躁不安、疲乏无力，遇事犹豫不决，而自己又矢口否认有任何毛病，故而把这种病症称之为"灰色心理病"。

医学专家们对这种现代人的"通病"进行了大量研究，并开出一系列简便可行的健康处方。

均衡营养合理膳食

理想的食谱首先要保证营养均衡，像糖、蛋白质、脂肪类、矿物质、维生素等必需的营养物质在每天的膳食中一样也不能少。都市中有两种不良营养倾向，一是营养和热量过剩，另一种是为了节食导致某些营养素和热量的不足。这两种倾向都足以引起"灰色状态"。

维生素作用大

从事文字工作或经常操作电脑者容易眼肌疲劳、视力下降，维生素 A 对于预防视力减弱有一定效果，所以要多吃鱼肉、猪肝、韭菜、鳗鱼等富含维生素 A 的食物。经常待在办公室里的人日晒机会少，容易缺乏维生素 D，需要多吃海鱼、鸡肝等富含维生素 D 的食物。当人承受巨大的心理压力时，所消耗的维生素 C 将显著增加，应尽可能多吃新鲜蔬菜、水果等富含维生素 C 的食物。

补钙可安神

工作中难免会有不顺心，为了避免发怒、争吵，可以有意识地多吃牛奶、酸奶、奶酪等乳制品及鱼干、骨头汤等，这些食品中含有丰富的钙质。国外研究资料表明，钙具有镇静、防止攻击性和破坏性行为的作用。

应酬过后多调理

现代人少不了应酬，饭店的食品虽然味美诱人，但往往脂肪和碳水化合物过高，而维生素和矿物质含量不足，常在外就餐者平时应多食用蔬菜、水果、豆制品、海带、紫菜等食品。

碱性食物抗疲劳

大量的体力劳动后，人体内新陈代谢的产物——乳酸、丙酮蓄积过多，造成人体体液偏酸性，让人有疲劳感。为了维持体液的酸碱平衡，可多食用以水果为主的碱性食物，如西瓜、桃、李子、杏、荔枝、哈密瓜、樱桃、草莓等。

让"心"放松

美国卡耐基学会的调查显示，心理健康是所有精力充沛、事业有成者的标志，人生活在社会上难免有这样或那样的痛苦和烦恼，要想应付各种挑战，重要的是通过心理调节维持心理平衡。

晒太阳提神

日光照射可以改变大脑中某些信号物质的含量，使人情绪高涨，愿意从事富有挑战性的活动。在上午光照半小时，对经常萎靡、有抑郁倾向者效果尤为明显。

了解生理周期

每个人的心理状态和精力充沛程度在一天中不断变化，有高峰也有低谷。大多数人在午后达到精力的高峰，但也不乏个人差异。你不妨连续记录自己一天的心理状态、觉醒程度、反应速度和进行的活动，找出自己的精力变化曲线，然后合理安排每日的活动。

健身怡神张弛有度

每天抽出一段时间静坐，完全放松全身的肌肉，去掉头脑中的一切杂念，将意念集中于丹田穴，可以调整全身的脏器活动。

如何跨过婚姻倦怠期

人到中年，无论男女，外貌形体方面的风韵已大不如前，年轻时期的那种赖以吸引对方的青春活力、风姿仪表逐渐在消逝，恋爱时期和婚姻早期那种把对方"理想化"的色彩往往淡薄了。随着长期共同的生活，相互了解的加深，双方的优点已习以为常，而缺点也就更加明显一些了。那么，中年人如何保持新婚时那种和谐的夫妻关系呢？

增加心理上的相互吸引

心理上的相互吸引对于保持良好夫妻关系是非常重要的。它突出表现在个性心理特征方面，就是说，赖以吸引对方的主要是各自的气质、性格和知识技能。高雅的气质、优良的性格和事业上的成就，成为夫妻相互吸引和倾慕的主要内容。中年夫妻应更门相互敬重、体贴、支持、谅解和分忧。应该知道，青春易逝，外表美是短暂的，心灵美才是永恒的。当然，中年人也应当注意与自己的社会角色相适应的修饰，适当的修饰打扮会使夫妻之间产生新鲜感。然而，中年时期吸引对方的异性气息，更多的是指生活角色和个性心理上的。丈夫对待妻子应当宽宏大度，谦让体谅，做不计较生活琐事的伟男子；妻子应当是温柔慈爱，持家有方，理解和支持丈夫干事业的贤内助。丈夫应当更多地培养豁达、自信、大方、勇敢、感情奔放、进取精神等男性心理；妻子应当强化通达、沉静、温柔、耐心、感情细腻等女性心理。

正确对待已出现的"倦怠期"

夫妇之间的倦怠期是怎么产生的呢？从心理学的角度去分析，是由于夫妇双方在恋爱期间，一方有一种追求感、满足感；而另一方则有一种希望被追求、被满足的心情。结婚以后，双方特别是女方的这种心理感觉被稳固的家庭所代替，显得淡薄起来；而男方的追求感、满足感消失得慢，于是造成一种心理上的差距。表现在日常生活中，男方对女方一味忙于家务事和养育儿女，而较少地把热情给予自己，表示不满，倦怠期便由此而来。倦怠期，对于多数中年夫妇来说都存在，只是程度不同而已。如果不加以克服，很可能会导致危险期的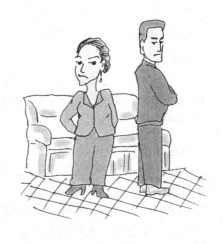到来。怎样化危为安？一些专家认为，女方如果能调节心理平衡，注意自己的打扮、谈吐和举止等，就能使夫妻生活和谐美好如初。人到中年的丈夫，一般来说，对妻子多已失去新婚时的那种热烈情感。这时作为妻子来说，可以用改善气氛来使丈夫重新燃起初恋和新婚时的情火，除了上面说到的一些之外，还可以改善卧室的气氛，如装上一盏富于甜蜜感、能唤起丈夫情感的粉红色的台灯，或者将卧室布置得浪漫些，置放一些世界名画、雕塑等，或者偕丈夫到你们初恋时到过的地方，重温旧梦，以此来激发丈夫的情绪。

保持性爱的吸引力

心理学家研究表明，夫妻感情破裂的原因固然很多，但比例较大的就是如何使性爱保持长久的吸引力。就感知过程而言，视觉、触觉、嗅觉、听觉的作用，都可以激起人的性爱和情爱。因此，中年夫妻双方随时留意对方的感官爱好和审美特点，不断调整自己的言语、风度、打扮、举止，可以调适美感，保持性爱吸引。如根据自己的特点，巧妙而适当地用服装和化妆品进行装饰。此外，房间的摆设、被褥的色彩、柔和的光线、暖色调而半透明的内衣，可以更增加性吸引力。香味常可使人进入爱的梦幻中。能激发性爱的香水最好是麝香型制品，因为它最接近人体本身的香味。还应随时注意身体的清洁，以免给对方带来厌恶感。同时，夫妻的言语交流中，亲昵的挖苦、欢乐的调笑是不可缺少的，切忌那种严肃而索然无味的谈话。性生活在中年期虽然失去了新婚时那种"魅力"，但并不意味着中年时性生活能力的减弱，有的还略有提高。因此，保持规律协调的性生活是中年夫妻必不可少的，和谐的性生活有助于增加夫妻间的恩爱情感，还有助于夫妻双方的身心健康。要达到中年夫妻性生活和谐，这就要依赖夫妻感情的交融和双方的理解、体谅及默契合作。偶尔有不和谐时，也不要互相抱怨和责怪。

要有继续献身的精神

人到中年，夫妻俩常常有一方继续成就事业，另一方继续做出必要的牺牲来支持对方。就如马克思这样伟大的天才，如果没有欧洲最伟大的女性燕妮的献身精神，可能早被贫困生活压倒。我国自古以来也流传着许多忠于爱情的故事。东汉光武帝刘秀曾劝大臣宋弘易妻，娶湖阳公主，他说："贵易交，富易妻，人情乎。"而宋弘却答："贫贱之交不可忘，糟糠之妻不下堂。"道德的力量使主宰天下的皇帝也无可奈何。

善于调适各种家庭矛盾

中年夫妻常常由于赡养父母或抚育子女问题而发生矛盾，尤其是当对方父母没有收入，双方对子女态度不一致时，这种矛盾更为突出。赡养父母是子女的义务，女婿对岳父母，媳妇对公婆，都应当像对待自己的亲生父母一样体贴关怀。这不但是对老年人的安慰，也可以促进夫妻的感情。对孩子的教育，夫妻双方一定要有一致的态度，千万不要母亲放纵，父亲严厉，或一方斥责，另一方庇护。这样做既抵消了教育的作用，使孩子得不到良好的教育，又增加了夫妻间的矛盾。夫妻之间，还会因为其中一方受到挫折，犯某些错误而产生矛盾。要知道，无论多么完美的人，一生中也会有过失。对于爱人的错误缺点，不应企图通过争吵解决，争吵只会损伤感情；沉默也不好，难堪的沉默，会使两颗心隔膜、疏远，甚至产生永远无法弥合的裂缝。正确的方法应是以爱心劝慰，晓之以理，动之以情，使对方感佩、遵从。爱人的过失只要已成为过去，便应持宽厚、忍让、谅解之心。生活中，谅解可以挽回感情上的损失，可以融化怨恨，可以勉励、启迪、指引、催促爱人走上新的人生之路。

女人如何安度"危机期"

大家都认为不惑之年是人生最成熟的时期，可偏有不少男人在这一时期出现不稳定的情绪和恐惧心理。

心理学家认为，"中年危机"可有五花八门的各种表现。譬如，对前途悲观失望，有的甚至产生自杀意念；对来自家庭、社会各方面的压力和复杂的人际关系无所适从；为填补心灵空虚，常常沉醉于各种自我毁灭性的活动，染上一些恶习，如迷恋打牌、摆"方城"、上歌舞厅、赌博、酗酒、有家不思归、寻求婚外情等。

出现中年危机可能有如下诱因：对婚姻现状的不满；对事业过分投入，压力太大造成紧张的情绪；付出甚多，回报甚少带来的心理不平衡；后悔以往选择的生活道路；人际关系不尽人意；生活中突然闯入一位钦羡不已的异性等。而国外一些资料显示：怕老、怕失去工作能力、怕失去性功能、容颜早衰等也是导致中年危机的重要原因。

有医学专家指出，很多人在出现中年危机之前是有信号的，如改变了生活规律，变得消沉、孤独起来；不愿再与亲属往来；不与朋友联系，对家里的来宾常表现出一种莫名其妙的反感；玩世不恭，对周围的一切缺少信任感。有的则突然热衷于打扮，过于注重仪表，刻意减肥，等等。

妻子发现丈夫有上述反常情况时，首先，在家里要给他以足够的时间和空间，让他喜欢家庭生活。如果说男人是一只漂泊的小船，那么家庭就是遮风避雨的港湾。作为妻子，应该耐心地倾听丈夫的诉说，夫妻间的彼此沟通是解除中年危机的一把钥匙。如果条件允许的话，可以出去旅游一下，既能缓解工作的劳累，又能增进夫妻的感情。

假如发现丈夫有婚外情时，最忌讳的是讽刺、挖苦、争吵，因为那样会加速夫妻感情破裂，把丈夫"推"出家门。你不妨重新树立自己在丈夫心目中的形象，如适当地修饰自己，巧妙地装饰房间，制造一点浪漫情调，用你的勤劳、贤淑、聪慧、体贴去唤起他美好的回忆。

你也可以适当地改变一下生活规律，如出去会会亲朋好友，参加一些可行的社交活动或外出看看电影，听听音乐会。男人对女性常采用一种欣赏、赞美的态度，他们喜欢丰富多彩的生活，喜欢自信、幽默而温柔的女性。这是多数男人的共同特征。作为妻子，应当充分施展你的魅力，把丈夫吸引在自己身边。

当然，也可以请教心理医生帮助他解开心灵上的疙瘩。但是，你必须明白，大多有"中年危机"感的男士，常常不肯承认这一点，会拒绝接受心理咨询。如果你在没有征得对方同意之前，突然要他去接受什么心理咨询，他会大动肝火，反而把事情弄糟。你应该采取一种委婉的方式，如邀请双方都熟悉的心理医生来家里做客，让他在不知不觉中接受心理治疗；也可由你请求心理医生给予帮助，在心理医生的指导下对其实施治疗。

事实上，中年男人毕竟不是青少年，他们虽有困惑，也只是暂时的难以自拔，只要妻子热情地给予帮助，他们会很快转过弯来，重新燃起希望之火，以更大的热情和精力投入工作和生活。相反，如继续发展下去就可能患上"男士更年期综合征"。那些有婚外恋的男士，极有可能给家庭带来悲剧。愿每位步入中年的男士，都能顺利度过"中年危机"。

中年人缓解心理压力

中年人的心理压力主要来自以下四个方面：

1. 家庭重担。中年人作为父母要尽抚养、教育子女的义务，而作为子女又要尽赡养父母的责任，家庭事务繁重。

2. 事业重负。中年人正处在干事业的黄金时期，大量的工作非你莫属，有不少人因为在工作中的角色定式太牢固，以致回到家中搞不好角色的转换就会烦恼丛生。

3. 健康危机。中年人经过几十年的人生风雨，身体器官已经有自然老化的迹象，因而健康状况下降，这也是造成中年人暮年降临的心理原因。

4. 心理平衡。中年人特有的焦虑与恐惧就是不愿面对年龄的增长和体力的下降，因而常感到未来没有希望，一片灰暗。

心理压力过大的表现：

1. 近期内感受到强烈的不良心理刺激，或长时间经受不良心理刺激，精神始终处于紧张状态之中。

2. 较长时间体验到疲惫感，在经过一夜的休息后，仍感到很疲劳，或者出现查不出病因的疲劳。

3. 常患有紧张性头痛、失眠、血压不稳、心律不齐、食欲下降、便秘、腹泻等。

4. 情绪不稳定，常常心慌意乱、烦闷不安、好发脾气，或者少言寡语、忧郁多梦，缺乏与他人交往的动机。

5. 工作和学习效率明显降低，思维活动迟滞，注意力不集中，记忆力减退等。如果自己出现上述症状，又查不出其他原因者，可视为心理超负荷了。

医学研究证实，人在心理超负荷状态下，体内植物神经功能和内分泌系统会出现剧烈的变化，比如情绪过分激动或紧张，出现心跳加快，血压增高，胃肠蠕动减慢，胃、胰和胆汁的分泌减少或停止，汗腺分泌增多，瞳孔扩大，肾上腺分泌激增，血糖浓度上升，呼吸加深加快。假如这种超心理承受限度的刺激持续时间较短，一旦刺激消失会促使神经系统逐渐趋于正常。如果不良刺激持续时间过长，则人体的某些器官会降低功能，进而衰竭，引起身心疾患或使原患疾病急剧恶化，甚至诱发猝死。

缓解心理压力的关键在于学会自我调节。首先，要锻炼身心，豁达开朗、增强心理适应能力，对于现实中存在的问题既要正视它，又要解决或适应它，泰然处之，避免焦虑、抑郁等不良情绪的产生；其次，要激发生活情趣，多与他人交往，永葆心理的青春；再次，要注意劳逸结合，张弛得当，以良好的生活方式对待紧张的工作和生活；最后，还应注意工作与家庭切不可混为一谈，要及时做好角色的转换。下面20种放松方法可以帮你减轻精神压力，使自己放松。

1. 打盹。学会在一切场合，如家中、办公室、走廊甚至汽车里打盹，只需10分钟就会使你精神振奋。

2. 想象。通过想象一个你所喜爱的地方，如大海、高山或自家的小院等放松大脑，把你的思绪集中在所想象东西的"看、闻、听"上，并渐渐放松，由此达到精神放松。

3. 按摩。紧闭双目，用自己的手指尖用力按摩前额和后脖颈处，有规则地向一定方向转动，不要漫无目的地揉搓。

4. 呼吸。快速进行浅呼吸，为更好放松，慢慢叹气、屏气，然后呼气，每一阶段持续 8 拍。

5. 腹部呼吸。平躺在地板上，面朝上，身体自然放松，紧闭吸气，最后放松，使腹部恢复原状。正常呼吸数分钟后，再重复这一过程。

6. 摆脱常规。经常试用一些各种不同的新方法，做一些你不常做的事。比如双脚蹦着上下楼梯。

7. 发展兴趣。培养你对各种有益活动的兴趣，并尽情地去享受。

8. 伸展运动。伸展对消除紧张十分有益，它可以使全身肌肉得到放松。

9. 放松反应。舒适地坐在一安静的地方，紧闭双目，放松肌肉默默地进行呼吸，以深呼吸为主。

10. 沐浴时唱歌。洗澡时放开你的歌喉，尽量拉长音调。因为大声唱歌需要不停地深呼吸，这样可以得到很好的放松，使心情愉快。

11. 一吐为快。假如你正为某事所困扰，不要闷在心里。

12. 暂时回避。遇到使你伤脑筋的问题，可以换一下环境。

13. 熄火制怒。怒气平息后，将更有助于你有把握地理智地处理问题。

14. 做些让步。即使你完全正确，但做些让步，也会对你身心有益。

15. 帮人做事。如你一直为自己的事苦恼，不妨帮助人做些事。

16. 充当超人。明白哪些事可稳操胜券，然后集中精力干这些事情。

17. 逐步解决。可排出两种当务之急的事，先处理。

18. 不要挑剔。不要对他人期望过高，应看别人的优点，不应挑剔他人行为。

19. 留有余地。你给别人留有余地，自己也往往更加从容。

20. 参与娱乐。应规定出一个娱乐的时间，培养一种爱好，暂时把工作忘掉，这样对你大有帮助。

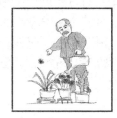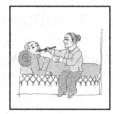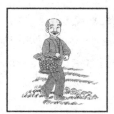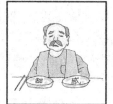

第三章

日常生活

老年人如何保持膳食平衡

老年人热能供给量

老年人的基础代谢逐渐降低，一般比成年人低 10% ~ 15%，加之体力活动的减少，所以热能的供给量相应地减少。因为老年人摄取热能过多，容易转变成脂肪贮存于体内，使身体过于肥胖，易于导致动脉硬化与糖尿病等，以致影响寿命。目前国际上采用的根据年龄增长而校正热能供给量的方法是以 20 ~ 39 岁、平均体重 65 千克（男）或 55 千克（女）的热能供给量为基础的。40 ~ 49 岁者减少 1%；50 ~ 59 岁者减少 10%；60 ~ 69 岁者减少 20%；70 岁以上者减少 30%。但要按照每个人的具体活动情况而定。热能的来源应以碳水化合物为主，因脂肪既不易消化，过多的脂肪又有害于心血管系统和肝脏。

老年人膳食中蛋白质供给量

对于老年人的蛋白质需要量，意见不统一，有人认为可比中青年人少些，因为老年人不再生长和发育，体力消耗也少了。相反，也有人认为有进行性组织消耗的老年人，其蛋白质的供给应当增加。另有人研究发现，30 ~ 85 岁各个年龄的妇女的蛋白质需要，并不随年龄而增减。多数科学家根据氮平衡试验提出，优良蛋白质的供给量，每日每千克体重 0.75 克。考虑到老年人具有消化功能减弱、肾功能衰退及肝功能下降等生理特点，并为防止体内胆固醇过多合成，老年人膳食中蛋白质供给量就不宜过多。按每日摄入量每千克体重 1.0 ~ 1.2 克计算，与一般年轻人相同，占总热量 12% ~ 15%。

老年人膳食中维生素的供给量

老年人维生素的供给要充足，特别是维生素 A、维生素 D、硫胺素、核黄素、抗坏血酸等，这些维生素对维持老年人健康、增强抵抗力，促进食欲和延缓衰老等均有重要作用。因此，这些维生素的供给量应以稍多于一般成年人为宜。

老年人膳食中脂肪供给量

老年人膳食中的脂肪供给量不能太多也不宜太少，太多了不易消化，对心血管和肝脏也不利；太少了会影响到脂溶性维生素的吸收和饮食的调配。一般说来，平均以每日每千克体重 1 克或更少些为好。应选用一些含不饱和脂肪酸的食油，如玉米油、豆油、花生油、麻油、菜油等。含饱和脂肪酸多的硬果，如核桃、松子等以及椰子油、橄榄油不宜多用。

钙的供给对老年人尤为重要

一般老年人胃酸减少，影响到钙的吸收和利用，老年人体内也容易发生钙代谢障碍，甚至出现骨骼脱钙及骨质疏松症，所以应在饮食中多供给含钙丰富的食物。老年人钙的需要量不像小孩儿那么多，但比中青年人要多些，一天供给 0.8 ～ 1.0 克就够了。钙主要来自乳类、豆制品及一些绿叶菜。

老年人要多吃含纤维素的食品

以往的经验认为，含纤维素的食品可以治疗老年人的习惯性便秘，还可预防食道裂孔疝、痔疮等。近年来对癌症进行研究的结果表明，在以肉食为主的地区，大肠癌的发生率显著地高于食纤维素较多的地区。自然界中的致癌物质存在较广泛，不可避免地会随着食物和水进入肠道。同时，有些细菌可能有合成多环芳烃或将硝酸盐还原为亚硝酸盐的能力。在正常人的大肠中就存在着大量的细菌，能产生多种毒物，如胺、酚、氨等。如果食物中纤维素少，粪便的体积就小，黏滞度增加，在肠中停留时间长，这些毒性物质就会对肠壁发生毒害作用，并能像水一样通过肠壁而被吸收。含纤维素多的食物能使粪便的体积增大，含水量多，使毒素的浓度稀释，并刺激肠蠕动，使粪便能较快地排出体外，这就减少了毒素对肠壁的毒害作用，因而能预防大肠癌。所以说，老年人宜多吃含纤维素的食物。

老年人的吃有哪些讲究

老年人的食物以偏淡为好

人为什么需要吃盐呢？因为在人的体液里，钠、钾、氯等都是重要的成分，成年人身体里面平均约有 60 克钠，它对体内水盐平衡、渗透压和酸碱度等都起着重要作用。按生理需要每天有 1 克食盐也就够了。吃的量多了，从小便中排出的量也相应增多。近年来的调查研究结果表明，多吃食盐对人体健康不利，平素盐吃得多的人，有较多可能发生高血压病和胃癌等。因此一般主张少吃些食盐，菜要偏淡一些为好。究竟以多少为合适呢，最好是不超过 8 克。还要根据季节、气候、身体情况和活动程度做适当调节。宋代《本草衍义》记载："水肿者，宜全禁之。"有高血压病、肾脏病和浮肿的老年人，食盐量更要严加限制。因为过量的钠易使肾皮质激素分泌增加，引起钠潴留，使血管阻力增加，促进高血压的形成。同时也会加重肾脏负担，发生细胞外液增多，引起水肿等症状。

老年人不宜多吃糖

吃糖过多会引起多种疾病。肥胖症就是因为摄入过多的糖，促使肝脏产生中性脂肪。血液里的中性脂肪大部分会变成皮下脂肪，因此，糖吃多了会使人发胖。同时，长期吃过量的糖，使参与

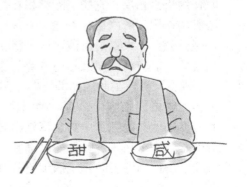

糖代谢的胰岛素负担过重，久而久之就有发生糖尿病的危险。一般说来，不用专门吃糖，人体并不缺糖，因为我们每天吃的米麦、高粱、玉米、红薯、土豆及水果、蔬菜等里面都含有糖分。

老年人要少吃过咸及含碱多的食品

过咸及含碱多的食品如酱菜、酱乳腐及松花蛋（这是用碱性物质制成的）等食品，因其中含钠量过高，对于老年人防治高血压及心血管病等是不利的。

过多摄入不饱和脂肪酸有害

最近发现，过多的不饱和脂肪酸可能增加胆固醇的吸收，并与衰老、胆石症及致癌有关。特别是引起老年性脂褐色素的出现，这种细胞老化的特征，是细胞膜中的不饱和脂肪酸与氧发生化学反应的结果。化学反应产生分解物，当分解物不能被细胞排出时，便逐渐累积于细胞内，出现老年色素沉着。它能影响细胞代谢，促使细胞加速衰退。

老年人要多食蔬菜、水果和粗粮

蔬菜、水果、粗粮的麸皮和谷皮中，存有纤维素、半纤维和果胶等，它们在体内分解和利用率很低，但对老年人有特殊的生理功能，即可促进肠道蠕动，使大便通畅，有利于体内废料的排出。老年人随年龄增加，肠肌肉的紧张性降低，容易发生便秘。摄入一定数量含纤维素高的食物，不但利于排便，且能降低血清胆固醇，防止动脉粥样硬化的发生。据最近调查发现，食用含有大量纤维素食物的居民中发生结肠炎及结肠癌的机会很少。也有报道表明，多食纤维素含量高的食物，可以预防老年人胆石症与糖尿病。

如何根据胆固醇含量选择食谱

胆固醇是一种脂溶性物质，不能溶解于血液里的水分中，必须"搭乘"在蛋白质载体上，组成"脂蛋白"，才能溶解在血液里的水分中，在体内转运。现已发现，体内有两种类型的胆固醇脂蛋白，即高密度脂蛋白与低密度脂蛋白。如果胆固醇以低密度脂蛋白的形式流动在血液中，那么就容易沉积在动脉血管壁上，造成阻塞；然而胆固醇以高密度脂蛋白的形式存在于血液中，其作用恰恰相反，它能消除沉积在血管壁上的胆固醇，起到疏通血管与保护心脏的作用。所以说，不能不分青红皂白，一味谴责胆固醇是造成冠心病的"罪魁祸首"。大量的血液试样分析化验表明，运动员和健康人的高密度脂蛋白含量一般较高，而冠心病患者的低密度脂蛋白含量却很高。

现在又发现了胆固醇的抗癌作用。如美国和瑞士的科学家在实验中发现，人体血液的白细胞中，有一种叫作"噬异变细胞的细胞"。这种白细胞能辨别异变细胞和癌细胞。当它识别出异变细胞或癌细胞时，就分泌出一种"抗异变素"来杀伤和吞噬异变癌细胞，从而使癌细胞失去活力。正是这种"噬异变细胞白细胞"防止了癌细胞通过血液转移。血液中的胆固醇是维持"噬异变细胞白细胞"生存不可缺少的物质，如果血液中胆固醇含量过低，"噬异变细胞白细胞"对癌细胞的辨别和吞噬能力就显著下降。所以科学家认为胆固醇具有一定的抗癌能力。但是，胆固醇的正常摄入量以多少为宜，尚待进一步研究。

不宜用高温反复煎熬食油

有的老年人在炒菜或做油炸食品时，常将油脂反复进行煎熬，把油烧得青烟滚滚，以为这样做可烧烂食物或消灭细菌，其实这是不符合饮食卫生要求的。

1. 食油是人们日常生活中不可缺少的食物，它能供给人体较多的热量，而且一切脂溶性维生素，如维生素 E 和胡萝卜素等，都要靠进食油脂类食物来摄取。这些人体需要的重要物质，如经高温反复煎熬，将遭到不同程度的破坏，降低营养价值；同时，食油经过高温加热后，不但本身不容易被人体吸收，还会妨碍其他食物中营养成分的吸收。

2. 学者们还发现，反复用于炸食品的油，因长期暴露在空气中，容易分解变质，产生有毒的甘油酯二聚物等 12 种非挥发性物质。这些毒物能使人体肝肿大、消化道发炎、腹泻及诱发癌症。食油下锅一般只需煎沸后即可用于炒菜，不宜高温加热，更不可反复熬煎。

吃水果不要连皮一起吃

有的老年人为了获取更多的维生素，吃水果时连皮一道吃，这是不符合饮食卫生要求的。

水果上的病虫害，往往都用农药来喷杀。大多数水果的表皮都有一层起保护作用的蜡质，一些农药会渗透并残留在蜡质层中，雨淋或水洗是冲不掉的。比较起来，果皮的农药残留比果肉高得多。例如，"六六六"和"DDT"的总残留量，柑橘皮比肉高 5 ~ 10 倍，苹果皮比肉高 20 倍。由此可见，如果长期连皮吃水果，农药在体内就会逐渐增加，给人体带来危害。再说水果在生长、采摘、运输和销售过程中经常接触到粪便、泥土及灰尘，受到篓、筐等盛器和脏手的污染，加上水果味香甜，易招惹苍蝇，使水果表皮沾染上许多病菌及寄生虫卵。所以，吃水果之前，要用清水洗干净，再削皮以除掉果皮上残留的农药和细菌。

老年人膳食中蛋白质的重要性

老年人非常需要蛋白质。因为在人体衰老过程中，体内蛋白质合成代谢缓慢，而分解代谢多于合成。由于消化功能减弱，酶的作用衰退，蛋白质在吸收过程中分解不充分，致使游离氨基酸减少，肽分子增加。日本有报道称，老年人无论男女，血清中各种氨基酸比值都低于青年人。这是因为老年人肾功能衰退，影响氨基酸再吸收，同时肝功能下降，减少了肽的利用。如果饮食量减少，蛋白质供给量不足，会引起老年性营养不足、贫血等疾病。因此，老年人膳食中应适当增加生理价值高的蛋白质食物，如蛋、乳、瘦肉及豆制品等。这种食物含有完备的必需氨基酸。其种类与比值接近人体的需要，利用率也高。

老年人合理膳食标准

1. 主食提倡米面和杂粮混食，粗细合理搭配，提高主食中蛋白质的生理价值。

2. 多吃新鲜蔬菜、水果，以保证维生素和无机盐的供给，其中维生素与果胶能促进肠蠕动，防止粪便在肠内滞留，可预防便秘和肠肿瘤。

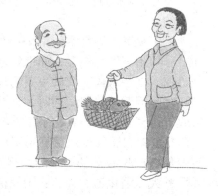

3. 海带、紫菜等海生植物食品，对预防动脉粥样硬化、减少脑血管疾病有一定作用，有条件可经常食用。

4. 吃饭定时定量，每餐不宜过饱，尤忌暴饮暴食。体胖应控制食量，细嚼慢咽，保持口腔清洁。

5. 食品加工要切碎煮烂，使之易于消化，肉切成末或肉馅，选择脆嫩蔬菜，少吃油炸、过黏、过油和过咸的食物。

6. 每天适量饮水，食中应有汤菜，既利消化又利补充水分，但不宜过多饮水。

7. 饮食冷热要适当，烟酒、辛辣或其他刺激性食物应当戒用或少吃。

老年人的饮食原则

1. 节制饮食。总热能不宜摄入过多，避免肥胖，减轻消化器官的工作量，不使心脏受累，人体亦可避免亢奋状态。

2. 务求清淡。在保证营养需要的基础上，务求清淡，但并不是说单纯素食。我们提倡平衡膳食，荤素搭配，这样才有利于蛋白质互补作用。吃荤食以瘦肉为主，将包膜、筋膜和血管剔去，这些结缔组织不易消化。肉最好是煮、蒸、炖或做成肉菜汤。

3. 少食多餐。为了节食，每餐吃七分饱即可，但营养必须充足，这就要靠多餐来解决，每天可吃 4 ~ 5 餐。

4. 易于消化。65 岁以上的老年人，应该和五六岁的幼儿吃相似的食物，肥肉、重油点心、油炸糕、糯米糕、粽子、油拌凉菜、生硬水果等最好不吃，宜多食入口即化的软食。

5. 多补钙铁磷，少吃食盐。奶类、虾皮、海带中含钙丰富；鱼、肉、蛋、奶和豆类中含磷比较高；动物内脏、蛋黄、鱼及水产品中铁含量较多，可酌情选用。

老年人每日进餐几次为宜

每日的进餐次数与时间间隔应以胃的功能恢复和食物从胃内的排空时间来确定。根据我国人民的膳食习惯，正常成年人一日三餐，两餐之间一般相隔五六个小时，这是符合人体生理状态的。因为一个混合膳食，一般在胃里停留四五个小时。如果两餐间隔时间太长，容易感到肚子饿，从而影响耐劳力和工作效率；若是间隔太短，或是"零食不离口"，消化器官得不到适当的休息，就不容易恢复功能，会影响食欲和消化。所以两餐之间的间隔，以四五个小时或五六个小时为宜。有研究证明，每日三餐，食物中的蛋白质消化吸收率为85%，如改为每日两餐，每餐各吃全天食物的一半，蛋白质消化率仅为75%。所以说，两餐不如三餐好。

老年人少食多餐有好处

老年人肝脏中合成糖原能力往往随着年龄增加而降低，糖原储备减少，对低血糖耐受力也比年轻人差，所以常常感到饥饿，而食量又没有年轻人大，因此需要少食多餐。可在两餐之间及临睡前一小时加食些易消化的食物，以免发生低血糖症。

老年人常用的软食有哪些

软食是指细软、易消化、无刺激性、不引起腹胀、合纤维素少的食物。可用的食物为：软米饭、面条、馒头、发糕、包子、饺子、馄饨、蛋类（勿用煎炸）、肉类、鸡鸭、鱼类（勿用煎炸）、豆类制品。含有植物纤维和动物硬肌纤维的食物，宜切碎煮烂。一些老年人，在患有消化不良疾病的恢复期，或者咀嚼困难，或者是肛门、结肠及直肠等手术后的患者，均可考虑给予软食。

软食忌用强烈调味品，如辣椒、咖喱粉等，忌用粗纤维蔬菜（如黄豆芽、芹菜等）及酸味较重的水果（如李子、杏子等）。

如何安排老年人的流质饮食

流质适用于高龄老年人和高热、病情严重、胃肠大手术后的患者，或者有明显吞咽困难者。

流质是指一切食物均为流体，极易消化，尤易吞咽。常用的流质饮食有如下两类：

1. 半流质。其特点是将食物制成半液体状，含渣滓量要少，易于咀嚼吞咽，如米粥、挂面、面片、馄饨、蒸蛋、丸子、肉末。为满足老年人的营养需要，应选择营养丰富的食物，如奶类、蛋类、鱼类及豆制品等，但不宜用油煎炸。

2. 流质。其特点是将食物制成液体状态或在口内可融化成液体，易于消化，全无渣滓，禁用刺激性食物。常用流质有米汤、蛋花汤、肉汤、菜汤和豆浆等。为保证老年人营养的供给，应选用营养价值高的食物，如奶类、蛋类等。

老年人不能挑食和偏食

人体所需要的各种营养素都是由食物供给的。长期的生活实践使人们认识到，没有任何一种天然食品能包含人体所需要的全部营养素。我国医学的经典著作《黄帝内经》中早就提出了配膳原则："五谷为养，五果为助，五畜为益，五菜为充。"这里明确地告诉人们：每天完整的膳食必须包括谷类、果类、肉类和蔬菜，并且提出了它们在营养中"养""助""益""充"的不同作用。牛奶、鸡蛋是人们公认的营养佳品，但是仅此也是不行的，因为奶类含铁较低，鸡蛋缺少人体必需的维生素 C。又比如蔬菜虽然含有丰富的维生素和无机盐，但所含脂肪和蛋白质则很少。如果长期偏食某一种食品，就会使身体缺乏某些营养素，影响健康，甚至引起营养缺乏症。

老年人吃素还是吃荤有讲究

这是我国膳食史上长期争论不休的问题。有人认为吃素食可以祛病延年，使人长寿，此说常以僧道高寿为例；有人则认为吃荤食可以使人体格健壮，精力充沛，此说常以牧民体魁为据。其实吃荤与吃素各有千秋，不可偏食。素食与荤食的最大不同，主要是蛋白质质量上的差别。肉类、蛋类、奶类的蛋白质都是完全蛋白质。而素食中的植物性蛋白质除大豆外，其他素食所含必需氨基酸都不完全，但是素食中不饱和脂肪酸、维生素和粗纤维又优于荤食。两者各有所长，又各有所短。所以，荤食、素食应当搭配，取长补短，老年人尤应注意。

老年人既要喝汤又要吃肉

鸡汤、肉汤，其味道之鲜美，超过用来煮汤的鸡或肉。于是有人以为肉的精华都在汤里，以为汤比肉营养丰富，为了滋补，就只喝汤而不吃肉。其实这是一种误会。在炖鸡汤或肉汤时，肉里的一切含氧化合物，如肌酸、肌酐、嘌呤碱等，都溶在汤里。另外，汤里还溶有少量的氨基酸。这些都是使鸡汤、肉汤鲜美的东西，叫作"含氮浸出物"，它们有刺激消化液分泌的作用，有助于营养物质的消化吸收。除此之外，汤里还溶有少量的水溶性维生素。至于蛋白质，由于遇热凝固，只有很少一部分水解为氨基酸溶在汤里，绝大部分则仍留在肉里。有研究称，汤里所含蛋白质仅为肉中所含蛋白质的 7%，而人们吃肉的主要目的是为了补充优质蛋白质和其他一切营养素。所以，为了多吸收些优质蛋白质，不仅要喝汤，更要吃肉。

老年人禁止酗酒

酒，是一种富有魅力的饮料。人类自有文明以来，酒便与人们的生活结下了不解之缘。适量饮酒可以暖肠胃、御风寒；能促进血液循环，疏通经络；能增进食欲；有振奋精神、消除疲劳和增强生命力的作用。现代科学研究还证明，啤酒中含有麦芽糖，味微苦，有健胃消食、清热利湿、抗细菌和病毒的作用。啤酒中的二氧化碳喝进胃里以后，在排出体外时，能将体内的一部分热带

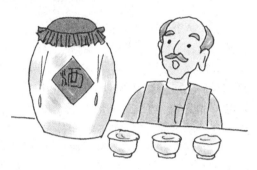

出来，使人有凉爽的感觉。葡萄酒中也含有多种维生素和其他营养物质，特别是含有丰富的维生素 B_{12}，适量饮用，有补血作用。少量饮酒还有助于安眠。酒对身体的利弊，总的说来，可概括为"少量有益，过量有害"八个字。

酒的主要成分是酒精，化学名称叫乙醇。它是一种原生质毒物，能损害口腔、胃、肠黏膜。长期嗜酒，会造成慢性酒精中毒。胃肠黏膜若是常受刺激，便会形成慢性炎症，影响消化功能，从而会引起营养缺乏症，并诱发胰腺炎、胃和十二指肠溃疡等疾病。酒精可使心脏和血管发生病变，使心肌功能减弱，血管硬化，形成高血压。酒精对肺也有损害，长期嗜酒会降低呼吸道的防御能力，容易得气管炎、肺结核。酒精还能损害神经组织。此外，据调查，有许多癌症与饮酒有关，例如喉癌、食道癌、胃癌和肝癌等，嗜酒的人比不喝酒的人得这些癌的机会多。至于酗酒对人体危害更大，严重者会导致呼吸、循环中枢麻痹，呼吸、心跳停止。古今中外，因饮酒过量而造成死亡的事例，屡见不鲜。

"若要身体好，吃饭不过饱"

人们一日三餐吃进的食物，必须经过胃的加工消化，变成与胃酸相混合的食糜，再经过小肠里胆汁、胰液、肠液的化学作用，把不能吸收的大分子蛋白质分解为可以吸收的氨基酸；把脂肪分解为甘油和脂肪酸；把碳水化合物分解为葡萄糖，然后通过肠壁，进入血液循环，把营养物质输送到各组织细胞，被身体利用。但其中每个阶段的能力都是有一定限度的，超过了限度，就会破坏胃、肠、胰、胆等脏器的正常功能；加上胃胀得很大，抬高了膈肌，影响到心脏的活动，同时胃的蠕动也十分困难，整个正常的消化功能被破坏了，严重者会造成急性胃肠炎、急性胃扩张、急性胰腺炎、诱发心脏病等。

再说，据研究，一般会餐，膳食中的蛋白质只有 30% 被身体吸收利用，而 70% 被浪费掉。所以，不要大吃大喝，暴饮暴食，特别是老年人，尤应注意。俗话说："吃饭少一口，活到九十九""若要身体好，吃饭不过饱"。这些话都是很有道理的。

不能一味追求补品

不少人把自身的健康寄托在特别滋补的物品或稀罕昂贵的物品上，如燕窝、鱼翅、海参、银耳、阿胶、人参、鹿茸、黄芪等。这种看法不完全对。

价格昂贵的物品不一定都是补品。例如，燕窝含蛋白质虽然高达 50% 但却是不完全蛋白质。再如，鱼翅含蛋白质更高，达 83% 以上，但缺少色氨酸，也是一种不完全蛋白质。它们的营养价值并不像人们所想象的那么高。这一类物品，其实不能叫作补品。

在价格昂贵的补品中，确实有些具有特殊功用。例如，阿胶有生血作用，含蛋白质在 93% 以上，其中赖氨酸又很多，可以与谷类发生互补作用，提高膳食中蛋白质的利用率，在营养上、补血上确实是一种很有价值的物品。再如海参，含蛋白质很高，达 61.6%；脂肪含量则很低，仅为 0.9%，而且不含胆固醇，铁、碘、钒等微量元素都很丰富。钒是人体必需微量元素之一，与脂肪代谢有关。身体缺钒，血脂会升高。由于海参不含胆固醇，脂肪含量又很低，钒又能降血脂，所以是高血脂症和冠心病患者的理想食品之一。

中老年如何选食人参

人参根据产地、加工方法不同可分为以下几种：
（1）野山参：在山中林海野生的人参。
（2）移山人参：将野山参的幼苗移植到园林栽培的人参。
（3）园参：系人工培植的家种人参。根据加工方法的不同，又可分为：红参、边条红参、生晒参、白干参、大力参、掐皮参、皮尾参、糖参、参须等。
（4）朝鲜白参：产于朝鲜。
（5）朝鲜红参：产于朝鲜。
（6）东洋白参：日本栽培的人参。
（7）东洋红参：种子原产地为朝鲜及中国东北，而在日本栽培而成。
（8）西洋参：原产美国、加拿大等地。
中医认为人参是济世之品，有补气养血、固液生津、益智安神、开心明目、大补元气等功能。现代医学证明，人参能够调节人体的生理机能，强健筋骨，提高人体的免疫能力；能够抗衰老，抗疲劳，增强耐力，提高体力和脑力劳动的效率；还能使神经的兴奋和抑制协调起来发挥正常作用，降低血糖，促进体内蛋白质合成等功效。此外，对贫血、神经衰弱、妇女失血过多、男子性功能失调等症也有良好作用。近来研究发现人参还能提高癌症患者的免疫机能，增强人体抵抗力，特别是能防止由于癌症引起的消瘦和衰弱。

人参只适用于阳气虚者服用，滥用人参也易产生副作用。

人参的补益作用，并非单纯是使身体物质基础的增加及其功能的加强，而主要是调整身体功能的偏衰，使之趋于平衡。因此，补药之所以能治病、抗衰防老，前提是虚，若身体不虚，误服人参，反而使身体的平衡状态遭到破坏，发生疾病。人参虽然无毒，但服用过量也会发生中毒。身体虚弱，不可求补心切。若用量过大，则适得其反，欲速则不达。人参连续服用以 10 天为一个周期，每周期后停用 7 ~ 10 天，再继续服用 10 天。

如何选用人参也是影响人参功效的一大问题。

如何根据人参药性选用

（1）西洋参、生晒参、白干参、朝鲜白参、东洋白参、糖参，性偏凉，有益气生津作用，适宜于气阴虚亏的老年人。（2）皮尾参、大力参、掐皮参、参须，性偏平和，可做清补。（3）野山参、移山人参、红参、朝鲜红参、边条红参、大力参，性偏温，适宜于有阳气虚弱病症老年人。

如何因时制宜选人参

冬令是藏匿精气的时节，适当进补可有利于蓄积精气，提高身体的抗病能力。民间素有冬令进补的习惯，其他三个季节一般不主张进补。如欲补人参，应选用偏凉性的生晒参、糖参、白干参、西洋参。

服用人参的方法

1. 冲粉服用。将人参磨成粉，放入杯中，冲入沸水，加盖约 5 分钟即可饮用。每次 5 克左右，可反复冲服几次。

2. 研末吞服。将人参焙干，研成粉末，空腹时开水送服，每次 1 克，每日 1 ~ 2 次。

3. 咀嚼人参。将人参切成薄片放在口中细细咀嚼，每次 3 ~ 5 片，每日 2 ~ 3 次。亦可用人参片泡茶并连渣带水一起服用。

4. 炖服法。将人参切片置小碗内加水浸泡 3 ~ 5 小时，然后隔水蒸 3 ~ 4 小时后服用，每天 10 ~ 15 克，可分多次服下。

5. 煎汤饮服。人参片 2 ~ 3 克，水浸泡 30 分钟，放入砂锅中，先用旺火煮沸后改文火炖 30 ~ 60 分钟即可。

6. 泡酒饮用。选完整生晒参或红参一支，浸入 500 毫升 60° 的白酒中，密闭置阴凉处，2 周后即可饮用，每天晚餐时饮 30 ~ 50 毫升。

7. 煮粥食用。人参末 3 克，冰糖少许，粳米 100 克，文火炖至米熟粥成即可。

8. 熬膏服用。将人参研粉，待其他药煎好浓缩时，兑入人参粉，拌匀收膏，装瓶备用，每次 1 匙，开水化开饮下。

9. 做菜肴食之。可将人参片与鸡、鸭、鸽子共炖食之，也可将人参煎汤提取浓缩液，炒菜时烹入。

10. 各种人参制成的成品补品。如人参蜂王精、人参精、人参茶、人参露等。

物美价廉的保健品——平菇

人到中年，便迈入了"多事之秋"，许多疾病如冠心病、糖尿病等大都从这个时期开始发生。营养丰富、物美价廉的保健食品——平菇，也许能帮助广大中老年朋友预防或减少这些疾病的发生。

铬是人体必需微量元素，许多实验及临床研究发现，铬与脂肪及胆固醇代谢密切相关。铬具有调节脂肪及胆固醇代谢的功能，使胆固醇不易沉积在动脉壁上，从而防止动脉粥样硬化。人体缺铬，血浆脂肪及类脂（特别是胆固醇）的含量增加，就会导致动脉粥样硬化。人的饮食中含铬量常低于需求量。有人提出，糖尿病病人及中老年人都需要补铬。平菇含铬量较高，易被人体吸收，因此，常吃平菇，有助于预防心血管等疾病的发生。

铜是人体必需微量元素。一些学者通过对冠心病的流行病学调查和胆固醇代谢的研究发现：缺铜，是冠心病的主要病因之一；缺铜，还会使动脉管壁弹性减弱、脆性增加。对中老年人来说，铜尚有强筋健骨之作用。平菇中含有铜，常吃平菇，则可补充铜，不仅使动脉壁坚韧、致密、富有弹性，而且使人筋强骨健、精力充沛。

硒是人体必需微量元素。医学研究表明，硒与心血管的组织结构、功能以及疾病的发生密切相关。大量文献记载，高硒地区冠心病、高血压病、动脉粥样硬化症及肿瘤的发病率较低，低硒地区则相反。近年来还发现硒可延缓细胞衰老，延长人类寿命等，因此，硒被称为"生命的奇效元素"。所以，中老年人宜多食含硒丰富的平菇，这对保健、延寿将有莫大的裨益。

平菇含有丰富的锌。锌也是人体必需微量元素，与心血管系统疾病有一定的关系。急性心肌梗死患者和动脉粥样硬化症患者血浆锌的浓度较低。锌

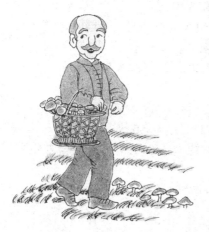

可以稳定溶酶体膜，阻止其释放溶酶体酶（是蛋白质、脂类、糖类等物质的水解酶，在心肌梗死中起重要作用），对心肌有保护作用，可防止心肌坏死。当人体缺锌时，身体免疫力下降。有人进行追踪调查发现，人到40岁以后，随着年龄的增加，体内含锌量逐渐减少，因此，多数老年人缺锌。另外，老年人易患传染病，这可能与缺锌有关。所以老年人多吃平菇，可增加锌的摄入量，对预防心血管系统疾病和增加身体免疫机能有利。

平菇还含有铁。众所周知，铁有补血作用，但老年人对铁的吸收率低，故易患贫血。常吃平菇可预防贫血的发生。

综上所述，平菇所含的五种主要微量元素，均与老年人常见疾病的发生有关。因此，常吃平菇，对防病、治病、延年益寿有重要意义。

强身健体的黑色食品

世界上可供人类食用的食物有数千种，有人以其颜色的深浅来评价食物的营养价值。黑色食物不仅有独特的风味，而且具有很高的食疗价值，现将常见的黑色食物分述如下。

乌　鸡

乌鸡是家鸡的一种，全身有丝绒状的白羽毛，但其肉与骨均为黑色。乌鸡有养阴健身补虚的功效，医生用它来治女人崩中带下虚损，就是妇女月经过多引起的贫血和体质虚弱。据现代研究表明，乌鸡所含的蛋白质高于普通家鸡，它含有 18 种氨基酸（包括人体必需的 8 种），另外还含有各种维生素，特别是维生素 E 的含量为 4.05 毫克 /100 克，而普通鸡仅为 1.55 毫克 /100 克，所以特别适用于妇女服食。乌鸡还能增强体力，提高抗疲劳、耐寒、耐热、耐缺氧的能力，增加人体的免疫功能。

治妇女血气亏虚、头晕目眩、面色萎黄，用当归 15 克，党参、北芪、黄精、熟地各 25 克，大枣 5 枚，乌鸡（去毛，去内脏）半只。加水适量文火煲两小时，分早晚两次饮汤，药渣和肉再加水复煎。每周服两次。

黑豆与塘鲺鱼

黑豆是豆科植物大豆的黑色种子，它含丰富的蛋白质、脂肪和碳水化合物以及多种维生素。黑豆有活血、利水、祛风、解毒之功效。塘鲺鱼外皮乌黑发亮，有补血、滋肾、调中、兴阳之功效，主治腰膝酸痛。黑豆 100 克，洗净，用水浸泡数小时；塘鲺鱼 500 克，去鳃去内脏，切段；放姜少许，将油在锅上烧热，加姜和塘鲺鱼爆片刻，加水适量，加黑豆，文火煮至水干，加盐、豉油、糖调味，佐餐食用。

黑　枣

黑枣含有多种维生素和微量的钙、磷、铁，对人甚为有益，民间有云："日服三枣，百岁不老。"根据现代药理学的研究，证明它有促进生长及增强肌力的作用；此外，药理实验还证明，它有保护肝脏的作用。中医认为黑枣能补脾和胃、益气生津、养血护肝、滋肾暖胃。许多补益滋养的方剂都加入大枣。在入冬进补时，食各种肉食炖品最好也加入数枚黑枣，以使炖品的营养成分更加完善。

贫血萎黄、面色无华之人，可用黑枣 500 克（去核）、鸡蛋 1 枚，文火煎，饮汤食蛋。每天服一次。

黑木耳

黑木耳寄生于阴湿、腐朽的树干上，是木耳科植物木耳的子实体，黑木耳有两种：一种是子实体较小、较薄的，浸水后较为柔软细嫩，常作为素菜的配料，这种叫云耳；另一种是子实体较大、较厚、较为坚硬粗糙，口感不如云耳嫩滑，此种叫木耳，多供食疗之用。黑木耳所含的蛋白质约为10%、糖分6%，此外还有丰富的钙、铁、磷、多种维生素以及有补脑作用的卵磷脂和脑磷脂。据研究，它有活血化瘀、润燥利肠之功效，尤其适用于产后妇人、高血压和血管硬化者服用。黑木耳可与瘦肉或鸡肉煮汤，也可用冰糖炖服。

黑芝麻

黑芝麻主要成分为不饱和脂肪酸的脂肪油。古人对黑芝麻的评价很高，认为它能补肝肾、润五脏、强筋骨、防衰老、补益精液、养血舒筋。常服芝麻糊令人肌肤润泽，头发乌亮，大便通畅。为了使胃肠能充分吸收黑芝麻的养料，最好用捣碎机将芝麻碾碎来吃。

黑　米

黑米又名乌米、药糯。由于黑米的营养丰富，专供孕妇和产妇补虚养身之用，故又有"月家米"之雅称。中医认为黑米有补中益气、健脾暖胃、明目养血、壮腰补精之功效。适合体质虚弱、少年白发之人食用。黑米可用来煮饭或煮粥，也可酿酒。

海　参

干海参含蛋白质达55.5%，而且还含钙、磷、铁、碘等元素。海参的药用价值较高，有"其性温补，足敌人参，故曰海参"之说。可补肾益精、养血润燥、壮阳疗痿，治精血亏损、虚弱劳怯、阳痿梦遗、小便频数、肠燥便艰。常食海参对体虚气弱、性功能低下、产后缺乳和患慢性病之人都有裨益。

黑　醋

用米酿造而成，含醋酸和少量有机酸，有"开胃、养肝、强筋"的功能。中医认为黑醋有养血、散瘀、解毒的功效，民间百姓常于产妇分娩前用黑醋煲猪脚、生姜和鸡蛋供产后服食。制法：去皮生姜250克，切块打碎；连壳鲜鸡蛋10枚；去毛猪脚两只，斩块；黑醋1000克，糖适量，文火煮沸片刻，盖好放置一周后分次服食。黑醋能溶解猪脚骨和蛋壳的钙质，有利于产妇补充钙，并能帮助食物消化；猪脚补血、生乳、填肾精；生姜增进食欲，散风寒和促进血液循环。黑醋与这些食物配伍，相得益彰，不愧为产妇补身佳品。

日常保健佳品——盐

恼人的口臭、烦人的龋齿、反复发作的咽喉炎、牙周炎和口腔溃疡，是中老年人常见的口腔疾患，常常影响人们的正常工作和生活，这里介绍一种既能防病又能治病而且方便简单的保健佳品：食盐。

盐水漱口健口腔

口腔沟通身体内外，为"进口"第一要道，是多种微生物的必经之地。口腔内生活着大量的微生物，有些有益于口腔健康，有些则是有害的，一旦环境条件适宜，它们就急剧繁衍，引发疾患。当然，在口腔这一看似窄小的空间里，不同的微生物都有各自的最佳生态位和长期定居的根据地。有的喜欢群聚于两颊内侧，以衰老脱落的细胞为生；有的喜欢隐藏于舌头表面，群体庞大时，会造成舌面溃疡；有的善于在舌头的背面聚集，寄生在舌下的缝隙之间，它们进行新陈代谢释放出来的硫化氢，就是口臭的味道；有的专门在牙齿周围活动，产生酸类物质，日积月累导致龋齿；有的性喜黑暗，专好寄生在咽喉部位，常常引发咽喉炎……虽然如此，口腔内的微生物生态还是比较脆弱的，吃一次东西、漱一次口、刷一次牙，甚至喝一口水，都会使口腔内的生态为之大变——数以千万计的微生物个体不是死亡，就是被你吞进了肚里。因此，勤于刷牙漱口，自然是保持口腔清洁的简便方法。尤其值得提倡的是，养成每日定时用淡盐水漱口的好习惯，将使你终身受益，笑口常开。具体做法是，每日清晨起床后，冲一杯温盐水，先空腹喝几口入胃，然后漱口，仰头呼气，"咕噜——咕噜——"，让盐水浸泡咽喉，然后吐出。早晨空腹喝盐水还能清洗肠胃，一举多得。这种方法简便易行，人人适宜。需要注意的是，盐分不必太重；水温不要过高。

刷牙时，用含有氯化钠的牙膏对口腔常见的致龋菌及牙周病原菌有明显的抗菌作用，尤其对牙齿过敏、牙龈炎、牙周炎、牙槽脓肿等口腔炎症和溃疡有显著的防治功能，且有防止牙龈松动、抗牙菌斑、抗牙结石和消除口臭的作用。

家庭盐疗法

先在浴盆浸泡后迅速用肥皂清洗全身，然后再使用盐疗法。把盐均匀地抹在全身，并仔细地进行按摩。按摩时，按淋巴的流动方向顺序进行，足→手→腰→背部→腹部→胸→颈。然后，将自然盐放在脸盆中，用热水溶化，一边蘸着盐水洗脸，一边进行按摩。接着，再直接用手指蘸盐按摩牙龈。如果时间充足的话，还可用盐按摩耳垂。根据中医学的说法，耳朵积聚着全身穴位，尤其是有痛处的地方要重点按摩。

以上按摩所需的时间为 5 ~ 10 分钟。也许按摩时间延长，效果会更好。能持之以恒，才是最重要的。当身体某处不适时，在用盐按摩之后，该部位便会出现赤红现象。因此，可以很容易地分辨出身体的健康情形。盐疗法可以说是衡量健康的标志。

养生佳品说百合

百合有养阴润肺、补中益气、清热、安神、止咳、利尿之功效。现代临床认为，百合味甘微苦，性寒，常用于肺结核咳嗽、潮热、阴虚咯血、肺痈及热病后余热未清、神思恍惚、神经衰弱、心烦失眠等症。

如《医方集解》中的百合固金汤，是用于治疗肺阴虚而咳嗽咯血的有效方剂，特别是肺结核后期，常用此方加减治疗。另治疗支气管扩张出现的咯血，可用百合、蛤粉各60克，白芨120克，百部30克，共研细末，炼蜜为丸，每服6克。

身体虚弱、慢性支气管炎及浮肿老年人的滋补，可用百合100克，瘦肉（羊、鸡、鸭）500克共炖；心悸失眠、热病后期，可用百合50克、鸭梨1个去核、冰糖适量，水煎，食果饮汁；久治不愈的胃痛，可用百合30克、乌药9克水煎服。

现代药理研究证明，百合有止血作用。所以早在20世纪50年代，国内就有人用百合制成百合海绵塞治疗鼻衄及用于鼻息肉切除、中下鼻甲部切除等手术后止血。

百合中除含有秋水碱等多种生物碱外，还含有蛋白质、脂肪、糖、淀粉、泛酸、胡萝卜素及维生素 B_1、维生素 B_2、维生素 C_6 等。所以，除治疗作用外，百合还有较好的营养作用，如用于养心补肾、润肺健脾、祛病强身、延年益寿的"椒盐八宝鸡"，其中就配有百合一药。

药理研究还证明，百合有升高外周白细胞的作用，故对外周白细胞减少的病人，不妨试用。

百合用于治疗，剂量一般为10～15克，水煎服。《本草正义》说：百合"乃甘寒滑利之品……古今主治，皆以清热泄降为义"。所以对患大便稀溏者不宜用。只要对症应用，百合确是一味治病与养生的灵验佳品。

百合固金汤

百合24克、生地9克、熟地9克、玄参15克、川贝9克、桔梗9克、麦冬9克、白芍9克、当归9克、甘草6克，水煎服。

椒盐八宝鸡

母鸡半只，苡仁、芡实、百合各15克，香菇、干贝、姜末、料酒各10克，糯米60克，莲子30克，熟火腿18克，麻油30克，盐3克，胡椒粉5克，熟猪油适量，糖醋，生菜150克，椒盐等调料。

百合粥

鲜百合、粳米各50克，冰糖适量，煮粥食之，可用于肺阴不足，脾气虚弱所致的咳嗽、气喘少痰、乏力、食欲不佳的虚热烦躁老年人。

食菊赏菊人长寿

我国是菊花的故乡，菊花栽培历史悠久，《神农本草经》上说："久服利血气，轻身、耐劳、延年"，种菊健身，赏菊悦心，食菊益寿。

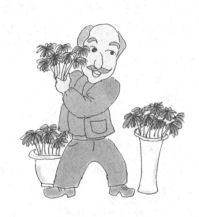

从营养学角度分析，花是植物的精华，菊花花瓣含有 17 种氨基酸，其中谷氨酸、天冬氨酸、脯氨酸的含量较高，此外还富含维生素及铁、锌、铜、硒等微量元素，因此它具有一般蔬菜无法比拟的作用。

现代医学研究发现，菊花的花、茎、叶中含有挥发油、腺嘌呤、氨基酸、胆碱、木苏碱等成分，有抑制人体多种致病菌的作用，并能增强微血管的弹性，对冠心病和高血压症有明显的疗效。菊花能清热解毒，利尿除湿，养肝明目。

菊花的品种很多，但人食多以蜡黄、大白、大红菊等，尤其白菊花为优。其食谱也很多，这里介绍几种食法。

菊苗羹

在菊花盛开季节，取自菊花的嫩茎叶，洗净，切碎，加盐稍腌，与米汤合煮成羹，加香油饮用，清香淡雅，滑而不腻。

菊花饼

取甜菊花叶，洗净，用刀拍软，加盐稍腌；另取素油和白面，擀成薄皮，将腌好的菊花叶在上面摊平后加一层面皮，再摊一层菊叶，这样交替至五六层，用擀面杖压使之密合，然后用刀切成菊叶形，放入吊炉烙熟。此饼酥软香咸，色香味均有特色。

菊花饮

取新鲜菊花 30 克，水煎当茶喝。或将菊花和适量白糖放入茶壶中冲入开水，当茶喝。

菊花粥

取糯米 150 克、决明子 15 克、鲜菊花 30 克。将锅烧红后放入决明子炒少许时间后加入 500 毫升水，煮沸 30 分钟后去渣，再加水和米一起煮粥，待熟时入菊花，煮沸几分钟即可。可加糖，也可以油盐调味服。

菊花酒

菊花泡于酒中 24 小时后即可饮用，可活血行气、防衰老、延年益寿；

如再加入地黄、当归、枸杞子同泡，对头晕目眩、疲劳、多梦有较好的疗效。

菊花瘦肉猪肝汤

取鲜菊花50克、瘦猪肉100克、猪肝100克。将猪肉和猪肝切后煮汤，放入菊花，煮沸几分钟后，调味服。

菊花炒鱼片

鲜菊花50克、鲜鱼肉150克，将鱼切片，调味炒熟后放入菊花，略煮，佐膳服。

菊花金针菜瘦肉汤

取鲜菊花30克、金针菜30克、瘦肉100克，将瘦肉切片，与金针菜一起煮汤，放入菊花再煮沸几分钟后，调味服。

火锅菊花鱼片

新鲜白菊花100克，草鱼500克，鸡油、麻油、胡椒、姜葱醋适量，盐少许。菊花去蒂，花瓣清水漂洗，注意勿揉折花瓣，晾干；草鱼切成薄片；把调料放入火锅烧开；放鱼片入锅内，5分钟后打开锅盖，放一些花瓣盖好，3～5分钟后可食用。鱼片、花瓣可蘸些麻油食用。此食鲜美、清爽、香滑，益血开胃，甚有好处。

人们用菊花治病的单方验方不少，如久患头风、头痛、眩晕症的，可用杭菊花60克、枸杞子60克，加绍兴酒适量浸泡半个月左右，然后滤渣存汁，再加上适量蜂蜜，每日早晚各饮一小杯。治疗高血压及眼底出血，用白菊花9克、槐花6克、草决明9克，水煎后每日2次分服。当代制剂如杞菊地黄丸，能滋肾养肝，治头昏目眩耳鸣、视物昏花等肝肾阴虚诸症。现又有杞菊地黄口服液等。近年发现，野菊花含有丰富的黄酮，用其治冠心病，有效率达85%以上。

抗衰良药肉苁蓉

肉苁蓉古称地精，又名大芸、金笋。肉苁蓉味甜微苦，性温助阳，温而不燥，滋而不腻，能补阳补阴，且补而不峻，是一味补肾壮阳、抗衰老的良药。

中医认为：肉苁蓉能补肾壮阳，适用于阳痿、早泄、遗精、性欲减退、遗尿、血崩、腰膝冷、神经衰弱、女子不育、月经不调、白带过多、贫血虚弱、便秘，还有止血、降压作用，适用于肾炎、膀胱出血、高血压等症。下面列举几则食疗方。

治疗神经衰弱

鲜肉苁蓉200克，切成3厘米见方，与莲肉、桂圆、枸杞、芡实、菠萝、山药各20克，冰糖适量共入砂锅，炖熟时用藕粉调汁，拌匀成羹，每天临睡前服用。

治疗老年尿频

取肉苁蓉15克，刮去鳞，用酒洗净，去黑汁，切薄片与羊肉共煮成羹汤，食盐调味，食药、肉，喝汤。每天早晚吃。

治疗妇女阴冷

取肉苁蓉30克、羊肉100克、枸杞15克、大米100克，将肉苁蓉按常规煎煮两次，共取滤清后药汁约800毫升，再将羊肉切成小丁投入药汁内，用武火煮沸，加入花椒粉、精盐、姜末调味，改用文火炖至羊肉六成熟时，将大米、枸杞入锅，再加适量开水熬成粥即可。

治疗便秘

肉苁蓉12克，麻仁、柏子仁各10克，煎汤。早晚各服1次，10天为1疗程。

鹿茸——女性进补佳品

鹿茸是梅花鹿或者马鹿头上未骨化而带茸毛的幼角，但是只有雄鹿才有鹿茸，雌鹿是没有鹿茸的。

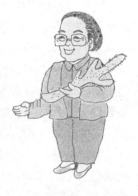

鹿茸在市面上出售一般有两种规格，一种是已切成薄片的鹿茸片；另一种是整支的。鹿茸片买回来后即可使用，整支的鹿茸还得用酒加工，再蒸后切成薄片，干后才能用。整支鹿茸又可分为梅花鹿茸及马鹿茸两大类，梅花鹿茸外皮红棕色或者棕色，而且分枝少；马鹿鹿茸却较梅花鹿茸粗大而且分枝多，马鹿鹿茸外皮黑灰色，茸毛青灰色，而且茸毛粗且疏。两者比较当然以梅花鹿茸之质量较好。现在的鹿都是饲养的，将活鹿的茸锯下，过一段时间，鹿又可长出新的鹿茸。

鹿茸味甘、咸，性猛，它主要含有胶质、蛋白质、骨质，并含有钙、镁、磷，还含有极少量的女性卵泡素。

鹿茸有温肾壮阳、强筋健骨、生精益血的作用，鹿茸能促进生长发育，并能促进造血功能。据动物实验，家兔服鹿茸粉之后，血内红细胞、血红蛋白的数量均增加。

妇女贫血、怕冷，或者性机能低下而久不受孕者，可用鹿茸7.5克、熟地15克、肉苁蓉15克与乳鸽1只，加入适量的水共炖即可。

患神经衰弱或者失眠的患者，可用鹿茸5克、去核黑枣5个、去皮鸡1只一并炖服，每星期可服1~2次。

适用于虚弱、四肢疼痛及神经衰弱，常用方剂：

1. 鹿角胶3~9克，用温开水或黄酒烊化后服用，适用于贫血、虚弱及妇女腰酸腿软。

2. 精衰血少，头晕眼花可用鹿茸 3 克，放于碗内，加水适量，隔水炖服，亦可与肉共食之。

3. 以鹿茸为主的中成药：龟龄集、参茸片、鹿茸精、鹿茸丸等。

但患有高血压、肾炎、肝炎以及中医所说的阴虚阳盛、肝阳上亢的老年人，则不宜服用鹿茸及其制剂。

虽然是同一只鹿茸，但是不同的部位功效也有别，鹿茸功效最好的部位是顶部，有人称之为嘴片，也有称它为血茸的，顺着往下就叫二沙、三沙，而越近鹿的头部功效就越差。因此食用时要把嘴片与其他部分搭配使用，使鹿茸的食疗功效平均发挥。

益寿延年话枸杞

据考察，枸杞是我国的特产，宁夏则是枸杞的集中产地。品质优良、驰名中外的要数宁夏黄河灌区中宁一带的枸杞。这里的枸杞粒大饱满，皮薄肉厚，色泽鲜红，含糖量高。

枸杞含有糖、脂肪、蛋白质、维生素、氨基酸、有机羧酸、生物碱、甾醇、甙类和胺类等物质，其中糖的含量达 42% 左右，脂肪、蛋白质分别占 12% 和 20% 左右，营养价值极高。临床实验与研究表明，枸杞性味甘、平，归入肝、肾经，有补肝益肾、养血明目、壮精助阳、生津润肺、抑制癌变、降低血压、防止动脉硬化和延缓衰老等多种功效；并对肝肾阴亏、腰膝酸软、遗精阳痿、头晕眼花、中心性视网膜炎、视神经萎缩、糖尿病、肺结核及高血压等疾病有一定的疗效，常和其他中药配合应用而起作用。

枸杞虽然可以鲜吃，但一般都是加工成干制品，供药用或食疗。由于枸杞既能补阳，又能滋阴，并偏重于补阳，所以民间流传着许多关于枸杞的食疗验方，现摘要如下：

枸杞粥

枸杞 50 克、大米 100 克、红枣 50 克，一起煮粥，有补益肝肾、填精益髓的功能，于每天 17 ~ 19 时食用最佳。

枸杞糯米饭

枸杞 25 克、糯米 500 克、火腿肉 50 克，加适量调料和海味，焖成饭食用，对肝硬化、糖尿病、肺结核、肾病综合征等多种慢性疾患及癌症等消耗性疾病有一定的辅助治疗作用。

枸杞酒

枸杞 250 克、白酒 2000 克、冰糖 200 克，浸泡 15 ~ 30 天后，每日晚间饮上一两杯，能使腰腿强健，精力充沛，舒筋活络。或与熟地、人参泡酒，具有补养作用。

枸杞茶

枸杞不拘多少，每日用开水冲泡或用水煎汤当茶饮，能明目润肺、保健强身、生津解渴和治肝肾阴虚之目疾。

枸杞炖羊脑

枸杞 30 克、羊脑一副，加清水适量，隔水炖熟，调味服食，可治疗血虚、头痛、眩晕、癫痫等症。

枸杞炖牛肉

枸杞 15 克、牛肉 100 克，加佐料一起炖熟，为冬季中老年人极佳的保健抗老膳。

枸杞北芪炖乳鸽

枸杞 30 克、北芪 30 克、乳鸽 1 只（宰杀整理干净），一同放入炖钵内加水适量，隔水炖熟，调味后食用，可用来医治中气虚弱、表虚自汗、体倦乏力等病后欠补一类的病症。

枸杞红枣煲鸡蛋

枸杞 20 克、红枣 6 个、鸡蛋 2 枚同煮，适合于头晕眼花、心悸健忘、精神恍惚、失眠等神经衰弱患者食用，并有补虚劳、益气血、养肝肾、健脾胃之功。

枸杞红枣桂圆汤

枸杞 12 克、红枣 10 个、桂圆少许、加糖适量煎汤常服，对性机能减退、遗精、早泄、阳痿等有显著的医疗效果。

枸杞银耳羹

枸杞 5 克、银耳 15 克、冰糖 150 克、白糖 50 克、鸡蛋白少许，用清水炖煮为羹食用，有提精神、抗衰老、促健康的功用。

枸杞生姜炖牛鞭

枸杞子 40 克、牛鞭 1 具、生姜 2 斤，加水适量炖熟，食肉饮汁即可，一般 2 ~ 3 剂见效。可治疗遗精、阳痿、腰膝酸软及老年滋补。

杞菊地黄丸

可用于肝肾不足引起的阴虚阳亢、视物昏花、怕光流泪及头晕耳鸣等症。因脾胃虚弱所致消化不良、腹泻及性欲亢进老年人不宜服用。

中老年服装

老年服装款式特点

老年服装款式要适合老年人体形，符合老年人生理、心理特点。老年服装款式要简洁，不要烦琐。简洁，表现在服装上装饰性线条、装饰性工艺和装饰性配件要少，不宜多，如分割线、切线、镶嵌线及装饰性的攀、带、盖、纽扣宜少些，不要太复杂。同时，老年服装要朴实，不要太夸张，过大、过小、过长、过短都不适宜。老年服装宽大些是必要的，但不能过大。

款式的简洁、朴实，不等于单调。从品种大类上讲，要多样化；款式要个性化、时装化、民族化。老年服饰要丰富多彩，老年人穿了才会显得很精神饱满。

中老年男式服装式样

我国中老年男式服装式样比较少，这是由于中老年男式服装式样要求端庄、大方、平直、整齐，衣缝结构以直线为主，服装上附件少，使得服装式样变化少。同时，中老年男装在选料、选色上有很大局限性，使式样显得少。此外，习惯势力的影响也起重要作用，服装设计师忽略了中老年需求，服装市场怠慢了中老年男顾客。

近年来，在有关部门重视下，中老年男装出了一些新式样，如中山装衣领做适当改革，成翻驳领式或西装领式；男装贴袋做了一些变化；衣片做各种形式的分割和变化；扩大和增加衣料种类等。

中老年服装的号型

中国服装研究设计中心对中老年人进行了调查测体，并结合服装设计师长期的实践经验，编制了中老年服装规格系列，设置和命名了服装的号型。

中老年服装的号型是：用总体高为号，表示服装长短；以腰围、胸围为型，表示服装肥瘦；上衣用基本胸围，即人体净胸围为型；裤子用基本腰围，即人体净腰围为型。中老年服装用的是五四系列号型，也就是说，总体高以5厘米为一档，胸围或腰围以4厘米为一档。

中老年服装的号型标志

中老年服装号型的标志是在号与型之间用双斜线"//"分开，以区别于成年人服装号型的单斜线"/"标志。

例一：上衣号型 160//102。

该上衣号型适合于总体高 160 厘米，基本胸围即净胸围为 102 厘米范围的中老年穿用。

例二：裤子号型 155//88。

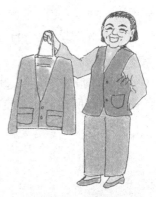

该裤子号型适合于总体高 155 厘米，基本腰围即净腰围为 88 厘米范围的中老年穿用。

老年人知道了自己的号、型两个数字，就可任意选购四季服装。

怎样知道自己的号型

老年人在选购服装时，要知道自己穿用服装的号和型，才能按号型来选购服装。

选号。以总体高数值为准，取总体高相近的数值为号。由于在中老年服装规格系列中，总体高是以 5 厘米为一档，所以，总体高范围为 ±2.5 厘米。例如号为 160，相应的总体高范围为 157.5 ~ 162.5 厘米。

选型。上衣，以基本胸围数值为型。由于在中老年服装规格系列中，胸围以 4 厘米为一档，所以，胸围的范围为 ±2 厘米。例如型为 94，相应的基本胸围范围为 92 ~ 96 厘米。裤子，以基本腰围数值为选用裤子的型，腰围的范围也是 ±2 厘米。例如型为 84，相应的基本腰围范围为 82 ~ 86 厘米。

老年人选购夏季服装

老年人在选购夏季服装时，首先要注意衣料的质地。宜用轻巧、单薄、透风、柔软、凉爽的衣料来缝制夏装，如丝绸、麻纱等都适合老年人夏季穿着。老年人夏装颜色以素净些为宜，如天蓝、淡蓝、淡绿、米黄等颜色能产生宁静的感觉，老年人穿了能安定情绪。为了使夏装吸热少，穿着凉快，宜采用淡色，如上装以白色、淡蓝、浅灰为宜。裤子、衣裙的颜色可深些，给人以大方、稳重的感觉。此外，老年人的夏装宜宽大些，切忌紧小，以免过分暴露老年人体形缺陷。特别是大腹便便的老年人，上衣腰身宽大些较为合适。

老年人选购冬季服装

选购冬季服装，一要遮体御寒；二要美观大方。为达到这两个要求，老年人选择冬季服装以柔软、宽大、轻快为宜。

居住在较寒冷地区的老年人，如经济条件允许，可选用裘皮服装、羽绒服装或驼毛服装，特别是羽绒服装重量轻、保暖性好，适合老年人穿着。经济条件差些，可选购仿羽绒膨松棉、人造毛皮衣裤。

居住在不太寒冷地区的老年人，呢绒服装是理想的冬季服装。经济条件许可，可选择高档呢绒。呢绒面料手感要柔滑、挺括，这样穿着显得高雅稳重。式样可以一般化、大众化些，这样就不需要因为服装式样变化而更换。

身材高大的老年人

身材高大的老年人，穿着上要注意以下几点：

（1）服装色调方面。可穿着深色、单色衣服。男性老年人，宜穿蓝、紫、黑、灰等冷色调服装，这样显得冷静、稳重；女性老年人，不宜穿颜色鲜艳、有大花及发亮的衣服，以免造成人体更高的错觉。

（2）服装款式方面。上衣适当加长些，可起到缩短高度的效果。高个子老年人穿低圆领或者宽大一些的上衣、衬衫，能产生矮的感觉。

（3）服饰方面。高个子老年人服装外面束一条宽阔的腰带，可减少高度感，增加宽幅度，不显得过高。

个子高的老年人如果是驼背，不要在服装背后开口，或穿背面有纽扣和有大齿拉链的服装。

身材矮小的老年人

身材矮小的老年人，穿着要注意以下几点：

（1）要注意服装颜色。上、下装颜色要和谐，或者采用同一色调；要是采用蓝色、浅蓝色服装，会使身体显得修长；如穿着上下不同颜色的服装，应上浅下深，将人们视线引向头部。

（2）要注意服装上的条纹、花色。穿直条要比横条显得修长，避免纹样太大的图案。要是穿格子衣服，一般以细格或碎花图案较宜。

（3）身材矮小的老年妇女若穿衣裙套装，上衣或外套长度不宜短到刚及腰，裙子长度到小腿最肥处或稍下为宜。

（4）要注意服饰。脖子上围条丝巾，或系上领带，看起来会修长些；鞋子和袜子采用同样色调，使腿部显得长些。

发胖的老年妇女

发胖的老年妇女，身体丰满、超丰满，外观显得臃肿，衣着式样更要讲究。她们不宜穿紧身衣裙，也不要系着太宽的腰带，因为紧身衣裙会使发胖的体形更为突出、显露。如能穿松身的外套、直筒式衣裙，或者穿衣袖、裆围松大一点的服装，就会掩饰体形的肥胖。

有的老年妇女臀部、腹部肥大，上衣可以做得长些，以遮盖这些过于肥大的部位。有的老年妇女脖颈又短又粗，脸下部的脂肪显露，肩头脂肪也很厚实，或上体很丰满，宜穿无衣领、一字领或领口开得稍下的衣衫；如穿低领直身的旗袍、连衣裙也很得体。

瘦小的老年人

体形瘦小的老年人穿着要注意以下几点：服装色彩上，宜穿浅色或色彩淡雅的服装，不宜穿深色或黑色的服装，因为深色使人感觉集中，面积缩小，而浅色使人感觉分散，面积扩大。瘦小老年人要是穿有图案的服装，可以选大花图案有横格或方格的衣料，以显得身材高大些。在服装款式上，瘦小体形老年人不宜穿紧身服装，应适当宽松些；衣料质地不要太软；服装上可以采用上下分割线，以缓和身材清瘦、单薄的感觉。

老年服装要选得宽大些

老年服装的尺寸、规格，要适合老年人体形特征。老年人在选购服装时，尺寸、规格要适当放松些、放长些。"苗条型"老年人，外观消瘦，服装适当宽大些，衣袖做得高些、长些，可以使身体显得匀称富态；而"丰满型"或"超丰满型"老年人，腹部、腰部、臀部肥大，服装宽大些可使这些部位不显露，以掩饰体形上的缺陷。同时，老年人肌腱松弛，动作幅度小，而且迟钝，衣袖、裆围松大些，穿着、活动都方便。自然，老年人服装也不能太肥、太长，特别是裤脚管不宜过长，以防踩着绊倒。

老年服装选用什么面料

老年人对服装面料比较重视，在挑选时要考虑服装面料的性能特点及它的耐用性、舒适性、经济性。夏季服装的面料，要求透气性、吸湿性良好，穿在身上舒适、凉快，但又不能太薄，或透明度很高，也不要闪闪发光，以免影响老年人的端庄、持重。冬季服装的面料要松软、厚实些，保暖性要好，但又不能太重。从面料的花型来说，老年服装宜选用隐条、隐格或者细条、细格，也可以有些小花。用那些对比强烈的条格、花样及阔条、大格的面料做老年服装是不适宜的。

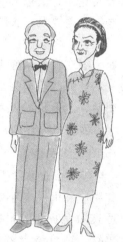

老年人如何选购面料

选购棉织品面料

棉织品面料是用棉花纤维纺织成的布料，品种繁多。按印染方法分，有坯布、漂布、色织布、印花布；按纺织工艺分，有精梳织物、普梳织物、气流纱织物、静电纱织物、自拈纱织物等；按面料特点分，花色品种更多。

由于棉织品面料手感良好，吸水性强，穿着舒适、卫生，所以，受到老年消费者欢迎。老年人在选购棉织品时要根据其特点和用途来选择。如做夏季服装可用细洁、挺括的府绸或凉爽的麻纱布做面料，做冬衣可选用保暖性好的灯芯绒或结实的纱卡、线卡做面料。选购床单、被单，可用质地平整、织纹紧密的平纹床单或厚实的斜纹被单布；要是做礼物送人，可选购有凹凸立体感的提花床单。做夹里、被里、袋布，可选用价廉、耐磨的龙头细布。

选购精纺呢绒

精纺呢绒是呢绒中的一类，以羊毛为主要原料，它有多个品种，特点、用途各不相同。可供老年消费者挑选的精纺呢绒有：毛哔叽和毛华达呢，前者毛纱较粗、经纬密度接近，后者织纹呈倾斜状，均可做春秋服装和冬大衣面料。花呢有薄花呢和中厚花呢、厚花呢，前一种轻薄、滑爽，宜做夏季服装；后两种丰厚结实，有弹性，宜做两用衫和套装。礼服呢，质地柔软光泽，宜做大衣、礼服。马裤呢，质地厚实，宜做大衣。凡尔丁、派力司，质地轻薄，宜做夏服。

在选购精纺呢绒时，要注意呢面平整光洁，织纹清晰整齐，纱支条干均匀。凡尔丁、派力司等夏令品种，以轻薄为宜。

选购粗纺呢绒

粗纺呢绒也是以羊毛为主要原料，它的品种很多，可供老年消费者选用。大衣呢，有银枪大衣呢、拷花大衣呢、平厚大衣呢、顺毛大衣呢，均可做为老年人高档大衣衣料。女衣呢，有立绒女式呢、顺毛女式呢、开司米女式呢，适宜老年妇女做中、西服装面料。雪花呢，其中粗花呢厚实耐穿，宜做夹大衣；细花呢薄软凉爽，宜做夏衣。法兰绒，宜做老年人春秋服装。此外还有麦尔登呢、海军呢、制服呢、大众呢，保暖性好，耐穿耐磨，宜做秋、冬两用衫、上下装、短大衣。

选购粗纺呢绒，要注意绒面均匀细洁，织纹紧密，色泽均匀，表面平坦。

选购丝织品面料

丝织品面料是以蚕丝或人造丝为原料织成的，品种繁多，各有其特点和用途。可供老年人选用的丝织品面料有以下几种：塔夫绸，绸面爽滑细洁，适宜做女装和节日服装。美丽绸，它是一种人造丝织品，绸面光亮，绸身柔软，适合做服装衬里。绵绸，绸身结实，有弹性，价廉耐穿，适合做衬衫、棉袄面。电力纺、真丝织物，质地轻薄，绸面洁白、滑爽，宜做夏令男女衬衫、棉袄面。无光纺，用人造丝织造，绸身平整光洁，适宜做衬衫、两用衫。软缎，用真丝、人造丝交织而成，光滑、平整、鲜艳，宜做被面、鞋面、刺绣制品。绉缎，质地紧密柔韧，宜做女装。织锦缎、古香缎，是真丝和人造丝的交织品，用作礼服、睡衣。双绉，是薄型真丝织物，可做春秋服装。乔其纱，是真丝织品，薄造轻逸，宜做头巾、围巾、衣衫。

选购针织品面料

针织品面料是老年消费者所欢迎的一种衣料，它是用棉、毛、丝、麻及各种化学纤维纯纺或混纺成的纱线编织而成。按照加工原料的不同，可分为棉针织品、毛针织品、丝针织品、化纤针织品、混纺针织品等。其中混纺针织品又有棉涤混纺针织品、棉腈混纺针织品、棉粘混纺针织品。

老年人选购针织品，可根据不同时令和需要进行选购。夏季选购汗衫等针织品时，要注意纱线的条干、毛圈是否均匀，弹性是否好；冬季选购绒衫裤时，要注意绒毛是否均匀。老年人制作内衣、内裤，宜选用全棉针织品。患有支气管炎和风湿性关节炎的老年人，可选用氯纶针织品，它不仅保暖，还具有一定疗效。

老年人怎样选择背心

穿背心利于调节冷热，穿着、制作方便，所以许多老年人喜欢穿背心。老年人怎样选择合适的背心呢?

从面料来看，老年背心以灯芯绒、平绒、弹力呢、粗纺呢为宜；要是冬季穿着，可在背心中翻上丝绵、腈纶棉或缝上皮毛。从尺寸来看，穿在外衣里面的背心尺寸可短小些，使其不外露；穿在衣服外面的背心，实际上是件无袖外衣，长度以盖住臀围为宜，围度不要太肥。从领口形式来看，一般以尖口为宜，春秋季适宜穿尖长领口的背心，冬季适宜穿短的尖领或者圆领。瘦的老年人穿圆领背心为宜。

总之，老年人选择背心，一要称心；二要合身。

老年人怎样选购羊毛衫

随着生活水平的提高，老年消费者越来越喜欢购买现成的羊毛衫。现在市场上羊毛衫种类很多，性能特点也各不相同，可供老年人选购的羊毛衫有以下几种：短羊毛衫，毛感强，柔和，色彩丰富但牢度不够，且易霉蛀；羊绒衫，保暖性好，但价格较贵，缩水率高，不耐洗涤；锡兰毛衫，手感粗糙，适宜于外穿，不易霉蛀，价格也低；兔羊毛衫，手感轻滑柔软，保暖性、防潮性好，但易脱毛；毛腈、毛粘膨体衫，色泽艳丽，不易霉蛀，可洗涤，价廉，但保暖性差，手感、外形不如全羊毛衫。老年人可根据自己喜爱与条件，选购合适的羊毛衫。

老年人如何选购西装

老年人穿西装

现在，穿西装的人多了起来，有的老年人也喜欢穿西装，但有顾虑。有的人认为老年人穿西装不合适，其实，老年人穿西装是很合适的。

穿西装美观，特别是男性老年人，穿上西装，肩部显得宽厚，胸部挺出，给人以大方、端庄之感。同时，穿西装无硬领，不会影响头部转动，又没有领扣影响呼吸。此外，穿西装舒适简便，单排扣子可以完全不扣，也可扣一粒，较为方便。

西装款式多样，老年人可根据自己体形与喜爱，选购或定制合身的西装。

怎样选购西装

穿西装使人精神焕发，富有朝气，而且美观大方，所以得到老年人喜爱。西装种类很多，从质料来分，有毛呢、棉布、化纤及混纺织物；从色调来分，正式西装一般以黑色、深蓝、深灰为主，便式西服色调较随便，可采用各种色彩；从西装式样来分，领型与驳头有大小驳头之分，扣子有单排、双排之分；扣眼有一个、多个之分，口袋有明暗之分。从西装件数而言，有上下装面料统一的两件套，不同面料的单件，及上、下装加一件背心的三件套。

老年人选购西装质料以毛呢或较挺括织物为宜，色调可用冷色调，显得庄重，至于衣领、扣子、口袋式样及上下装是否配套，需根据老年人习惯、喜爱、穿着场合而选定。

老年人怎样选购旗袍

旗袍是我国妇女独有的传统服装，它具有独具一格的风度美。旗袍用途广泛，既可做礼服，又能做居家常服，而且一年四季可穿着，既可做春秋装，又可做冬夏装。所以，很多老年妇女喜欢穿旗袍。

老年妇女选购旗袍时，要注意衣料特点与穿着场合。做礼服穿着，秋冬季可选用高级的丝绒、羊绒旗袍或者名贵的织锦旗袍，夏季可选用优质丝绸旗袍。作为居家常服，可选用棉布、化纤面料做的旗袍。选购旗袍还要注意体形特点，脖子短粗的，选择无领型旗袍；脸形圆胖的，旗袍领型要开深些；身材矮小的，可选用开长襟的旗袍。老年人选购旗袍还要注意：腰身和衣领不宜太窄，两侧开叉不宜太长、太高，胸部不宜太紧。

老年人怎样选购羽绒服装

羽绒服装是将经过消毒、烘干的鹅、鸭绒毛代替棉花，作为填充物，用尼龙布做面料制成的冬季服装。羽绒服装轻软，富有弹性，保暖性好，适合老年人穿着。

老年消费者选购羽绒服装，首先要注意羽绒质量，要鉴别是纯质羽绒，还是杂毛绒。那种鸡毛绒、混合绒、碎绒，绒质差，保暖性能不如羽绒。还要注意羽绒的蓬松度、柔软度和清洁度，蓬松度高、手感柔软和没有梗毛触觉、灰尘少的羽绒质量高。在选购羽绒服装时，应注意面料手感要柔软、滑爽、挺括，没有疵点和跳纱。羽绒服装款式和色调要适合老年人体形特点，颜色深暗些、羽绒丰厚些、样式宽大些为宜。个子矮胖的老年人，以穿着竖线条的羽绒服为宜。瘦高个老年人，以穿着横线条或横竖交织线条的羽绒服为宜。

老年人怎样选购内衣

内衣包括内衣和内裤两大类，用来掩体和护肤，有男式、女式之别。主要品种有男女背心、男女睡衣裤、棉毛衫裤、三角裤、平脚裤、中裤、长裤、胸罩、胸衣、连袜裤、内裙、布裙、睡袍等。其中女用内衣、胸罩、三角裤花色品种繁多。

老年人选购内衣要注意质料，内衣质料要具有滑爽、柔软、透气透湿性好、不褪色、弹性好等优点。一般以天然纤维织物为宜，真丝针织内衣更是理想的内衣。选择内衣要注意季节时令，还要贴体、舒适，穿着自由、简便。

老年人怎样选择服装衣领

老年人选择服装衣领要根据自己体形、脸形特点。

选择衣领要跟体形配合，体形高大、肥胖的老年人，衣领要宽大些；体形矮小瘦弱的老年人，衣领要狭小些。选择衣领还要跟老年人脸形相配合，长脸形，领口不宜深，宜选用横宽领线的衣领，如方领、一字领；圆脸形，不宜选择大圆领，应选择 V 字形领和稍带方形或略尖形的领；三角脸形，可选择 V 字形领；方脸形，应选择尖领、小圆领或驳领；尖脸形，宜选择男式硬领、衬衫领和中式竖领；椭圆脸形，各式衣领均相宜。此外，选择衣领还要注意到脖子长短。脖子粗短的老年人，不宜用旗袍领、高立领，应用低领；脖子细长的老年人，宜用高领、立领及附有领带的衬衫领。

老年人的服装色彩怎样调配

由于老年人肤色苍老，可以采用的色彩范围，相对来说比较狭窄。老年服装常用的色调有：蓝灰、深灰、铁灰、中灰、褐色、驼色、古铜色、暗红色、蓝紫色、藏青色、深橄绿等。一般说来，老年男子服装应采用较为沉着、深重的颜色，以显得稳健、庄重；老年妇女服装应采用素雅洁净的色调，以显得沉静、端庄。

老年服装色调，虽然不像青年人那样追求流行色，但从色调流行趋向来看，趋向于中间色调，并开始取代蓝、灰、黑三种基本色凋。如夏季服装的衣料上印有带格条点和小暗花，或者黑底、深墨蓝底、深茶色底印有小红点、小紫点的都受到老年妇女欢迎。

老年人穿着是否得体、美观，除了服装的式样、质料外，还要注意服装的色彩配合，即上下装、内外装的色彩要协调一致。自然，服装的配色与老年人身材、体形、肤色有关，但是，就服装的配色方法来看有两种：一种是调和色配色，即上下装、内外装的色调基本接近或属同一色调；另一种是对比色配色，即上下装、内外装的色调深浅悬殊，形成鲜明对比。

居室与老年人的健康

老年人一天的时间，多半是在自己的居室内度过的。居室对老年人的健康有很大关系，如居室比较阴暗、潮湿，对于老年人的心脏不利，还容易引起风湿痛、关节炎一类疾病。同时，室内过暗过湿会使老年人心情抑郁、不安。居室过于狭小，通风条件差，空气不畅通，会使老年人终日感到胸闷、压抑、不安宁，久而久之，对心血管、神经系统很为不利。条件许可的话，还是让老年人住在宁静的单间中为宜。

老年人要有自己的"小天地"

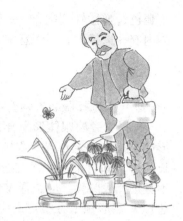

许多老年人和晚辈住在一起，又往往把面积大、朝向好的房间让给晚辈，从而失去了自己活动的地方。其实，老年人应有自己的"小天地"，这样，生活、会客、看书、休息就比较自由，对老年人的生活和身心健康都有好处。不然的话，老年人就会有一种"人老珠黄"及"寄晚辈篱下"的凄凉之感，生活也十分不便，长期下去，精神上会受到极大压抑。

住房条件允许，自不待言，老年人应有专门的居室。住房条件差的，可将房间隔开，或者用布帘、屏风给老年人构成一块"小天地"，并做适当布置，使之窗明几净，色彩调和，物品堆放有条有理，尽可能做到舒适、"惬意"。

老年人宜住朝南房间

居室朝向对老年人生活关系很大。朝南的房间，冬天能得到日光照射（每天约六七个小时），使室内明亮、暖和，且能去潮驱寒。夏天则凉风习习，使室内很凉爽。老年人居住在朝南的房间里能享受到"天然空调"带来的好处：冬天可以在室内晒太阳或散步，当然，也应尽可能到室外去活动和晒太阳；夏天在午后打个盹，既凉快又舒服；晚上，尽可以睡个舒服觉。反之，如果住在朝北的房间里，那么"冬冷夏热"会给老年人生活带来很多困难，对健康也不利。

老年人住室室温不能过低

老年人，尤其是高龄或体弱的老年人，血液循环较常人缓慢，新陈代谢过程也慢，自身释放的热量也少。加上老年人一天的活动量不可能很大，到了冬天难免有"血脉不和"及"畏寒"之感。除了自身多保暖，很重要的一条是室温不能过低。如果室温过低，老年人更会感到手脚不灵活，行动不便，站也不是，坐也不行，周身暖和不过来。年轻人可以靠增加饮食和活动量来增加御寒能力，而老年人就不行。所以要设法提高老年人住室的温度。北方，室内一般都装有暖气（或火炉、火炕）。南方，室内也应装上取暖设备，使老年人能够在寒冬腊月稍许暖和一些。

厨房怎样布置

有些老年人退休后，帮助子女料理家务，经常在厨房中操劳。厨房布置要合理，一般应遵循这些原则：

1. 要充分利用空间。厨房面积一般较小，因此要充分利用空间。在墙壁上部和中部可多做几只挂柜或安置搁板，以放置各种炊具和瓶罐。如在煤气灶上部安装的挂柜可放置各种调味品瓶或罐子，在灶下的架子里可放置砂锅和铁锅。

2. 要整洁卫生。厨房里水汽重、油腻多，要设法多开些通风窗。墙面最好用瓷砖贴面，有利于保持整洁卫生。

3. 厨房照明宜用吸顶灯，既便于清除油污，又可以避免因灯头受潮而引起的用电事故。

生活环境与长寿的密切关系

世界上长寿老年人可真不少，有些老年人可活到一百五六十岁，至于八九十岁的老年人更比比皆是。

老年人长寿的原因很多，但都与他们居住和生活环境有关。据各种资料报道，在山区、高地、海边、农村等地区，长寿的老年人比大城市多得多，这是因为这些地区空气新鲜，饮水不受污染，并且没有城市的喧闹，生活恬静、安适，对老年人静心养身极为有利。

此外，长寿老年人大多都有一个互尊、互敬、互爱、互谅的和睦家庭。在这种环境中，老年人心情安然、愉快、舒畅，精神上一点压力也没有，自然"心宽寿长"了。因此，老年人要长寿，创造一个良好的环境十分重要。

任何生命都离不开它们的生存环境。老年人安享晚年当然也要有一个良好的环境。宁静、和睦的环境，能使老年人心情平和、舒畅，有一种"心满意足"的感觉，并乐意为晚辈操持家务、带孩子，虽忙犹乐。在这样的环境中，老年人无疑是会长寿的。

不安定的环境，如家庭人员不和睦，甚至经常冷嘲热讽、大吵大闹，会使老年人心情烦躁，有一种不安全感。精神处于紧张与不安之中，久而久之，老年人心力交瘁。

嘈杂的环境，也会使老年人整日心神不宁，各种声音充斥双耳，使老年人感到越来越不可忍受，脾气暴躁，肝火上升，血压增高，于健康极为不利。

空气与老年人健康的密切关系

空气污染对老年人有什么危害

空气污染是指空气中负离子少，有过多的烟尘、工业废气（甚至"酸雨"），室内通风不良，病菌、病毒蔓延等。这对老年人的健康是极为不利的。

如通风不良会使老年人感到头晕目眩，胸口沉闷，还会使老年人注意力分散，出现疲倦、烦躁等症状。老年人吸入各种工业废气后，会产生各种反应，如头痛、呕吐等，如果老年人吸入各种带有病菌、病毒的空气，就极易传染上疾病（如流感）；污染空气的化学气味（如香料、药味），长期刺激鼻黏膜，会使老年人嗅觉失灵，严重的还会影响内分泌功能。

所以，要重视居室的通风条件，尽可能使老年人居室保持空气新鲜。

什么样的空气是新鲜的

空气、阳光、水分是形成生命的三大要素。而新鲜空气对老年人尤为重要。什么样的空气可以称得上是新鲜的呢？

空气是否新鲜、清洁，空气中所含的负离子多少是一个十分重要的指标。以每平方厘米含有负离子的个数计算，一般居室是 40～50 个，街道、广场是 100～400 个，郊外是 800～1000 个，疗养地区可达 10000 个，而森林、山谷或瀑布附近则可高达 20000 个以上。空气中负离子含量越高越好。

另外，空气是否新鲜，还指空气受不受到污染。如工厂废气，普通烟囱的烟尘，化工厂、药厂、香料厂排放出含有各种气味的无色气体等都会污染空气，给人体带来危害。

老年人的居住环境要尽可能保持空气新鲜。

空气负离子有什么作用

负离子是带负电的粒子，是空气分子电离产生的。负离子对老年人健康关系很大，能使老年人延年益寿。

空气中负离子能调节中枢神经系统，改善大脑皮层功能，使老年人精神旺盛，心情舒畅，促进食欲。负离子能刺激造血功能，使老年人血压降低，改善肺的换气功能，增加氧的吸收量与二氧化碳的排出量，减少老年人心、肺部位发病率。负离子还可以促进身体的新陈代谢，提高人体免疫力。负离子还极易与空气中灰尘、细菌、病毒"结合"，达到净化空气的作用。

由于负离子能给老年人带来这么多益处，所以，有人把负离子称为"空气维生素""长寿素"。

哪种环境里空气负离子多

空气负离子对老年人既然有这么大益处，那么哪些地方负离子多呢？

海滨、山谷、森林、不太高的山、瀑布附近……空气负离子最多，各国都把疗养所设在这些地方。老年人在这样的环境里可以呼吸畅快，心旷神怡。雷雨过后，空气也格外清新，因为闪电会形成大量负离子。公园、广场、室外的空气中负离子也比室内多，广阔的田野空气中的负离子可以比室内高几十倍。

负离子的寿命仅有几分钟，在人口稠密、空气流通不畅、污染严重的室内只有几秒钟，可是在海滨、旷野等场所存在的时间却可长达 20～30 分钟。所以，这些地方适宜于老年人居住和活动。

怎样使老年人居室空气畅通

居室空气畅通有利于老年人健康。有些老年人居住条件较好，居室面积大，甚至还有庭院、阳台等，做到室内空气充分流通自然不成问题。如果居住条件不好，如何使室内空气畅通呢？

设法多开一两扇窗户，小些也行，可以增加空气流量。减少室内家具、杂物，要"忍痛割爱"，使狭小的居室的空间相对的多些，也给人以一种明亮、宽敞的感觉。居室小，家具杂物多，就会使老年人感到沉闷、压抑。在不影响邻居的情况下，可在墙上装一个双向排气扇，既可以把室内废气排出，又可以吸进户外新鲜空气。

居室小，室内人不宜过多（尤其是夏天），同时要注意经常把门窗打开，保持空气流通。

怎样净化居住环境中的空气

空气无处不有，是人的生命所不可缺少的。据统计，老年人每天呼吸约2万次，吸入万余升空气。城市内由于工业的发展，人口密度的增加，空气受污染较严重，含有一些有害气体及大量病菌。老年人由于抵抗力弱，很容易中"毒"或得病。因此，空气的净化对老年人健康的关系尤为密切。

要净化空气，就得加强绿化，绿色植物一般都能起净化空气的作用。老年人的居室要经常打开窗户，使室内空气流通。另外，老年人应多到郊外、公园散步，少到人多空气污浊的场所去。

噪声与老年人健康的密切关系

噪声对老年人健康有哪些危害

老年人一般喜静怕动、怕闹，而噪声的危害恰恰就在一个"闹"字，因此对老年人危害甚大。

噪声首先危及听觉，使听觉灵敏度下降，严重的（90分贝以上）会引起耳膜疼痛，甚至耳聋。噪声对神经系统危害也很大，可使老年人头晕、头疼、耳鸣、失眠、乏力、心情烦躁不安、脑电波节律紊乱。噪声对心血管系统的影响是：使心跳加速、心律不齐、血压增高等。此外，噪声对老年人的视觉、食欲，以至情绪、脾气等都有坏的影响，而且噪声越大，频率越高，对老年人的危害也越大。

怎样减少噪声

如何减少居住环境的噪声呢？首先需控制和消除噪声声源，如控制收录机、电视机的音量，不大声说话等。同时加强隔离和防护，以阻止和消除噪声。室内可铺设厚地毯，使用厚实的窗帘，提高门窗的密闭度等。在居室内外多摆几盆常青植物，有条件的可在房屋周围或庭院中、阳台上种植一些树木、花草，不仅能美化环境、净化空气，也有利于减少噪声。因为树木对噪声有一定的散射作用。树叶能吸收掉一定量的噪声波。

水与老年人健康的密切关系

水污染对老年人有哪些危害

水的污染一般有两种：自然污染和工业污染。土壤中各种腐殖质流入江河，江河中动植物死亡后尸体腐烂，使水质不干净；工厂中大量废水，甚至有毒废水泄入江河，工厂排出有害气体被雨水带入江河，也使水质受污染。受污染的水中含有各种对人体有害的病菌（毒）和金属，如铅、镉、锗、汞等，会危害人体健康。要是老年人饮用受污染的水，就有可能出现各种"怪"病，如步态不稳、口齿不清、呆滞、双目失明，甚至骨头酥软、短缩等。这在工业发达的国家是经常发生的。另外，不少病毒在沸水中还能生存，饮用这种水，老年人就会受到病毒的侵袭。饮水是老年人健康长寿的一件大事，要尽量饮用少受污染或不受污染的水。

喝矿泉水对老年人有什么好处

人体要维持生命，使之健康，必须从各类食品（包括水）中摄取适量元素，如铁、铜、锌、铬、氟等。如果人体中缺少某一种元素，就会引起身体的变化。如长期缺铁，会引起贫血；长期缺锌，就会影响生育等。

常用的自来水一受污染，二缺少人体必需的各种矿物质，并不是理想的饮用水。理想的饮用水是矿泉水。它质地纯净，不受污染，且含有人体所需的各种微量元素，长期饮用矿泉水对人的身体大有裨益。老年人由于生理因素，更需要补充各种矿物质，使之健康长寿。实践证明，长期饮用矿泉水可以使老年人耳聪目明，面色红润，步履稳健，少病少灾。

老年人的情与爱

"老来情比少时浓"

这话很有道理，可以从三方面加以解释：

1. 感情因素。老夫妻间经过几十年的携手同行，苦乐与共，感情自然比年轻夫妻深厚得多。同时，共同生活的日子久了，性格、兴趣、习惯等会慢慢融合，彼此深深了解，心心相印。而在儿女离家工作后，长时间里只有两位老年人相依相伴，会使他们对另一半更加依赖。

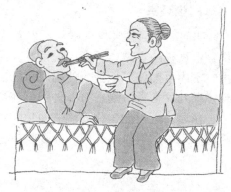

2. 家庭因素。年轻时维系夫妻关系的纽带主要是男女两性之间的吸引和由此产生的情爱，老年夫妻

除了这些外，还表现在作为爱情产物的子女、孙子、孙女身上，这样维系老年夫妻情感的纽带就更牢固了。

3. 生理因素。在年轻夫妇之间，他们有相互依恋的一面，也有较强的独立生存的一面。而老年夫妇社会活动力减弱，逐步把生活重心转向家庭，这样老伴间相互依恋的一面大大增强。

老伴间的情爱表现

老伴间的情爱表现在多方面，主要是三个方面：①性爱。老伴间仍旧有性爱，有两性间的互相吸引，当然这种性爱与年轻夫妇是不同的。②生活上的互相关怀。在吃、穿、住、用诸方面互相照应，在日常生活上互相体贴。③事业上的互相支持。老年人也有自己的事业，这需要老伴的无私支持。法国大作家巴尔扎克每天半夜起床，一边喝咖啡一边连续写作十多个小时，而他的老伴总是甘愿相伴，全力支持。

少来夫妻老来伴

为什么老伴间特别需要相互体贴

人到老年，自己的子女一个个地成家立业了，有的子女要分居别处，自立门户，有的子女因为工作上的需要，要出门远行，即使有个别子女在自己身边，随着他们的结婚和生育，他们的注意重心也转移到自己的对象和自己的子女身上去了。在这种情况下，老年人往往会产生一种难以名状的空虚感。老伴之间的互相体贴、互相开导，有利于消除这种空虚感。而且，老年人的一些纯属个人私生活方面的事，在通常情况下也难以让成年子女代劳，而只能让自己的老伴操持。

当老伴患病时怎么办

老年人患病，应及时治疗。可有些老年人对患病持无所谓态度，认为过些天自己会好的，有些老年人则有一种畏惧感，不愿去医院检查，生怕会被医生查出什么病来。作为老伴，应认真细致地给对方做思想工作，对患病既不麻痹大意，又不过分畏惧，劝对方及时治疗。老年人单身上医院有诸多不便，老伴应随身伴行，一方面可向医生倾诉实情；另一方面挂号、领药等也可不用病者自己去操持了。看病后，一定要督促老伴按时按量吃药，使病情很快好转。如果是慢性病，可以为老伴备一点常用药。老伴间应该互相成为防病治病的贴身"护理人"。

当老伴卧床不起时怎么办

老伴卧床不起，作为几十年的恩爱夫妻，理应精心照料，这种照料，包括物质上和精神上的。在物质上，要为老伴提供较好的营养条件和医疗条件。在精神上，要经常给予开导，使病人保持一种愉快的精神状态，并且鼓励对方向病魔做斗争。教育家高士其卧床几十年，他的爱人对他的照料十分精心，为他刷牙、洗脸、擦身、按摩，白天，还要把他抱到特制的座椅上，再把报夹、写作工具推到他面前，为他写作创造条件。高士其口舌僵硬，口齿不清，爱人又为他当"翻译"。可以说，高士其爱人是对卧床不起的老伴尽心尽力照料的典范。

老伴情绪不好时怎么办

人的情绪是很复杂的，尤其老年人的情感常常变幻多端。但作为一起生活了几十年的老伴，对对方的性格、习惯、喜怒应当是最了解的。对方情绪不好，要有针对性地做一些劝说工作。为了改变对方的情绪，也可以陪伴对方到开阔的原野、公园，以及娱乐场所去玩玩，散散心，有条件的可以进行短途旅游。如果再不行，可以借助于"第三者"。老年人除了与自己的老伴最贴心外，总还有自己的知心朋友，有时知心好友的一席贴心话，可以起到改善其情绪的好效果。

当老伴情绪激动时怎么办

有时老伴在处理家庭关系、邻里关系、亲友关系时会显得很激动。在这个时候，一方面不可以无原则地帮老伴讲话，使整个气氛更加紧张；另一方面在公开场合批评或呵斥老伴也是不妥的，要知道老年人的自尊心是很强的，在情绪激动时，一看到自己老伴也批评他，一怒之下常会造成意想不到的灾祸。在这时候，最好设法先让老伴离开争吵的场合，逐步使他的情绪冷静下来，然后再好好地与他讲。如果当天谈的条件不成熟，可以拖延一些时日，这样可以创造一个心平气和的交谈环境。

如何消除老夫老妻间的矛盾

老夫老妻之间，由于家庭日常生活和子女关系方面的原因，发生这样那样的矛盾也是正常的。那么怎样消除矛盾呢？①要互让互谅，不要过多地考虑矛盾的细节。对老年夫妻来说，把矛盾的任何细节都搞清楚是没有必要的，要有一点"和稀泥"精神。②要谅解老伴的个性。老伴一时性起，会说一些气话、过头话，不要计较这些。③要多从自己方面找矛盾的起因，在适当时候、适当场合，向老伴赔个不是也没什么不可以的。这样一来，老夫老妻间的矛盾也就烟消云散了。

怎样消除老夫老妻间的误会

误会不是真实的矛盾，只是由于夫妻双方不明真相而造成了隔阂。因此，消除误会和解决矛盾的方法不同。解决矛盾需要的是夫妻双方的真诚，而消除误会则需要把事实真相"公布"出来——"打开天窗说亮话"。有一老年人看到邻家两个失去母亲的孩子生活十分困难，偷偷地从每月收入中抽出15元补贴他们。老伴发现每月的钱账短缺，怀疑自己丈夫在藏私房钱或另有打算，于是感情上产生裂痕。丈夫考虑再三后，决定把事情真相一五一十地向老伴讲清楚，于是误会消除了，老伴间相好如初。

和谐的伴侣

学会取长补短

老伴间总是各有短长的，要搞好老伴间关系，就要不计较对方之短，而取对方之长。这样才能减少矛盾冲突，增进老伴之间的感情。

尊重对方兴趣能使关系协调

老伴间兴趣往往不同，同样看电视，男的想看球赛，女的则想听戏曲，如果两不相让，天长日久就会使老两口关系产生裂痕。在处理兴趣问题上：

1. 可以协商解决。比如男的要看球赛，而这场球又是很有看头的，可以跟女的协商一下，一般情况下是会得到允许的。

2. 可以"夫唱妇随"或"妇唱夫随"，这是兴趣的相互融合。比如女的是越剧迷，男的也不妨在这方面培养一点兴趣。这样既满足了老伴的兴趣，双方又可培养起新的兴趣来。

尊重对方劳动能加深夫妻的情爱

老夫老妻间的关系是平等的，在人格上应相互尊重，这种尊重具体体现在尊重劳动上。一般地说，自己的劳动和劳动成果，总是希望得到别人的赏识，包括自己老伴的赞誉，如果十分挑剔，容易损伤对方感情。

马雅可夫斯基在一首诗中，刻画了一种人："在大会上他高唱：'同志们，前进……'可是到家里，就忘掉了刚才的歌声，向老婆吆喝，说什么鱼汤烧得不入味，又说什么黄瓜渍得太不行。"这样的人，必然给老伴带来不快，因为那样做意味着对对方劳动的不尊重。

如何正确面对老年丧偶

老年丧偶应"节哀"

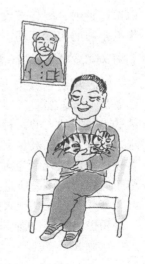

我国传统医学的"七情说"认为"悲伤肺"。一般人每分钟呼吸为 16 ~ 18 次，而在悲哀情况下，可增加到 22 ~ 23 次，这样肺从血液中所吸取的氧气将超过身体所制造的分量，血液中氧气成分降低，会造成四肢麻木、头晕目眩。同时，在悲哀情绪支配下，胃会受刺激而紧缩，结果肚子发胀，食欲锐减，据说 50% 的胃疾病患者是由于情绪波动引起的。过分悲哀会使整个人体功能代谢能力减低，活力削弱，对老年人来说，往往由于缺乏抗菌抗病能力而急剧衰老下去，有的为此而丧生。有人对 4555 名鳏夫进行了 9 年的跟踪调查，发觉其中有 5% 的人由于丧妻后过分悲哀而半年后死去。

怎样消除丧偶后的悲伤感

丧偶当然是悲伤的事，但丧偶后长期保持悲伤感，有害于身心健康。减少和消除悲伤感，最好的办法是"化悲痛为力量"，把悲痛的思绪，转化为生活、学习、工作的力量。要知道，老年人还有许多事要做，包括自己从事的事业，照料子女和孙儿，把亡故配偶未完的事情办好，这既是对亡偶最好的追念，又为社会做出了贡献。陈毅生前有将自己诗词整理出版的愿望，陈毅亡故后，爱人张茜虽然自己也疾病缠身，但她决心完成陈毅的遗愿，她说："正是这一切给我的巨大鼓励和支持，使我振奋精神，不被哀痛的情感所湮没，不被疾病的威胁所压倒。"

怎样消除丧偶后的孤独感

为了消除丧偶后的孤独感，最好能改变一下居住环境，免得"睹物思人"。如果原先不与子女住在一起的，最好能与子女一起住一段时期，用子女的骨肉情来温暖老年人悲凉的心。有条件的，可以与子女或其他老年人一起结伴外出旅游一段时间，在集体生活中可以免除孤独情思的滋生。有的还可以到自己的至亲或好友处走动走动。总之，丧偶后关在斗室中冥思苦索，乃是老年人的大忌。

料理丧事简朴些为好

杭州市郊有一位73岁的老农民，在逝世前留下遗嘱：一不请和尚、道士吹吹打打，也不要尼姑、祝婆来念经念佛；二不要儿孙披麻戴孝表孝心，要把精力放在工作学习上；三不要亲戚或朋友送斋饭，浪费钱财，要把钱用到生产上去。这位老农民的遗嘱对于老年人为亡故配偶办丧事也是适用的。

丧事简办，一可以破除在殡葬仪式上几千年沿袭下来的旧风陋俗；二可以节省钱财，减轻子女的经济负担；三可以把对死者的哀思，化为更好地工作、学习的实际行动。

寄托对亡故配偶的怀念

俗话说："一夜夫妻百日情。"数十年朝夕相处的恩爱夫妻的一方亡故了，活着的一方怎能不寄以深深的怀念呢？当然。怀念亡者，一方面是作为"感情的动物"的人的一种自然情感；另一方面也是为了生者自身。因此，应该选择一些具有积极意义的遗物珍藏起来，作为永久的纪念，比如死者生前的著述，能反映死者生前情趣特性的物件，或者是死者生前赠给配偶的信物。至于遗照，应该有所选择地保存。心理学家认为，遗照以保存老年初期的为好，那样既可反映死者晚年的风采，又可给人留下成熟、精神的印象，给人一种积极的力量。临终时病态恹恹的相片，一般以不保存为好。

如何正确面对老年再婚

再婚是老年人的合法权益

我国的《宪法》和《婚姻法》都规定，要保护妇女、儿童和老年人的合法权益。老年人在配偶亡故或配偶离异的条件下，可以再婚，这是老年人的合法权益。老年人再婚就是在特殊条件下的再一次结婚，它的条件就是《婚姻法》中规定的结婚条件，对老年人来说主要是两条：①男女双方完全自愿；②符合一夫一妻制。

再婚的生理学基础

老年人再婚的生理学基础是性能力的存在。

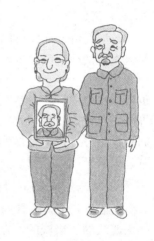

男性 50 ~ 60 岁起循环血睾酮水平下降，但性能力未丧失。日本学者长谷川调查认为，男性保持性交能力最终年龄为 75 岁。女性更年期为 40 ~ 52 岁，1980 年调查表明我国女性更年期平均为 49.5 岁，但绝经后并不意味着性欲的减退，更不意味着性欲的消失。可见，无论男女，老年人都有再婚的生理学基础。有人认为，老年人随着生活条件的改善，闲暇时间的增多，以及旧观念的破除，性欲中的接触欲还有比现今增加的倾向，性功能的延续时间也会更趋长久。

再婚的心理学基础

社会心理学者认为，"成双性"是人的自然本性，寻找配偶是人的心理的重要组成部分。老年人也不例外。因此，丧偶就成为一种压力，会造成一系列身心失调和疾病，会使性格变异，有的表现为不喜欢见人，有的反应迟钝，有的出现健忘、妄想、幻觉。丧偶人的心理倾向是向往再婚的，这是"成双性"起作用的反映。

上海一项对退休工人的调查表明，60 岁以上的老年鳏夫死亡率不仅比同龄有妇之夫高，而且比同龄从未结过婚的单身汉更高。老年人的婚姻状态影响其生活的满意感。有婚配的老年人比丧偶老年人生活满意感高 4.3 倍。

再婚的社会经济学基础

老年人再婚也是社会经济发展的必然趋势。

经济发展了，传统的"大家庭"将会被越来越多的"核心家庭"所取代。在世界发达国家已经实现了这种转变。在我国，近年来的调查资料表明，"核心家庭"也有上升的趋势。社会经济的发展，造成了家庭代际关系的改变，这就促使老年人更多地考虑再婚，以寻找新的老伴来维护和提高"自立"能力。而随着城市老年人退休金的提高和农村逐步对老年人给予养老安置，老年人再婚的经济条件也具备了。

妨碍老年人再婚的障碍有哪些

老年人再婚的一大阻力来自社会。有些人认为，追求情侣，卿卿我我，那是青年人的专利，而老年丧偶又求新欢，就会被斥之为"情感怪诞"。这就使有些老年人一谈再婚就躲躲闪闪，欲言又止，即使找到了适当的对象，也一时不敢表露出来。更为严重的社会心理障碍是对老年寡妇的思想桎梏，不少人还是用"好女不嫁二夫"的尺度衡量妇女，有些老年妇女再婚，子女也会认为颜面尽失，而要与老母断绝关系。

老年人再婚前该向子女打个招呼

老年人再婚前应该同成年的子女打个招呼。老年人再婚，根本上说是老年人本人的事，可以自作主张，但是，从实际利害角度看，也与子女有联系，得跟子女打个招呼。这样一方面可以使他们有较为充分的思想准备，同时，也可以在事前解决一些颇费周折的事，包括日后财产的分割、老年人的去向，等等。再说，成年子女已经长大成人，他们有自己独立的观念和见解，跟他们打个招呼，也可请他们来出出主意，可使老年人在再婚问题上处置得更郑重、更妥帖些。

子女阻碍老年人再婚时该怎么办

再婚是老年人应有的权利，任何人不得阻碍。如果子女阻挠老年人再婚，那是违法的、错误的。在这个问题上，老年人不要畏惧，要对自己的子女做耐心细致的工作，如果工作做不下去，可以让子女所在单位领导出面向他们进行解说。若子女蛮不讲理，强行阻挠，并以驱逐、断绝关系等胁迫，老年人可以直接诉诸法院，让法院出面做出必要的裁决。

如何选择再婚对象

选择再婚对象时，首先，要考虑对方与自己脾性是否相合，晚年结成夫妻，主要的目的是要相互照料、相互体贴。如果脾性不合，那再婚后就不会有幸福的生活。其次，要考虑对方的健康状况，如果双方都很康健，那当然没什么，如果有一方身体很差，另一方就要考虑能否照应的问题。如果双方身体都很差，则要考虑再婚后生活是否能自理的问题。最后，还要考虑一些具体的问题，比如再婚后住在何处？再婚后双方子女关系能否融洽？再婚后经济上能否维持？这些问题很具体，不解决好，往往会成为再婚夫妇隔阂的起因。

对再婚对象一定要如实反映情况

再婚比初婚情况要复杂得多。初婚主要双方自愿，情投意合即可，而再婚除了上述条件外，还涉及很多实际问题，包括子女问题、财产问题、居所问题。如果不把这些问题向对方讲清楚，就容易在再婚后节外生枝地闹出许多矛盾来。把问题讲清了，如果对方认为不适合，就不要勉强凑合，如果对方认为可以，就要共同把一些实际问题妥善处置好，这样就能确保再婚后的幸福生活。

更多地关心对方原有子女

再婚以后，再婚的老年夫妇，与再婚双方原有子女之间，客观上组成了继父母和继子女的关系。长期的剥削制度下形成的传统观念是："亲不亲，骨肉亲。"这样，处理好与对方原有子女之间的关系，成为再婚后处理家庭关系的关键。当然，老年再婚后组成的继父母和继子女关系，不同于中青年人再婚后组成的继父母和继子女关系，后者有一个抚养和赡养的关系问题，而前者一般不存在抚养和赡养的关系问题，从这层意义上看，老年夫妇与继子女之间的实际利害关系要少些，但要处理好也不易。为了处理好，再婚老年人要主动些，比如逢年过节时，主动去看望对方的子女，或者请对方的子女来团聚。对方子女遭到什么不幸时，主动去问候，对方子女经济上有什么困难，要在力所能及的范围内解囊相助。这样继父母和继子女之间的关系和感情就能与日俱增了。

少在再婚配偶前叨念亡故老伴

对亡故老伴怀有怀念之情，那是可以理解的。但是，一般地说，在再婚初期，不宜过多地在再婚配偶前多叨念亡故老伴，否则容易伤害对方的感情。再婚时间较长后，双方在共同生活中关系也紧密了，这时叨念亡故老伴就容易取得对方的理解，但要注意，不要用亡故老伴的长处去比较再婚配偶的短处，否则容易造成不必要的误会。

不能冷淡亡故老伴的亲属

"亲属"二字，早载于我国古代典籍。汉刘熙《释名·释亲属》中说："亲，衬也，言相隐衬也。""属，续也，恩相连续也。"这些解释说明亲属间具有相衬相续的亲密关系。原先老伴本人虽已亡故，但由亡故老伴而形成的种种亲属关系是继续存在的。我国亲属分为三类：一为配偶；二为血亲；三为姻亲。如果疏远已故老伴的亲属，对整个亲属系统都会产生影响，尤其对搞好再婚夫妇与亡故老伴所生子女的关系是不利的。

再婚后居于何处

我国《婚姻法》规定："登记结婚后，根据男女双方的约定，女方可以成为男方家庭的成员，男方也可以成为女方家庭的成员。"这一条，也完全适用于再婚老年人。就是说，再婚老年人可以居住在男方处，与男方子女一起生活，也可居住于女方处，与女方子女一起生活。如果估计到与双方子女一起住会造成种种矛盾，或有实际困难，在住房许可的条件下，再婚老年人单独另觅居处也可以。

如何处理好父子母子关系

父子关系在家庭关系中的地位

父子关系，又称亲子关系。亲为父母，子为子女。父母和子女关系是最近的直系血亲，是家庭中的重要成员，双方相互享有法定的权利和承担法定的义务。父母与子女的关系也不是一成不变的，它随着历史的发展而发展。在不同的时代，父母与子女双方在法律上的地位，相互间的权利和义务有很大的差别。但是，不管在哪一个时代，父母子女的关系是否和谐，父母子女关系处置得是否恰当，始终是家庭兴衰的决定性因素。

"父母之命不可违"是旧观念

在历史上，父母与子女的关系，是一种不平等的关系。这是不平等的社会关系的反映，所谓"父为子纲"，实际上就是封建社会"君为臣纲"的一个缩影。在那个时代，父母有绝对的权威。宋儒罗从彦曾说："天下无不是的父母。"魏叔子在《日录》中甚至说："父母以非理杀子，子不当怨。"现在，封建制度早已经消灭，但封建的传统观念源远流长，至今影响着一部分人的言论和行动。"父母之命不可违"就是一种封建的旧观念。

新型的父子关系

父子平等——这是社会主义新型父子关系的显著特征。这里说的平等，首先指人格上的平等，不管是父是子，在人格上一律平等。在家庭生活中，也不管谁是家政的管理者，都不能以势压人，而应以理服人。父子平等使父子关系更亲密了。他们之间除了骨肉之情外，还有朋友之谊，因此，这种关系不是一般的社会关系所能比拟的。

父母是子女的"终身教师"

对每一个人来说，家庭是一所永不毕业的学校，而这所学校中的教师，就是父母。子女不管处于幼年、少年、青年还是壮年，都应该接受父母的教育。当然，每一年龄阶段的教育内容和教育方式是并不相同的。当父母的要根据子女不同的年龄阶段施以恰如其分的教育，父母对子女放弃教育是不对的，子女不接受父母的教育也是错误的。

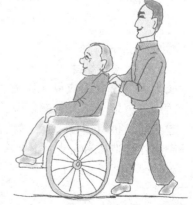

父母与子女间的权利义务

总的来说，父母有抚养教育子女的权利和义务，子女有赡养扶助父母的权利和义务。所谓对子女的抚养包括三个方面：一是生活上的照料；二是思想上的教育；三是行为上的监护。所谓对父母的赡养也有三个方面：一是物质上的供给；二是精神上的安慰；三是感情上的体贴。中国历来提倡"以敬为孝"和"以教为养"，这可以说是父母与子女间权利和义务的集中体现。

老年父母与成年子女的关系特点

相对独立性是老年父母与成年子女关系的特点。

这种相对独立性表现在：首先，结构上的相对独立性。家庭细胞到了一定时候就要发生裂变，子女成年以后，就要成家立业，自立门户，就是说从母家庭中裂变出子家庭来。其次，思想上的独立性。未成年的子女世界观没有形成，思想上对父母有相当的依赖性；而成年子女却是成熟的，他们对家庭、企业、社会都有自己的看法，这是不以父母的意志为转移的。最后，经济上的独立性。成年子女即使仍然与父母在一起过日子，他们也有自己独立的家庭经济生活，在经济上是难以由老年父母全面干预的。根据上述特点，老年父母要充分尊重成年子女，在有些家庭事务的处置上，要多听成年子女的意见，只要不是什么原则性的问题，基本上要按照子女的意愿去办。

两代人，谁向谁靠拢

老年父母与成年子女之间的差异是客观存在的。从总体上看，父辈与子辈都有时代赋予他们的长处，也各有时代带给他们的短处。因此，不能简单地说谁向谁靠拢，而应是双方的靠拢，以彼之长，补己之短。当代的老年人是从旧社会过来的，他们是中国大地上历史大变动的见证人，他们对新旧社会有鲜明的对比，在生活作风上朴实、节俭，当然也有短处，由于文化水平低，对新的时代气息的感应力差，吸收新事物慢。成年的子女对时代潮流比较敏感，从思想倾向到生活作风，基本上是与时代同步的。但对社会变迁缺乏感性的真切的理解，在认识上也有不成熟和偏颇之处。如果父子两代人都不偏执己见，而能取长补短，互相靠拢，那么，家庭成员的素质就可以大大提高。

"养儿防老"的观念

在人类社会早期，即一夫一妻制形成之前，生儿育女是人的一种自然功能。父母子女之间没有明确的世系关系，因此不存在"养儿防老"的问题。到了私有制社会，家庭建筑在一夫一妻制基础之上，这时父母与子女的关系明确了，子女成了父母的私产，"养儿防老"的观念也就渐次形成。到了社会主义时代，家庭建筑在更加完备意义上的一夫一妻制基础之上。在社会主义制度下，生儿育女不只是个人的事，抚养下一代和赡养老一辈也不仅是家庭私事，从这个意义上说，"养儿"不只是为了"防老"，在相当长一段时间内，家庭仍然是我们社会的细胞，父母与子女之间有着确定的权利和义务关系，从这一角度看，"养儿防老"仍然有它的现实价值。我们说的"老有所养"，现今还主要是通过家庭来实现的。根据恩格斯的预言，到了社会主义的高级阶段，"随着生产资料转归社会所有，个体家庭就不再是社会的经济单位了""孩子的抚养和教育成为公共的事业"，到那时，"养儿防老"观念自然也就消失了。

子女不"孝顺"父母怎么办

在社会主义制度下，老年人理应受到尊敬和照顾，他们在家庭中的合法权益受到法律保护。子女不仅要在物质上供养父母，而且要尊敬和关心父母，使他们能够幸福地安度晚年。但有些中青年子女对父母冷若冰霜，只管自己享乐，不管父母温饱，有的甚至遗弃和虐待老年人。对此类子女，老年人可以理直气壮地向他们提出批评，并要求有关方面对其子女进行教育，在批评教育无效时，可以诉诸法院，采取必要的法律措施。对虐待、遗弃老年人，情节严重的，或构成犯罪的，应当依法追究刑事责任。

老年人如何处理家务

老年人做点家务有好处

做一点家务对老年人的身体健康大有好处。家务劳动一般地说，比较琐碎，但不是重活，也没有多少时间观念上的硬性要求，比较符合老年人实际的体力状况。同时，适当作一点家务，也可以改变老年人喜静不喜动的习惯，实际上是另一种意义上的体育锻炼。再说，通过自己的劳动，把屋子整理得条理井然，一尘不染，可以改善老年人的生活环境，有利于身体健康。

做家务对心理健康有好处

做一点家务可以从两个方面提高老年人的心理素质：①增强老年人的生存价值观。老年人最忌讳的是感到自己在家庭生活中是累赘，给家人带来种种麻烦而自己一无贡献。如果能根据实际情况参加一点家务劳动，就会感到自己是家庭生活必要的一员，自己也在为家庭做出积极的贡献。②增强老年人的生活满意感。越是衣来伸手、饭来张口的老年人，越会发生一种变态心理——对家庭生活不满意。而亲身做一点家务，相反可以增强生活的满意感，因为从人的本性来说，对自己本身创造的生活条件、生活环境，总是易于满足的。

对协调家庭关系有何好处

老年人做一点家务，可以协调自己与子辈夫妇间的关系。据上海市的有关调查，大约有50%的新婚夫妇的矛盾起因于繁忙的家务。美国芝加哥市一对夫妇从40岁起记录家庭矛盾，40年间一共发生不和有9192次，其中4310次源于家务劳动，其约数也在50%左右。如果老年人帮做一点家务，就可以大大减轻中青年夫妇的家务承担，促进子辈夫妇团结，同时也促进小辈夫妇与老年人关系的协调。

家务的适量性原则

老年人家务劳动怎样才算适量，这是因人而异的。一般来说，老年人在家务劳动中要保持"三不"：①不紧张。每天除家务劳动外，还有比较充裕的时间可以自由支配，包括参加多种形式的文娱体育活动。②不疲劳。一天家务劳动下来，有轻松自如之感，还想干一点别的什么事。③不厌烦。对家务劳动仍然有浓厚的兴趣感，仍然期望着新的一天参与同类的劳动。

家务劳动过量

所谓家务劳动过量，从老年人本人的感觉上讲就是紧张、疲乏、厌烦。如果这样，就应该从量和质两个方面加以调整。从量的角度来说，应该有所减少，使家务劳动量调节在自己体力允许的范围内。从质的角度看，要选择比较适合于自己身体状况的家务劳动，比如患心脏病和高血压的老年人，他们常将早上买菜看成是一大负担，因为菜场拥挤，选择食品又比较麻烦，也不利于健康。那么，就可把这一家务劳动转让给子女做，自己选择擦窗抹桌，切洗菜蔬这一类活干。解决家务劳动过量问题，一般可由老年人直接向子女提出，如不方便，可请至亲好友转达给子女。

老年人如何教育儿孙

对儿孙教育的重要意义

如何教育子女，是今天社会普遍关心的问题，也关系到我们的宏伟大业是否后继有人的大事。虽然儿孙的成长，要受来自各方面的教育、帮助，如党团组织、学校机关等，但家庭教育也不可忽视。家庭教育如何，对儿孙的成长会产生深刻的影响。对子孙身上的优点、弱点，对他们生活的环境和条件，最了解的莫过于父母、祖父母，所以父母、祖父母抓住儿孙的这些特点，从小抓紧教育，对儿孙的健康成长有很大的影响和作用。特别是干部子弟，家庭教育更为重要。

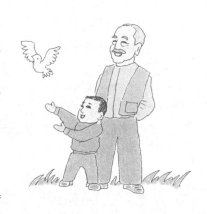

搞好对儿孙的教育，最重要的是以身作则，身教重于言教。长辈自己日常生活中的一言一行，甚至音容笑貌、待人接物等，对儿孙有着耳濡目染、潜移默化的巨大影响。刘少奇同志曾经讲："对孩子的教育从小就要抓。严是爱，宠是害啊！"这是非常中肯的。我们要记住这一名言，而且身体力行，为把我们的儿孙培养成党和国家的有用之才而努力。

家庭教育形式

教育子女要按照党的教育方针，使子女在德育、智育、体育几方面得到发展，成为社会主义建设的有用之才。

从家教来说，主要内容应该对子女进行以共产主义思想为核心的社会主义精神文明建设的思想教育，提高他们对世界的认识和改造能力。家教的基本原则是说服教育。对子女的思想问题、认识问题，要坚持疏导的方针，反对堵塞的方针；还要以理服人，有的放矢。

家教的形式有四种：一是面教。当面对子女可以通过谈话、谈心、谈家常、谈工作、谈治学、谈国事，来对子女进行教育。二是函教。子女父母各居一地，可用通信来勉励子女在思想上、政治上、文化上、业务上力求进步，寓教育于家书之中。三是诗教。通过写诗对子女进行形象化的教育，以艺术力量感染子女。四是身教。父母自己要有共产主义的理想、信念、道德、情操，以身作则，使子女受到潜移默化，有所效法，奋发有为。

提高教育孙辈的自觉性

为了提高教育孙辈的自觉性，老年人应该懂得一点育儿常识，包括不同年龄阶段儿童的生理心理特征、科学的管理方式和教育方法；此外，还要了解自己孙儿的个性特征。这样在教育孙辈时就会更加理智。同时，老年人在孙子孙女面前要谨慎地检点自己的行为，一次马克思和同伴一起高兴地唱起了情意绵绵的恋歌，这时传来了女儿上楼的脚步声，马克思忙止住大家说："孩子还小，她应该是纯真的。"此类事在日常生活中常会遇到，我们应十分注意，不要使孩子过早地"成熟"。

教育孙辈的总原则

使孙辈成为德、智、体、美全面发展的新人，这是教育孙辈的总原则。从这个总原则出发，我们应该关怀他们的身体健康，注意他们的品德修养，培养他们的智能发展，提高他们的审美能力。这四方面，哪一方面也不能偏废，偏废了对人才培养不利。但其中有两条是核心：一是要从小培养他们为国家富强和人民富裕而奋斗的献身精神；二是要培养他们不断追求新知、独立思考、勇于创造的精神。

对孙辈的"爱"应怎样表现

高尔基有句名言："单单爱孩子，这是连母鸡也会的事。"当长辈的问题不仅在于是否给孩子以爱，还在于给孩子怎样的爱。20世纪著名教育家苏霍姆林斯基把"爱"分成四种基本类型：①"娇纵的爱"。大人对孩子溺爱娇纵，孩子要什么，就给什么。②"专横的爱"。大人不研究孩子的心理，也不讲教育方法，借助于打、骂等手段管束孩子。③"包办的爱"。什么都由大人包办，孩子成了衣来伸手、饭来张口的"少爷""小姐"。④"明智的爱"。也就是建筑在科学分析和科学管理基础上的爱。苏霍姆林斯基说："父母的爱应当是一股凉爽的轻风，它可以把孩子心灵中燃起的对别人关心的火花吹得更加旺盛。"我们需要的是明智的爱、有节制的爱。

提倡对孙辈有节制的爱

我国老一辈教育家刘绍禹在"教育儿童原则"中指出："不要太关心儿童""不要太亲近儿童""要节制对孩子的爱"。应当说，爱也是有质的规定性和量的节制性的。"爱"的质的规定性，是指对孩子的爱要有利于他们德、智、体、美全面发展，不利于此者，绝不滥施其"爱"。"爱"的量的节制性，是指不要什么都护着孩子，要让他逐步养成自理自立的习惯。著名作家严文井说得好："我的母亲和别人的母亲一样，也有对子女的'母爱'，但是我的母亲给我的母爱是有节制的，她主张我早日离家独立。现在我认为，这是她关心我的一种表现。她的决心是明智的，她的貌似坚硬的心并非不温柔。"对孙子孙女，我们也要提倡有节制的爱，凡是孩子们独立能做的事，绝不包办代替。凡是孩子不合理的要求，绝不依顺迁就。

如何照顾独生的孙辈

让独生的孙儿"独处"，这不好。生理学家试验表明，孩子的天性是合群的，他们喜欢同同龄的孩子在一起生活，"独处"不符合孩子的天性。另外，"独处"也不符合时代潮流。我们的时代是充满信息的时代，社会交往加剧的时代，从经济角度看，正从区域经济走向国家经济、世界经济、全球经济，这就迫切要求培养出一批善于交际、长于活动的创造型人才来。如果我们让孩子"独处"，就会让其养成胆怯、怕事、不善交际的坏习性，与整个时代格格不入。从智力开发角度看，"独处"儿童也大大劣于集体儿童。

不该把孙辈"禁"在家中

俗话说，见多识广。只有让孩子多接触实际，多接触自然和社会，他们的知识才会丰富起来。脑科学表明，一个人大脑中的信息量，通过视觉获得的占83%，通过听觉获得的占11%，通过嗅觉获得的占3.5%，通过触觉获得的占1.5%，通过味觉获得的为1%。把孩子"禁"在家中，闭目塞听，将会使他们的知识变得贫乏，而成为无出息之人。俄罗斯伟大作家契诃夫说："必须努力使每一个孩子的见闻比他的祖父和父亲的见闻多而广。"我们应努力这样做。

孙辈爱串门好不好

独生孩子串门好。串门是由家庭走向社会的第一步。门里，是家庭；门外，是社会。各家的情况不同，教养不同，向孩子展示着不同的社会面。同时，串门也是孩子间正常交往的桥梁，在串门中，孩子们交流着自己的思想、感情、要求、愿望。再说，串门也可以消除独生子女的寂寞。老让孩子与比他们大几十岁的大人、老年人在一起，不好。让他们去串串门，在谈谈笑笑、蹦蹦跳跳中身心得到健康发展。当然，串门也要靠大人的引导。要求他们懂礼貌，在进门前先敲门，得到允许后再进去，在别人家中不能乱翻人家东西，这也是生活常识的教育吧！

孙辈大些后该让他（她）做点家务

现在独生子女缺乏劳动锻炼，这已经成了相当普遍的"社会问题"。有些孩子当了少先队员，红领巾还得由家长系；上了中学连块手帕都不会洗。

"一懒生百病"，不劳动，他们的思想就会起变化，变得娇嫩，弱不禁风，对困难没有抵御能力。对独生子女来说，参加一定量的家务劳动，是一剂治娇的灵丹。首先要求他们力求做到"自己的事自己做"，自己洗手帕、洗鞋袜、洗衣服、擦头颈、洗澡，同时，还要参加一些家庭布置、家庭卫生、家庭美化方面的劳动。这样也有利于培养他们的家庭主人翁感。

如何帮助孙辈养成良好的生活常规

每个人的生活常规是并不相同的，但有两条是相通的。一是生活要有节奏感；二是生活要条理化。所谓生活的节奏感，就是一天时间要安排得疏密得当，学习、休息、娱乐，要交替着进行，在时间顺序上要相对稳定下来。所谓生活条理化，是说把日常生活安排得有条不紊，吃、穿、住、用各种物品，做到"各就各位"。生活的节奏感和条理化要通过制定科学的日程安排和时间表体现出来。带孩子的老年人要摸索孩子的生活规律，根据他们的身体状况、兴趣爱好、性格特征，制定出适合孩子的日程时间安排表来。

怎样正确看待孙辈爱玩的天性

孩子的天性是爱玩，玩是他们的权利，是他们健康发展的前提条件。大人应该尊重他们玩的权利，使他们在玩的过程中活跃身心，增强情趣，增加知识。孩子的玩本身就是他们生活的写照，反映了他们对生活的理解，他们常学着大人的样子烧饭、抱孩子、盖房子。作为老年人，要紧的是引导他们玩得更有意义，在玩耍与学习中架起一座桥梁。鲁迅为了满足海婴对种植农作物的向往，就让他在庭院里种了两株南瓜，学习培土、浇水、除草、管理，这对海婴来说，是在玩，但同时又在他幼小的心灵中播下了知识和技能的种子。

怎样为孙辈选择玩具

鲁迅说过："玩具是儿童的天使。"玩具的选择可以是多种多样的，但从孩子成长角度看，在选择时不应过多选择生活型的玩具，比如洋娃娃之类，而应当较多地选择智能型的玩具，比如电动魔术玩具、磁性活动玩具等。同时也可选择一些操作型的玩具。鲁迅就在海婴周岁时为他买过一套木工工具玩具，让他进行工程师盖房子的操作游戏，这对孩子来说，既有趣，又是行为的实际锻炼。

怎样为孙辈买"小人书"

孙辈与爷爷奶奶到街上走走，总要爷爷奶奶买几本"小人书"，这是可以理解的。"小人书"图文并茂，以图取胜，对"小人"很有吸引力。但在选择时，要注意它的思想内容。有些一味宣传狭义、怪诞的"小人书"不要给孩子买。在选择的品种上也应该广一些、"杂"一些，而不要为投孩子所"好"，一味选择那种描写"杀戮"的武侠故事。既可选择中国的，也可选择外国的（如高尔基的《童年》三部曲）；既可选择古代的，也可选择近现代的。买了以后，还要与孙子孙女一起翻看，给他们解释，指导他们阅读。

怎样与孙辈寓教于乐

马克思是最爱与孩子一起玩耍的。当玩得起劲时，他简直忘记了自己的身份。马克思听从孩子们的"指挥"，俯下身去让孩子们当马骑，有时相互追逐着一起捉迷藏，一起爬山，一起郊游。这就给我们一个启示，与孩子们一起玩耍没有什么不妥当。与孩子们一起玩，可以取得他们的信任，可以赢得他们那颗纯真的心，从而更好地引导他们前进。同时，老年人在与儿童们一起玩中可以获取性格上的"童化"。

怎样对待好提问的孙辈

爱提问，甚至爱提怪问题，这可以说是孩子们的共同点。孩子们在三岁前思维没得到应有的发展，他们提不出问题。三岁开始，语言和思维都有了较大的突破，自我意识也加强了，接触事物也越来越多，于是形成了一系列疑问。爱提问是他们思维发展的必然结果，是强烈求知欲的反映。对孙辈的提问，老年人应取热烈支持的态度，而切不可因怕烦而不理不睬。除了热情支持外，还要积极帮助孩子们去释疑，完成从"为什么"到"是什么"的飞跃。

怎样保护孙辈的想象力

在"我在 2000 年的生活"国际儿童绘画比赛中，上海一位小朋友那张《荡秋千》获得好评，并得了奖。画面上一个小朋友荡着秋千，秋千挂在弯弯的月亮上，他荡呀荡呀，惹得星星都闪出羡慕的眼光。这幅画好在想象大胆新颖，不落俗套。应当说，孩子们这种想象力是十分可贵的，当爷爷奶奶的要保护这种想象力。爱因斯坦说过："想象力比知识更重要，因为知识是有限的，而想象力概括着世界上的一切，推动着进步，并且是知识进化的源泉。"

怎样鼓励孙辈的好奇心

日本的"发明大王"中松义郎在 50 年间发明达 2360 项。当有人问其发明经验时，他归结为两个字：好奇。这位"发明大王"从小就好奇。他年少时，祖父买回一辆崭新的汽车，他乘人不备肢解了全部零件。他祖父非但没批评他，反而鼓励他、支持他，从此他走上了发明之路。这告诉我们，好奇是一种很好的品格，它是发明的先导、创造的诱因，正像法国著名学者保罗·郎之万说的："儿童很早就表现出一种强烈的好奇心，对于这种心理我们应当满足它，并鼓励它，使之达到有所发明、有所创造的高级境界。"

如何正确对待孙辈看"闲书"

已经上学的孙辈，回家后总喜欢看一点"闲书"。所谓"闲书"，实际上就是教科书以外自己找来读的书。读"闲书"没什么不好，有利于丰富知识，开阔眼界。鲁迅说："青少年大可以看看本分以外的书，即课外的书，不要只将课内的书抱住，即使与本业毫不相干，也要浏览。"再说，读"闲书"也有利于调剂精神，是一种积极有益的休息。读"闲书"总是与"有趣"

联系在一起的,因此读"闲书"时往往是轻松愉快的。当然,孙辈在读什么"闲书",有没有思想不健康的东西混杂其间,这倒是当爷爷奶奶的应该关心一下的。

老年人如何交朋友

友谊是人世间最美好的东西

人是社会的动物,作为社会有机组成部分的人与人之间的和谐关系,是最值得珍视的。正是这种和谐的关系,谱写了人类协调发展的美好乐曲。

友谊是亲密的。"潭水深千尺,不及友情深"。知己朋友虽然分处天南地北,相互之间的心仍然靠得很近。

友谊是神圣的。达尔文说:"谈到名声、荣誉、快乐、财富这些东西,如果同友谊相比,它们都是尘土。"普希金认为:"不论是多情的诗句、漂亮的文章,还是闲暇的欢乐,什么都不能代替无比亲密的友谊。"

友谊的力量是巨大的。友谊能驱使人舍己为人、患难相济,友谊能够治愈朋友心灵的创伤,使朋友得到希望和安宁。友谊的手,能拉住朋友不让他掉进危险的深渊;友谊的爱,能产生一种神奇的磁力。

"大度集群朋"

"大度集群朋",体现了交友的一个重要原则。这里说的"度",是指气度,即气量和胸襟。与朋友交往,如果没有宽广的胸襟,自以为是,或者为了一点儿小事就闹别扭,朋友怎能会集到自己周围来呢?刘邦与项羽相比,论才干,论兵力,刘邦都不及项羽,但刘邦能靠自己的大度,在周围集结起像张良、萧何、韩信这样一大批才俊,最后战胜了项羽,无怪乎《汉书》的作者要称赞刘邦"常有大度"了。

对友人要"略小节而取其大"

鲁迅说过:"我还有不少几十年的老朋友,要点就在彼此略小节而取其大。"鲁迅说的这个"要点"很重要,这样可使朋友间互取其长,互补其短。有矛盾,有不同意见,没什么关系,只要这种矛盾不是属于带根本性质的,那友谊就可以保存下去,并且努力培育友谊之花。有一句谚语说:"谁要求没有缺点的朋友,谁就没有朋友。"所谓"略小节",包括对朋友身上的某些"缺点"取谅解态度。

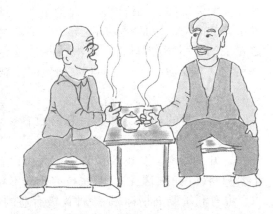

古人说"同志曰友"

这话是很有道理的。上面说到的"略小节而取其大",这里的"大"就是指"同志"。古来对"同志"二字的解释虽然并不相同,但在共同的奋斗目标这一点上,还是一致的。在今天看来,交友,不只是为了人际交往的需要,而且是为了共同事业的需要。因此,从交友的根本要求上看,应当选择有志向、有抱负、有朝气的人为友,这样就可以做到思想上互相促进,业务上互相帮助,生活上互相关怀。

老年人交友的特点

老年人交友有以下这些特点:

1. 多层次。老年人一般说来接触面较广,既与同一年龄层次的老年人交往,又与中年人交往,有的还兴致勃勃地与一些青少年朋友交往或结为知己。

2. 多侧面。老年人阅历长,在生活历程中结交了各色人等为友人。

3. 多功能。老年交友,有的是为了一起娱乐,如棋友、牌友等;有的是为了学习,为了知识的更新,可称为学友;有的是为了一起聊天,故称为"聊友"。老年生活多方面的需要,决定了交友的多功能性。

广为交友对老年人有好处

老年学家认为,老年人广为交友,大有好处。

1. 可以增加乐趣。"有朋自远方来,不亦乐乎",朋友聚首,总能给人一种生活的乐趣,更何况有些朋友妙语连珠,逗人开怀。

2. 可以开阔胸襟。生活中难免有不高兴的事,有些事一时想不通,让朋友一解释、一剖析,就释然了。

3. 可以激发雄心。老年人相聚,常会谈起各自的打算和计划,这能给人一种奋进的力量。

老友间定期小聚有必要

老友间定期小聚,现在已成为不少老年人的"常规"。这是很有必要的。

1. 可以调节身心。朋友小聚总是轻松愉快的。一边小酌,一边各自谈着自己所拥有的"新闻",这对老年人来说是悠然自得的事。

2. 可以增进友谊。朋友小聚,轮流做东,花钱虽不多,却体现了对友人的诚意。

3. 可以诱发思考。很多平时不得其解的"难题",往往在轻松愉快的餐桌边迎刃而解。李政道和杨振宁合作打破宇称守恒定律,就是在午餐会的交谈中实现的。难怪美国人要诙谐地说:"到中国饭店吃顿饭,就可以得诺贝尔奖金。"

老朋友间小聚时应注意什么

老朋友间小聚本身是乐事,但如果不注意节制,就会走向反面,甚至会乐极生悲。这里有几点值得注意：

1. 不要贪杯。小聚时杯酒助兴，是必要的，但如不会喝酒，不妨以茶代酒。即使能喝，也不可开怀畅饮，只喝到五六成就适可而止，这对老年人身体大有裨益。

2. 小聚时间最好放在午后。这样小聚前的上午可适当注意休息，中午保证有一个小时的午睡。如此可保持较旺盛的精力，又不干扰晚上的睡眠。另外，聚首时间也不要太长，以两个小时左右为宜。如果小聚之日身体偶感不适，也应告假，不必勉强赴约，以免招来意想不到的麻烦。

上老友家前先打个招呼

上老友家前打个招呼，这首先是一种礼貌上的要求，不使人家有措手不及之感。朋友如果在干些什么，也可以让人家有时间做一个安排。另外，先电话联系一下，也可以约定确切的时间，免得对方空等，浪费时间。如果对方实在没空，或外出不在家，那打个招呼更可以防止扑空。

来客人前先给子女通信息

老年人在各个家庭中的地位是不同的。但不管地位怎样，在客人来前先给子女通个信息较好。如果老年人已不当家，家庭事务是由成年子女管理的，那当然要事先通个信息，这样可以让子女做个安排，包括把家庭杂物整理得整齐些及备一点茶水、果品。如果客人要在家吃饭，那还要备些酒菜招待。假如仍然老年人当家，给子女打个招呼，既是对子女的尊重，也可要求子女一起招待客人。这样，对客人可招待得更周到些，对老年人自己也可免得一人招待而过于劳神。

老友间交往可采取哪些形式

老友间可以根据各自的兴趣、爱好、习惯，以及健康状况选择不同的交往形式。这些交往形式大致是：

1. 经常走动式。对健康而熟知的老友，经常走动是完全可能和必要的，有的甚至数日一面，有话则长，无话则短，不拘形式，不拘礼节。

2. 定期聚会式。这样可以一下与十数名以至数十名老友见面，是一种既节省时间精力，又互通情报的交往好形式。

3. 来鸿去雁式。这样老友间交往面可以更开阔些。有些朋友身在他乡、异域，常打电话可代面晤。身体较弱、走动不便的老年人，也可以用书信向老友倾诉情怀。

4. 互惠礼品式。一段时间，或节假日向老友送去一些礼品，那也是一种好的交往方式，礼不在多，而在得当。

如何增进老友间的友谊

马克思说过："友谊需要忠诚去播种，热情去灌溉，原则去培养，谅解去护理。"这里说的忠诚、热情、原则、谅解，可以说是增进老友间友谊的基本条件。忠诚，要求老友之间在任何情况下互相信任、互相支持、互相关怀，尤其当一方蒙受不幸，身处逆境时，另一方应该以自己赤诚的心去温暖友人。老友间的热情虽然没有年轻人那样外露，但更纯真、更深沉。老友间的友谊也应讲原则，如果发现老友有缺点、错误，应直言不讳地批评其过失，促其改正。当然，对友人一时的过失，尤其是对自己某些方面处置失当，则应取宽宏大量的谅解态度。只有这样，友谊才能牢固、久长。

如何消除老友间的误会

老友之间有时也难免发生误会，为了友谊，应及时消除误会。使友谊裂痕得以弥合的良方是：坦率和真诚。坦率地承认自己的不足，真诚地表述对友人的情感。当然，在处置上，不要在友人感情激动时急于求成，而应等对方冷静下来后慢慢地表述心迹。1863年1月7日，恩格斯怀着十分悲痛的心情，把妻子玛丽病逝的消息告诉马克思，可马克思在回信中没有多少安慰的话，却大谈自己的困境。为此，恩格斯大为光火，给马克思去了一封信，在信的末尾写道："那就请便吧！"马克思看完信，心里像压着一块大石头，他感到自己的信的确措辞失当，但马上回信，必然又要碰壁。过了十天，他等恩格斯"冷静"下来后，写信认了错，解释了原因，疙瘩终于解开了。恩格斯在回信中说："你最近的这封信已经把前一封信所留下的印象消除了，而且我感到高兴的是，我没有在失去玛丽的同时再失去自己最老的和最好的朋友。"

老年人怎样对待忘年交

怎样留下美好的"第一印象"

老年人的交往也是有所发展有所更新的。在接触新交过程中，重要的是要给对方留下美好的"第一印象"。各人的气质、风度、教养不同，但如能在与新朋友交往之初，以朴素、自然、热诚的态度对待对方，那将留给对方既形态各异又同样美好的"第一印象"。鲁迅由北京到厦门，结交了许多新朋友，留给新朋友的"第一印象"是极好的，他们在《厦门日报》载文道："鲁迅先生没有一点架子，也没有一点派头，也没有一点客套，衣服也随便，说话也不装腔作势。"透过这"第一印象"，使我们看到性格化了的鲁迅。

只与同龄人交往有哪些弊端

老年人有很多长处和优点，比如社会经验比较丰富，对社会和人生有比较成熟的看法。但老年人也有自己的弱点和不足之处，随着生理功能的衰退，心理上也渐趋沉静，不少老年人还趋向于守旧，对社会上朝气蓬勃的新事物常常看不惯，有反感。如果只与老年同龄人在一起，容易滋长和加重守旧心理，使自己与时代离开越来越远。因此，除与老年同龄人交往外，还应该与不同年龄层次的人交朋友。

"忘年交"能带给老年人什么

老年人与年岁相差很大的人交往，尤其与小孩子交往，人称"忘年交"。"忘年交"的好处在于可使老年人实现精神上的"返老还童"。当老年人在与小孩一起玩耍、一起交谈、一起讨论时，会自然而然地用孩子们的口吻、孩子们的思维方式去考虑问题，有时真会忘乎所以，"不知老之将至"。20世纪初举世公认的科学巨匠、瑞典化学家阿列纽斯是一个爱与孩子们交往的人。当时德国政府为了笼络他，在柏林专门为他造了研究所，封他为"全能教授"，授给他最高勋爵爵位。当钦差赶到他住处时，他正在公园与一群小学生捉迷藏，高兴得甚至在草坪上打起滚来，这真正是"忘年"了。

提倡老年人多与中青年交友

不同年龄层次的人，有不同的生理心理特征，青年人朝气蓬勃，中年人成熟有为，老年人练达明澈。如果老年人能与中青年人多有交往，结为友人，那在性格上会受到影响，最终兼练达、有为、朝气于一身，成为一个年轻化了的老年人。意大利前总统佩尔蒂尼，任总统的最后6年他已过80岁高龄，可在这6年间，他一共接见了18万青少年，并规定每星期一至星期五上午10～11时，除特殊情况外，都要与青年人会面。有人发现，这位总统采取这一措施后，思想上不断进取，精神上富于朝气，性格也开朗、积极多了。

交际生活

"交际"一词的起始

交际是指人与人之间的往来应酬。"交际"一词最早见于《孟子·万章》，其中有这样一段记载："万章曰'敢问交际何心也？'孟子曰'恭也。'"大意是，有一个叫万章的人向孟子请教：交际时应以怎样的态度对待对方？孟子回答道：应当取恭敬谦虚的态度。这里语焉不详，不能更具体地了解当时人际交往的情况。但从这里至少使我们懂得，早在2000多年前，中国的"亚圣"孟子已经清晰地记述了"交际"这个词儿，并从万章与孟子的一问一答中，知道当时的学者对"交际"已有了一定程度的研究。

人际交往有哪些重要性

一位名叫约翰·奈斯比特的美国著名社会学家，在1982年发表了轰动一时的《大趋势——改变我们生活的十个新方向》一书。在这本书中，他认为社会发展到当今之世，从经济上看，全球性的互相依赖将加强，这就要求我们考虑问题时要胸怀全球。经济上这一变化，必然引起人们情感上的变化，他提出一个著名论点："高技术必然会引起高情感，必然会引起人们对相聚在一起的需要、交往的需要。"他预言，在未来的世纪，社交不会削弱，相反，会日见其强化。

为何要有社会交际活动

老年人参加社会交际活动，可以开阔视野，获取更多的信息。交际场所，往往是各色人等会集之地，人们在交往中，有意无意地交流着信息。对个人来说，从交际场所获取的信息量，要比从一般场合获取的信息量多得多。老年人是成熟的，经过自己的筛选，可以从中提取种种有用的信息。有人把我们的时代称为信息时代，处在这样一个时代，老年人要与时代同步，一定要参加适当的社交活动。

可参加一些社交活动

一般而言，适合老年人的社交活动大致有四大类：

1. 信息交流性活动。一些企业、单位组织的订货会、企业联谊活动，一些俱乐部、文化馆主持的学术性报告会，老年人常出没其间的"茶馆""老年之家"，都起着信息交流的作用。

2. 智力竞技性活动。有的是全社会的，比如电台、电视台主持的各类智力竞赛、智力测验；有的是老年人专门性的。

3. 娱乐享受性活动。包括面很广，如舞会、音乐欣赏会、音乐茶座、音乐晚会、文娱联谊会等。

4. 社会服务性活动。包括进行社会调查和担负一定里弄、乡镇的社会工作。

跳舞对老年人身心有哪些好处

舞蹈对人身心是一种极好的锻炼。据统计，跳一小时华尔兹舞，等于步行 2000 米，且能满足筋骨、肌肉、身心健康的协调需要。跳舞时，听着乐曲，踩着节拍，翩翩起舞，使人沉浸在轻松、自如、愉快、和谐的气氛中，让大脑处于最佳休息状态，能消除疲劳，有助于减少神经衰弱、消化不良、肥胖、高血压、动脉硬化等症。舞蹈可以改变人的气质，甚至神经质、性格孤僻、变态心理的人，通过跳舞，性格也有明显改善。

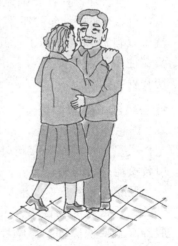

提倡广义上的"以文会友"

"以文会友"，这在我国是有传统的。大凡志趣相投的文人墨客，喜欢定期聚会，舞文弄墨，以抒豪情。这当然是应该提倡的。但从我国实际情况看，从更广泛意义上看，应该提倡文化普及性的"以文会友"。比如有些老年人三五位好友聚集起来，写回忆录，他们之中有的文化不怎么高，一个人写有困难，但可以依靠集体力量一起写。还有文化水平再低一点的老年人，他们可以以自愿为原则集合起来学文化、学时事、读报，这也是广义上的"以文会友"，对提高老年人的文化素质很有好处。

交往中应尊重异域风俗

对外开放以来，我国人民，包括老年人接触外国人的机会增加了。为了增进友谊，必须尊重异域风俗。

1. 尊重礼节。各国人见面时礼节殊异。英国，没第三个人介绍，直接问对方姓名属大不敬。与美国人交往，则不能贸然打听别人年龄。

2. 注意避忌。各国都有"忌"，犯了"忌"，会使对方不快。如西方人对"13"这个数字很忌讳，就要力求避开它。

3. 了解习惯。各国都有自己的习惯，包括服饰，如在穿衣上，日本人忌绿色，比利时人忌黄色，欧美人忌黑色等。了解了这些习惯后，就不会因为这些"小事"而引起对方的不快。

为什么在社交中要互换名片

名片古已有之。在汉代，把通报姓名的单片叫"谒"，汉末称为"刺"，后又改称为"名纸""名帖"。在漫长的中国历史上，一直通行着以名片为中介进行社交活动的惯例，甚至每逢岁时节令，以礼物投赠亲友，也往往附一名片，以示恭敬。到了近代社会，名片应用更为广泛，在文史界，还出现了搜集名片的专家。

互换名片，在社交中显得雅美、庄重。在社交中，尤其是初交，通报姓名还可以，要进一步打听别人有什么头衔，就不"雅"了，而通过互换名片，就可以自然知晓一切了。互换名片，在社交中也是比较讲究效率的。在口头交往中，会受到语言、语音等的障碍，而用文字形式书写下来，是最确切和妥帖的了。

社交场合做到服饰美

周总理在病中，还常常会见外宾，后来连脚也肿了，原来的鞋都不能穿，工作人员劝他穿拖鞋接待外宾，总理不同意，叫人制作了一双特制的布鞋，以备接待外宾时用。

服饰美的最基本要求是穿戴端庄大方。社交场合和日常生活场合是有区别的，日常生活场合衣衫可以随便一些，而社交场合则不能。从高标准看，服饰美就要使服饰与周围环境相协调。与自己身份相协调，与节令相协调。郭沫若说："衣裳是文化的象征，衣裳是思想的形象。"老年人社交场合注意服饰美，也是一种思想美的反映。

社交场合怎样做到语言美

在社交场合，不只要言之成理，而且要言之成"礼"——做到语言美。

语言美的基本要求是文雅、和气、谦逊。所谓文雅，就是要学会使用日常生活中的见面语、感谢语、告别语、招呼语，不使用粗俗语言。所谓和气，就是要心平气和地同别人说话，不强词夺理，更不能恶语伤人。所谓谦逊，就是从语意、语气、语调等方面处处表现出对对方的尊重，多用讨论、商量口吻说话，养成对人用敬语、对己用谦辞的习惯。当然，社交的语言美还与场合有关，在喜庆场合，语调可以高昂一些，而在丧葬场合，语调应低沉而缓和，才不会造成不必要的矛盾。

"上交不谄，下交不渎"

孔子在《易·系辞》中说了"上交不谄，下交不渎"这句话。所谓不谄不渎，是指既不向上拍马屁，又不对下怠慢人，这历来被人认为是交际中的一条重要原则。

"上交不谄，下交不渎"一语，实际上提出了交际平等的原则。在交际过程中，总会有不同身份、不同地位的人出现在同一场合，如果整个社交只围着几个权势人物打转，而把一般人扔在一边，那样实在太庸俗了，也不符合应有的社交道德。

社区活动

要做一点社区工作

老年人退休后，社区成了最重要的生活领域。社区工作要社区中的人一起来管，而日常的管理工作又会落在退休老年人身上。从某种意义上讲，老年人参加一点社区工作，也是一种社会的责任，社区工作搞好了，可以为社会主义建设事业创造一个安定的后方。另外，建设文明的社区，也可以为老年人提供一个良好的生活环境，对老年人的身心健康很有好处。当然，社区工作是很细致、很繁复的，老年人在工作中要量力而行。

怎样处置邻里纠纷

社区工作中大量的是邻里纠纷问题，而邻里纠纷又大多是由生活琐事引起的。在处置邻里纠纷中，要公平合理、不偏不倚。同时，要促成谅解。邻里纠纷中很少有大是大非问题，往往是由敲一只钉子、挂一只篮子一类的小事引起的，在实际生活中很难判出个孰是孰非来，只能要求双方取得谅解，各自多做自我批评。

参加一点社会服务工作好

老年人参加社会服务活动范围极广，包括交通纠察、影院检票、公园值班、夜间巡逻等。参加社会服务本身是老年人"老有所为"的有机组成部分，表明社会需要老年人，老年人是一股积极的社会力量。同时，老年人在参加社会服务工作过程中，可以多侧面地接触社会、了解社会。因此，老年人参加社会服务，本身又具有社交性质。

应该热情帮教青少年

在我们国家，教育青少年不只是教育部门的事，而且是全社会的事，其中包括老年人在内。老年人总希望子孙后代能兴旺发达，这不只是指自己家庭的子孙后代，而是指千家万户的子孙后代。为了教育好孩子，使他们茁壮成长，老年人应热情主动地为教育单位做些事。这里说的帮助教育青少年，既包括对青少年进行生动活泼的思想教育，也包括利用老年人自己的一技之长，为孩子们服务。

如何避免社交场合的强刺激

在交际场合，不少青年人追求的是热烈的情感，强化了的刺激，舞蹈、音乐、影视，都具有高节奏、高频率、高音响、多色彩的特征。这种交际场合，老年人是不宜去的。老年人一般说来神经要脆弱些，有 20% ~ 30% 的老年人还不同程度地患有高血压、心脏病等疾病，他们适宜于幽静、舒展、怡然自得的场合。在选择社交项目时，要适合老年人生理心理特征，选择轻歌曼舞、从容悠闲的社交方式，有时可以把社交点移往空旷的公园或市郊。

老年人栽花指南

老年人为何适宜养花

养花对退休职工、离休干部及其他老年人来说，是一种锻炼身体、延年益寿的体力活动，也是一种学习科学知识、提高艺术素养的文化活动。

养花需要根据各种各样花草树木的生态习性，育种、培土、施肥、修枝、除虫、浇水等，需要付出一定的劳动。对离开劳动岗位的老年人来说，这种劳动是健身的第一选择，是一种十分适宜的体力锻炼。

花团锦簇中大有学问，花的构造、色彩、香味涉及植物学、生物学、化学等许多学科的知识。花与光照、水分、温度、空气、土壤、营养元素的关系，"有心栽花"的技术，涉及自然科学各个领域。插花艺术、盆景制作，更是一门独特的艺术。通过养花，老年人可以学到许多知识，可以提高自己的审美能力。

养花为什么能使老年人"赏心悦目"

当我们闻着庭院、阳台或室内的花草树木散发出来的特殊气息时，一定会深深地吸一口气，感到心旷神怡、精神一振，特别是看到自己亲手培植的花卉开出争奇斗艳的花朵，更是感到一种创造的满足，得到一种美的享受。

花草树木之所以使人悦目，是由于花朵五彩缤纷，使视觉神经得到愉快的刺激。尤其是绿色的光波长短适中，眼睛特别"喜欢"这种光波。经常观赏花草树木，使老年人逐渐退化的视觉功能得到锻炼，从而延缓这方面功能的衰老，长时期保持眸清睛亮。

培植花卉使老年人的情感得到一种美的陶冶。情感是大脑的功能，而大脑又是全身的主宰，通过它实现身体内外环境的协调，调节心理活动与生理活动的平衡。一些老年人的情绪，往往容易激动。而情绪过于激动，就会扰乱大脑的机能，从而引起新陈代谢失调，肾上腺素的分泌增加，交感神经兴奋，心跳加快，血管痉挛，饮食无味，睡眠不安。养花、观花，可以"清心""赏心"，使老年人的心理活动与生理活动趋于平衡。

花卉对治疗慢性病有益处

北宋文学家苏轼有诗："因病得闲殊不恶，安心是药更无方。"培植花卉是一项最需要"安心"的活动。各种花卉，由于经过长期的自然选择与人工培育，形成不同的生态习性，养花要诀在于不急不躁，顺应其习性，创造其适生环境。培养"安心"的情绪，对战胜慢性病，无疑大有裨益。

同时，不少花卉本身还能治病，古人在端午节制作香袋和焚烧艾叶、白芷、苍术，以杀菌防疫强身，这个风俗一直流传至今。古人用丁香、肉桂开胃助食，用野菊花、艾叶、银花、桉叶等制药枕，以消退炎症、恢复听力。

花卉是老年人生活的"环保卫士"

老年人特别需要一个空气清洁、怡情养性的良好环境。而花卉在环境保护中，可以发挥不可低估的作用。

绿色植物在光合作用过程中，吸收二氧化碳，放出氧气，因而使空气新鲜。不少木本或草木花卉，还能抵抗或吸收有毒气体。据试验，山茶、石榴、柑橘及紫薇等对二氧化硫、氯气、氟化氢有较强的抗性；夹竹桃、桂花、米兰、广玉兰、白玉兰及枸骨、瓜子黄杨等都能抵抗二氧化硫和氯气的侵袭；罗汉松、金橘等也有相当抗性。用于垂直绿化的紫藤、金银花、地锦及美人蕉、金盏菊、金鱼草、朝天椒、鸡冠花、菊花、仙人掌、凤仙花、水仙、紫罗兰、仙客来、虎耳草等草花，也有较强的抗毒和吸毒的能力。因而，老年人可以把花卉作为"环保哨兵"，监测大气污染，以保障良好的生活环境。

盆景是使人热爱生活的艺术

盆景是我国特有的一种园林艺术，它把大自然的优美风景缩于尺方之内，使人们在斗室中领略原野林木之态、自然山川之貌。

近年来，不少老年人参加了旅游活动，亲历名山大川，领略无限风光；但更多的老年人因种种原因未能加入这一活动。这对长期生活在城市的老年人来说在身心各方面都是一种缺憾。但如参加盆景艺术的制作活动，将大自然的美景，经过自己的想象与艺术处理，缩小移置室内，就会使老年人足不出户却能重温年轻时游览过的山川情况，欣赏自然界的诗情画意，获得一种美的享受。

盆景艺术不但能美化生活环境，而且能使老年人增进健康、丰富知识。

同时，制作、布置盆景，既是一种高尚的娱乐活动，又能锻炼身体。比如，为了制作山石盆景，就得选购或亲自去挖掘山石；制作、布置盆景，需要掌握美学知识及地质学方面的知识，等等。老年人从事这项活动，一定会更加热爱生活，使金色的晚秋放射出更加绚丽的光彩。

老年人宜养些什么花

老年人养花，力求适合体力，量少而精。早春以花为主，配以青叶；盛夏以芳香为主，配以绿色盆景；晚秋以果为主，配以叶花；寒冬以青为主，配以花果。

适合老年人家庭养植的花卉，品种很多，有绚丽多彩的赏花植物，如月季、茶花、仙客来、君子兰等；有清新幽雅的看叶植物，如文竹、万年青、黄杨、松柏等；也有果实累累的观果植物，如石榴、金橘、香橼、佛手等；还有四溢飘香的芳香植物，如米兰、茉莉、兰花、白兰等。

老年人家庭究竟养什么花好，这可以根据个人爱好和居住条件而定。文竹、小石榴、仙客来、米兰等比较容易管理，形、果、花、香也好，一般花卉爱好者都可养好。如果有条件，还可以养茶花、兰花、五针松等。只要花卉选择搭配得好，便可使家庭环境生趣盎然，四季如春。

阳台适合种哪些花

高楼居民种花，只能利用阳台（或窗台）。阳台多位于楼房的向阳面，阳光充足，空气流通，条件良好；但阳台上风大，又十分干燥，这是不利条件。据此高楼阳台特点，栽花宜选用喜光耐旱的品种。因此，多肉植物仙人掌类花卉，便成了阳台上的宠儿；月季也占着优先地位。适合的花卉还有：扶桑、百日红、菊花、米兰、茉莉、柑橘、石榴、葡萄、海棠、夜来香、苏铁、倒挂金钟等。如果阳台有遮阳条件或是在阴面，适合种的花卉有：五针松、罗汉松、南天竹、杜鹃、含笑、君子兰、文竹、龙吐珠等。总之，只要你摸清阳台栽花的规律，掌握一套因地制宜的培育方法，就可以把你家的阳台建成玲珑可爱、欣欣向荣的空中花园。

哪些土壤养花好

盆栽花卉，一般提倡用富含有机质、排水透气性能好的山土，但山土不易得，有时取来的山土质量也并不好。

一般家庭盆栽花木的用土，最好选择团粒结构状土壤，这种土壤能储存植物生长所需的水分、养料和空气。但由于植物的习性不同，对土壤的要求亦不相同。

沙土：质地松软，无碱性，排水好，对花木扦插、播种、育苗最为适宜，但沙土的空隙大，容易干透，栽植木本类花卉不适合，对阳台养盆花也不适宜。

农田菜园土：属半胶沙性土，含有一定的腐殖质，对栽种松柏、棕桐等常青植物比较适宜。

河泥、草灰、山坡腐叶土：土质疏松而肥沃，含有丰富的腐殖质，呈酸性，对栽种万年青、君子兰、朱顶红、马蹄莲及兰花、杜鹃、茶花等都比较适合。

老年人养鸟指南

鸟是老年人"健康之友"

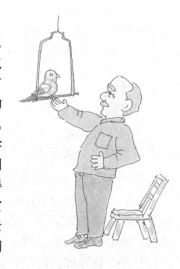

养鸟是一项极为有益、适宜老年人的活动。常见的观赏鸟，如画眉、百灵、云雀、红点颏、蓝点颏、鹊鸲等，鸣声有的激昂悠扬，有的柔润婉转，有的清朗流畅，给人们一种美的享受。音乐能治病，这是被科学实验所证明的。音乐在所有影响人的情绪的因素中，被心理学家列为首位，这也是被大量的实验研究所证明的。饲养一两笼观赏鸟，能使老年人的性情得到美的陶冶，情绪得到愉悦的调剂。除了欣赏鸟的鸣声外，还可欣赏鸟的飞舞，如百灵、云雀，能边舞边鸣，姿态优美多变；欣赏鸟的羽色，如红嘴蓝鹊、黄鹂、蓝翡翠等，色彩鲜艳丰富，为人工染料所不及。这些都能给老年人生活带来乐趣。

同时，观赏鸟体态小巧，对有毒气体反应灵敏，当毒气污染环境时，它即表现为呆滞、不活泼或跌倒，因而可用它来"报警"，监测大气污染状况。观赏鸟被称为老年人"健康之友"是当之无愧的。

养鸟能提高老年人的文学修养

鸟与文学关系很密切，如《诗经》中有"鹤鸣九皋，声闻于野"；唐诗中有"两个黄鹂鸣翠柳，一行白鹭上青天"的诗句。有关鸟的典故、趣闻、逸事也很多。

养鸟，不仅可以欣赏其婉转的歌喉、动人的舞姿、鲜艳的羽毛，还可以把养鸟与欣赏有关鸟的诗篇、文学作品结合起来，这样更能娱悦自己的身心。例如，养黄雀，可读读唐代诗人王维的《黄雀痴》，揣摩其"诗中的画，画中的诗"。养鹦鹉，可读唐代来鹄的《鹦鹉》诗："色白还应及雪衣，嘴红毛绿语仍奇。年年锁在金笼里，何以陇山闻处飞。"以了解作者的咏物寄情与生平；也可以读一读《红楼梦》中黛玉养的那只乖巧的学语鹦鹉的描写；还可以收集一下有关鹦鹉的逸事。比如，法国举行过鹦鹉讲话比赛，一只聪明的鹦鹉说："天啊，这儿为什么有这么多的鹦鹉！"以此夺得金牌。

有许多作家、诗人写了有关鸟的作品，在养鸟时，结合读这些作品，会更深刻、更亲切、更有味。此外，读一些有关鸟的科普作品、饲养观赏鸟的技术书籍，还可增长许多科学知识。

养鸟能使人产生童心

尽管到目前为止还没有一种学说能完全科学地解释衰老的一切现象，但有一点是肯定的，那就是衰老是体内各种结构与功能衰退的综合表现，是人类的自然规律。老年人不可能再返回到年轻时代，也不可能再过童年的生活。但是，老年人保持一种追求自然界的美与奥秘的童稚之心，在美好的事物面前不掩饰自己的欢娱之情，对身心健康是很有益的！那种老气横秋、对美好的事物淡漠得很的心态是不可取的。

如果饲养几只笼鸟，每天听听它们悦耳动人的鸣叫，看看它们色彩艳丽的羽毛，或者训练它们放飞、接物、戴面具、撞钟、学人语，那真是其乐无穷。美丽的小鸟使老年人回到了大自然，回忆起天真无邪的孩提时代，在心理上变得年轻起来。尤其是在世事繁杂、心境烦忧的时候，养鸟可使自己的心灵得到净化，从而转烦为悦。

养鸟能沟通三代人的心灵

一家三代人能相亲相爱，但在爱好上要统一是很难的。牙牙学语或正上小学的孙辈要玩玩具、看小人书；年轻的或中年的夫妇忙于事业，要进修、学习，或业余时间爱好看小说、看电影、看电视、看球赛。家里的老年人往往与儿辈、孙辈的兴趣相悖，有时难免产生矛盾，心灵往往难以沟通。

小鸟是沟通三代人心灵的使者。八色、红嘴相思、娇凤的艳丽色彩往往使三代人都赏心悦目；画眉、百灵、芙蓉的婉转鸣叫，往往使三代人都心旷神怡；鹦鹉、八哥的喋喋"人语"，往往使三代人都忍俊不禁。如能训练小鸟用嘴接物、戴上面具戏耍、击钟报时等，更会使三代人兴致勃勃，如在家中观看精彩的杂技表演。

养鸟有许多典故、逸事、佳话。祖辈可形象地向孙辈传授知识，比如，让他们区别常见的鸟类和熟悉它们各自的习性与特点；让他们了解各国的"国鸟"，诸如澳大利亚的国鸟是琴鸟，日本的国鸟是绿雉，英国的国鸟是红胸鸲，瑞典的国鸟是乌鸫、美国的国鸟是白尾海雕……孙辈对养鸟一定会表现出很高的兴趣，子辈无疑对此会大力支持，从而使一家三代人在感情上更为融洽。

鸽是老年人"美的信使"

鸽是由原鸽经过人们几千年的驯养而成的，早在古代就已被人们用来传递信息。目前鸽的品种有几十种，分为观赏鸽、信鸽和食用鸽三类。老年人不妨养几只信鸽。因为信鸽不仅有观赏价值，更具有通信功能。

原来，信鸽归巢性强烈，它具有特殊的归巢定向功能，它的双眼由100多万个神经元组成，识别力极强。它体内的定向归巢功能感受地磁、气压的变化，接收紫外线，感觉到每秒几十周到一两千周频率的微小震动。汉代的张骞出使西域，就曾用信鸽传递重要消息；唐代的张九龄常用信鸽与亲友通信，称信鸽为"飞奴"。在通信发达的今天，信鸽仍发挥着"信使"的作用，被边防哨所、公安部队所重用。在英国普里茅斯城文波特医院，今天仍用信鸽传送血液与皮肤标本到远离医院的化验中心去检验，相距3000米的路程只要4分钟就可以到达。

当代家庭趋小型化，老年人往往同儿辈、孙辈分住，有时难免有孤独感、寂寞感。养几只信鸽，可经常用它与儿辈、孙辈通报各自的生活与健康信息。这比从邮局递寄信件更富有生活情趣，同时还可参加各级信鸽协会的社会活动，以鸽会友、切磋养鸽技艺、争夺放飞桂冠，一定会增添更多的生活内容与乐趣。因而，不少老年人将信鸽称为"美的信使"。

怎样选择鸟笼

家庭饲养观赏鸟，首先需准备笼养设备。只有先置备好合适的鸟笼和其他附属器具，才能将鸟养得健康活泼，鸣唱自如，适合观赏。

鸟笼的打扮是颇有讲究的。稍有经验的人远望笼子，就能知道里面养的是什么鸟。笼有方形、长方形和圆形等。在我国，最讲究的是圆形的竹笼。它没有死角，富有弹性，鸟不易撞伤，攀扒舒适。其大小因鸟的身体和活动特点而异：一般体形较大的观赏鸟，应选用宽大的疏丝笼喂养，使鸟有足够活动的余地；体形较小但尾羽较长的绶带鸟、红嘴蓝鹊等鸟也应选用高大一点的鸟笼喂养，以免损坏尾羽，影响观赏；还有些鸟体形虽小，但有高飞鸣唱的习惯，如百灵、云雀等也应选用高大鸟笼喂养；而一般体形娇小的观赏鸟则选用体积较小的密丝笼饲养；另外，鹦鹉类鸟，鸟嘴坚硬有力，且爱剥啄笼具，只能用金属笼喂养。

除鸟笼外，还需要其他各种附属器具，如水食缸、食插、栖棍、笼罩等。

怎样选择观赏鸟

鸟的种类繁多，应选择什么样的鸟进行饲养，这是初养笼鸟的人最关心的问题。如果喜欢五色斑斓的羽裳，可选择相思鸟、绶带鸟、蓝翡翠、黄鹂、红嘴蓝鹊、戴菊、戴胜。如果喜欢婉转动听的妙音，可选择画眉、百灵、红点颏、蓝点颏、鹊鸲、半顶红、柳莺、山雀等。如果喜欢聪明伶俐、会学人语的，可选择八哥、鹦鹉、鹩哥等。如果喜欢善解人意、技艺高超的，可选择黄雀、金翅、朱顶雀、蜡嘴雀等。品种确定之后，选购时还必须仔细鉴别它的优劣。挑选时应注意以下几项：

1.挑选幼鸟。因为幼鸟成活率高且容易进行训练。

2.挑选体格健康者。羽毛丰满、有光泽，脚爪完整，无伤残，体形匀称健壮，性情活跃，好鸣好动，食欲旺盛，排出的粪便是条状，体羽整洁，尾部和肛门处无鸟粪沾染。

3.选择善于鸣唱者。观赏鸟只有雄鸟才能鸣唱，故饲养鸣禽必须挑选雄性鸟。鸟类善鸣者其鸣声清脆洪亮，而且婉转悠扬，音节多变。

怎样配制鸟饲料

笼养鸟的饲料的配制是否合适，是能否养好观赏鸟的关键之一。饲料中的蛋白质、碳水化合物、维生素、脂肪和矿物质等各种营养成分既不可缺少，又要合理调配，并应根据不同鸟类的食性和不同生长期的需要，饲以不同的饲料。

1. 植物食性鸟类的饲料配制。食植物性鸟类的嘴均短而硬实，能剥开坚硬种子外壳，啄食籽仁。其饲料以谷粒和油料作物种子为主，配制方法亦较简单，一般根据鸟类在不同生长期的需要，将几种颗粒饲料按适当比例混合即可。稻谷、玉米、葵花子、花生等可喂大型鹦鹉、蜡嘴雀等；粟谷、粟米、稗等可喂白燕、金翅、云雀、百灵、红金钟、虎皮鹦鹉等。

2. 虫食性鸟类的饲料配制。食虫性鸟类以食昆虫为主，其嘴细长而较软。家庭笼养时必须改变其食性，常以豆粉拌和少量肉粉和熟蛋黄粉，混合拌匀后再稍加水调湿。这种食料适用于饲喂红点颏、蓝点颏、鹊鸲、黄鹂、白鹡鸰、戴胜、绣眼等。

3. 杂食性鸟类的饲料配制。杂食性鸟类的食性很杂，既啄食植物种子，也捕食昆虫。家庭笼养以碎米炒蛋或粟米蒸蛋为主，并辅以豆粉拌蛋黄和昆虫等。适用于饲喂画眉、八哥、松鸦、红嘴蓝鹊、喜鹊、红嘴相思和银耳相思等。

老年人钓鱼指南

钓鱼是最适宜老年人的体育活动

作为一项体育活动，钓鱼尤其适宜老年人。钓鱼谚语说："春钓滩，夏钓潭，秋钓荫，冬钓草""春钓雨雾夏钓早，秋钓黄昏冬钓阳"。这就是说钓鱼地点、时间的选择至关重要。因为鱼类是变温性动物，气温与水温变化对鱼类活动有直接影响，钓鱼地点一般在郊外人迹较少之处。寻找理想的钓鱼地点，对老年人来说，是很好的郊游，由于不像旅游胜地那样游人如云、交通拥挤，这种郊游十分适宜老年人。

钓鱼时需要付出一定的体力，甩漂后，要手不离竿，眼不离漂，鱼儿上钩，迅速提竿，对老年人的各种器官机能，是个很好的锻炼。幸运时，钓到大鱼，更是对人们意志的磨炼与考验。钓鱼确是一项富有魅力、吸引力、诱惑力的体育活动，对闲暇时间多，需要多运动、多锻炼的老年人更有意义。

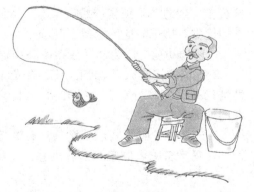

钓鱼能培养老年人心理卫生

长寿学者胡夫兰德在《人生延寿法》中指出："一切对人不利的影响中，最能使人短命夭亡的就要算不好的情绪与恶劣的心境，如忧虑、颓丧、惧怕、怯弱……"急躁易怒、情绪随时波动的人易患不治之症。对百岁老年人的调查表明，他们的性格都是乐观、直率，遇事不躁不怒的。但一般的人进入老年，由于生理、心理的变化，特别是离开干了几十年的工作岗位后，经历一种"心理上的断乳"的矛盾过程，易产生躁怒的情绪与恶劣的心境。

对这种情绪与心境的矫正需要再学习、再适应，垂钓乃是一项极有效的方法。垂钓时，选定位置后要树立信心恒心，不能瞻前顾后、见异思迁，要创造安静的垂钓环境，"钓鱼莫着急，全在好脾气"。经常参加垂钓活动，切磋垂钓技术，与爱好者交流垂钓经验，并参加钓鱼协会，能克服躁怒的情绪，使自己对人生的新位置从生理与心理上适应起来。因此，钓鱼爱好者认为，垂钓是培养老年人"心理卫生"的方法。

钓鱼在我国的历史

出土的新石器时代的文物中就有骨质的渔钩，在郑州出现商朝早期遗址的出土器物中，有青铜制的渔钩，由此看出，钓鱼活动在我国有着悠久历史。《史记·姜太公世家》就有记述姜太公垂钓于渭滨，与周文王相遇，后助武王伐纣的故事，给我们留下了"太公钓鱼，愿者上钩"的典故。东汉高士严子陵，清贫一生，宁愿垂钓于富春江畔，也不愿入朝为官，去吞食那"富贵荣华之钩"，已成为流传千古的佳话。《诗经》《左传》等都有对钓鱼活动的描述。《红楼梦》里也有写小姐们在大观园内钓鱼取乐的情景。我国自古以来都把钓鱼视为一种高雅的活动。

世界的钓鱼活动

钓鱼是非常盛行的体育活动之一，在 20 世纪 50 年代即被列为国际体育比赛项目。1952 年还成立了国际钓鱼运动联合会，并制定了竞赛规则和竞赛项目。日本人更是酷爱钓鱼，日本有世界"钓鱼王国"之称。据说日本的钓鱼爱好者占全国人口的80%左右。瑞典境内有9万多个湖泊和无数条河流，这个国家每三个人中就有一个人喜欢钓鱼。这些国家的钓鱼工具极其发达，多种多样。

我国的钓鱼活动

我国的钓鱼活动越来越普遍，不少地区钓鱼活动非常活跃。特别是近年来，钓鱼作为一种有趣的文化活动，一项有益于身心健康和陶冶性格的户外运动，受到越来越多的人的喜爱，吸引着越来越多的爱好者，不少地区成立了钓鱼协会，并开展钓鱼比赛。全国许多有条件的疗养单位以钓鱼治疗慢性病，如神经官能症和消化系统疾病等。1983 年 9 月成立了中国钓鱼协会。

垂钓用具有哪些

垂钓用具（即渔具）主要包括钓竿、渔线、渔漂、渔钩和铅坠，这五件是一般垂钓不可缺少的主要渔具。此外，钓竿支架、鱼护、抄网等各种辅助用具也是常用的。老年人还要备折凳。

怎样选择钓竿

制钓竿的主要材料是竹竿，个别也有用芦苇制作的。对钓竿的要求是直、牢、轻和有弹性。对老年人中的钓鱼爱好者来说，携带方便也是必须考虑的。

钓竿分独竿和多节活动竿。独竿多采用竹子自制，一般选用三年以上的挺直、节密、根粗、尖细的"鼠尾竹"为好，也可选用符合上述条件的罗汉竹、石竹和小毛竹等，但切忌有刀伤和虫伤。独竿的特点是，由于竹纤维通过竹节从竿尖连通到竿把，所以强度高、弹性好，鱼儿不易脱钩；而且当鱼儿上钩后的每个细微的动作都能灵敏地反映到手中，趣味性也浓。但是独竿携带不方便，在城市中受到一定的限制，多由离河湖塘沼较近的钓鱼爱好者采用。

多节活动竿的优点在于携带方便，使用灵活，易于存放，因此是当前使用最广泛的一种钓竿。按其材质可分为竹子竿、苇竿、玻璃钢竿等。

怎样选择渔线

对渔线的要求是：纤细柔软，坚韧耐拉，无色透明（或与河湖水色相近）。切忌用有伤痕、打死结和已老化的渔线。

渔线的种类较多，目前常用的是尼龙丝和尼龙线。

尼龙丝透明度好，在水中鱼儿不易发觉，而且拉力强度高、韧性好，是比较理想的渔线。其缺点是气温低时变硬发脆易断。因此，适于在暖和的天气使用，冬季钓鱼则最好不采用尼龙丝。

尼龙线比尼龙丝柔软，且拉力强、韧性好，温度低时不易变硬发脆，适于冬季垂钓。缺点是在水中易被鱼儿察觉。

选用渔线的基本原则是，钓大鱼用大钩粗线，钓小鱼用小钩细线。

怎样选择鱼漂

鱼漂的主要用途是观测鱼儿是否食饵。对鱼漂的要求：灵敏度高、质轻耐用、浮力较大、不渗水、色彩醒目。

鱼漂的形式和品种虽然繁多，但总的来说，分散漂儿和单漂儿两类。

散漂儿（南方称散浮子，北方称蜈蚣漂），多以白鸭（或鹅）翎为材料，其特点是比较敏感、灵活。在水深不一、鱼漂上下移动不便的水塘或河湖里，宜选用散漂儿。

单漂儿的形式和花样最多，用途也各异。北方垂钓常用的有风漂儿、锥形漂儿，其原因是灵敏度高、浮力适中，且比较耐用。对于老年垂钓爱好者来说，以选用标志明显的直柱形鱼漂为好。

怎样选择渔钩

渔钩质量的优劣、形状的好坏直接影响垂钓的收获。选用渔钩的一般标准（指钓鲫、鲤等淡水鱼用）：钩宽要适中，钩尖要圆正、锋利，倒刺角度要正确，位置要适当，刚柔相济，钩条的粗细要与沟的大小相称，钩耳要扁平、大小要相宜。

钩形的选择也要因地而异、因鱼而异。如丸钩是最常用的一种渔钩，垂钓淡水中的大多数鱼种皆用丸钩；对于一些吃食迅猛的上层鱼用袖钩效果最好。

怎样选择铅坠

铅坠的主要用途是，借助它的重力将钩抛向远处，并稳定鱼漂的位置。一般采用比重较大、容易加工的铅或锡制成。

铅坠应与鱼漂相匹配，铅坠的轻重应与鱼漂浮力大小相适应。手竿使用的铅坠有圆形和椭圆形两种，大小如同红豆，中间开一个豁口，渔线就嵌在里面夹紧。如果铅坠过重，可削去一些；过轻时，可用牙膏管皮或片状保险丝增加铅坠重量。

怎样选择钓饵

钓饵可分为"荤饵"和"素饵"。荤饵主要指蚯蚓、红虫、小鱼、小虾、螺蛳、青蛙、苍蝇等。素饵主要有面食、白薯丁及米饭粒等。不同的鱼需要不同的鱼饵，就是同一种鱼，在不同的季节需要的鱼饵也不同。因此，选择鱼饵总的原则是要根据不同鱼和不同季节灵活掌握。

蚯蚓是最主要的鱼饵。用蚯蚓做饵时，有两点要注意：

（1）最好不要用现挖的蚯蚓，因其体内泥多且皮肉较嫩，易被鱼儿啄掉；

（2）使用时，先将其拍死，否则由于蚯蚓蠕动，鱼饵会脱落。

怎样选择垂钓场地

鱼类不是均匀地分散在水下的，在一定程度上，它们是相对集中的。如何找到它们集中的场所呢？这就要结合鱼的生活习性，综合时间、季节的因素全面考虑，确定有最大可能性的地点。有四季钓鱼的口诀可供参考。

1. 春钓滩——春天，随着气温升高，鱼的活动能力加强，喜欢游到浅水处寻找食物。

2. 夏钓潭——夏季，天气炎热，鱼在中午前后纷纷游到深水潭背阴处或水草底下乘凉。

3. 秋钓荫——秋天，风浪的起伏使空气中的氧溶于水中，所以此时的鱼非常活跃。为了给过冬积存较多的脂肪，吃食也特别多，而且喜欢在水底藻草附近，或在荫处水的中上层游动。

4. 冬钓草——冬天，一般鱼儿大都已游入朝阳避风的杂草水藻丛中避寒取暖。如能选择此处下钩，必将有所收获。

除此之外在刮风的天气应到背风处下钩，夏天雷雨后钓鱼，鱼特别易上钩。

如何提竿

鱼咬钩时，竿梢就会被拉得上下颤动，十分明显，钓者可直接观察到。提竿时，手握住竿后必须在瞬时有一个向上翘的动作，这主要是为了使渔钩的倒刺一次就能钩透鱼嘴，以防鱼儿逃脱。尤其是钓大鱼，因肉多嘴厚，如不用力翘则渔钩不易钩透，但也不宜用力过猛。特别是使用硬尖子钓竿时，更不能用力猛翘，否则有线断、竿折的危险。提竿后，若手感沉重且渔线在水中摆动，说明鱼已上钩。如果鱼儿较小，则继续提竿，将鱼提出水面。如果钓到大鱼，则不要急于将鱼拿到手。应让鱼在水中多跑一会儿，使其消耗体力，这叫溜鱼，待鱼疲乏时再行拿鱼或按鱼。

老年人养鱼指南

养金鱼是老年人富有创造性的活动

金鱼是我国发现与培养的观赏鱼。据史籍记载，北宋时已有人工育养的金鱼。宋代文学家苏轼访西湖南屏山兴教寺和尚的诗说："我识南屏金鲫鱼，重来倚槛散齐余。"苏轼把金鱼称为"金鲫鱼"，确实，鲫鱼是色彩绚丽、美妙多姿的金鱼的祖先。鲫鱼的变种，首先是从野生的赤鳞鱼开始的，经过近千年的人工喂育与选择。人们把只有银色或墨灰色及其变种红色的、头部扁扁尖尖的鲫鱼，培养成五彩缤纷、体态迥异、尾形多姿的金鱼。拿金鱼的头与尾来说，除扁尖头外，还有平宽头、方头、圆宽头的；除单尾的外，还有双尾、三尾、长尾、垂尾、尾开尾、上单下双尾等。

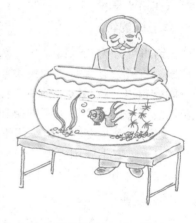

金鱼品种不下一两百种，新的品种与独具风貌的精品不断被爱好者培养出来。老年人参加养金鱼活动，可饲养一些易于饲养与管理的品种；在积累了一定的养金鱼经验后，可选择较为名贵的品种放养，并逐渐掌握繁殖与创造新品种的技术。当一个新的品种或一批名贵的金鱼珍品被创造与培养出来时，老年人一定会享受到生活与创造的无穷乐趣。

"金鱼一缸，胜服参汤"

饲养观赏鱼（包括金鱼、热带鱼）是一项很适宜老年人的活动。经过几千年的人工选择，人们创造了千姿百态的金鱼品种。例如，通体银白、头顶长着红色凸起肉瘤的"鹤顶红"；身体杂以红、黄、蓝、白、黑五彩花色的"五花高头"；长着粒粒可数的圆珠形鳞的"红白花珍珠鳞"；红头顶紫身体的"朱顶紫罗袍"；眼眶外佩戴着两只大气球的"红白花水泡"……老年人在自己居处饲养一缸金鱼，赏心悦目，可得到美的享受与情趣的陶冶。

饲养金鱼需要一定的体力、一定的技术。比如，春季是金鱼的繁殖季节，为了选择优良品种，就需观察鱼的"追星"，挑选品种纯正、体格强健、性状良好的"种鱼"，接着，精心照料它们的撒子、孵化，细心地喂养幼鱼。金鱼进入成长发育的夏季，要恰当地掌握水温、食料，日晒时间不要超过一小时，每次喂食让它们在一小时内吃完，还要清洁水质，防治鱼病……老年人闲暇多，饲养金鱼对他们是一种体力的锻炼、审美的活动，使他们在饲养、观赏过程中，保持与增进情绪的愉快。特别是患有慢性病、长期失眠等症的老年人，把注意力集中到这种情趣高尚的爱好上来，可以避免对治病养病的急躁、忧虑情绪和悲观心境。良好的精神状态是最好的药方，比服用人参补药对健康更有效。因此，金鱼爱好者常说："金鱼一缸，胜服参汤。"

"养缸神仙鱼，乐赛活神仙"

神仙鱼是热带鱼的一种。如果说，养金鱼已有千年的历史，那么，养热带鱼是一项新兴的适宜老年人的文化活动。热带鱼大体分为蝴蝶鱼、蓝面神仙、牛鱼等珊瑚鱼类与神仙、火口鱼、斑马鱼等淡水热带鱼类。

热带鱼的花纹极其美丽，色泽极为鲜艳，养一缸五光十色的热带鱼，看这些快乐的生灵悠然自得地游来游去，真如置身于神仙境界，乐赛神仙呢！

热带鱼，来自热带或亚热带海底的珊瑚礁中，或来自巴西、菲律宾、印度尼西亚、斯里兰卡及非洲一些国家的河流中，"乔迁"到我国这样的温带国家饲养，确不像饲养金鱼那么容易。为了人工制造近似热带鱼故乡的环境，需要在鱼缸中配备温度计、玻璃灯桶、电热管，以调节光照、温度等。喂养热带鱼尤要精心仔细，这些事由闲暇充裕的老年人来做再合适不过了。如自己动手制作鱼缸、收集珊瑚、细沙、水草，为热带鱼布置类似海底或热带生活的环境，可使这件事更有情趣。

金鱼有哪些品种

金鱼分为文种类、龙种类、蛋种类三大类，主要有：

1. 龙睛、五彩龙睛和蝶尼龙睛等。主要特点是鱼头平而宽。眼球膨大，凸出于眼眶外，鳞片圆而大，有成双的臂鳍和尾鳍，常见的有红、黑、红白、紫和杂斑等色彩。它在水中游动时，活泼灵巧，犹如游龙戏水。

2. 水泡眼。主要品种有红水泡、白水泡、五彩水泡、朱砂水泡等。主要特点是头平而宽，体形蛋圆，眼球外长有发达、半透明的水泡，左右匀称。它在水里游动时，两泡上下左右颤动，姿态动人。

3. 朝天眼。主要特点是眼球向上反转90°，瞳孔向上，突出于眼眶之外，左右对称，眼球周围有三道金色光泽的眼圈，俗称"三环套月"。

4. 绒球。主要特点是鼻孔膜特别发达，由两鼻膜发育成两束肉质叶，像两个绒球，附着在嘴顶，大而圆，左右对称，游动时左右摆动，形态潇洒。

5. 高头。头部长有隆起的肥厚肉瘤。

6. 翻鳃。鳃盖外翻或紧缩，红色鳃丝裸露。

7. 珍珠鳞。体表鳞片外凸，边缘颜色比较深，外观鳞片粒粒如珠，金光闪闪，奇特眩目。

8. 草种。也称草金鱼，体色有黄、红、白、橙等，主要特点是头部扁尖，单尾鳍，体长腹窄，游动敏捷。

怎样挑选金鱼

1. 在购买金鱼之前要逐盆、逐缸仔细观察，从中选择自己要买的品种。

2. 金鱼的体形应该选择圆、短、宽、粗、膘肥体壮、鱼尾周正无缺的；颜色要鲜艳纯正，鳞光耀眼花色斑斓的。

3. 当选好理想的品种和体形的金鱼以后，不要急于捞鱼，一定要用足够的时间进行观察，看它们有无疾病和其他异常现象。

4. 如金鱼游得特别欢跃，甚至急游或翻滚，呼吸加快，或有什么病兆，则不能买。

怎样才能养好金鱼

家庭养鱼可依居住情况来定，居住条件宽敞的，可用大型鱼缸饲养较多的金鱼于庭院之中；居住条件一般的，可用一两个水族箱或一两个玻璃缸养若干尾金鱼于居室之内。

要养好金鱼，必须做到以下五点：

1. 选好养鱼容器；

2. 选好用水；

3. 放养密度要适当；

4. 正确投喂饲料；

5. 适时换水。

只要按照上述诸点，精心培育，一般都能使金鱼经常保持健康活泼、水灵鲜亮、色彩绚丽夺目、逗人喜爱的良好状态。

怎样选好养鱼容器

养鱼容器的大小和形状是否合适，对金鱼生长好坏和饲养管理难易关系十分密切，应精心选好。

如用瓦缸，选择圆形、口大、底小的。如用水族箱，可用玻璃制作，或将玻璃粘在金属框架上制成。无论何种容器，关键是要求水体与空气接触面大，使鱼获得较多的氧气。容器大小既要保证金鱼有足够的活动空间，又要照顾到换水、刷洗时便于搬动。容器内壁必须是浅淡单色的，或白或青，色越浅越好。这样，金鱼的美丽色彩才能被充分衬托出来。

怎样选好用水

水，直接关系着金鱼能否生存和正常生长、繁殖。有的天然水体中含有毒物质或有毒气体，甚至还有敌害生物，故选用前须仔细检查。自来水和井水含菌量低，取用方便。无论选用哪种无毒水源，都要有个"晾水"过程，即把养鱼水存放24小时，以便新水和原缸水的温度趋于一致，使水体中的杂质得以沉淀。

水温是切不可忽视的重要问题。虽然，金鱼在0～39℃的水中均能生存，但却不耐水温剧变。金鱼生长的最适宜温度为20～28℃。即使在适宜温度范围内，水温剧变也会使金鱼得病，甚至死亡。冬季水温下降到2～5℃时，鱼体的新陈代谢处于半停止状态，这称为越冬期。春季水温上升，金鱼的新陈代谢逐渐增强，食量随之增加。

老年人烹饪指南

怎样炒

炒，是我国烹制菜肴最常用的一种独特方法。先在锅内放入适量油脂，旺火加热后，把切成了丝、片、条的食物倒入，快速翻拌。以生的食物直接炒的为生炒，也叫生煸，特点是鲜嫩。若是采用经过出水的半熟或全熟的食物放入油锅内翻炒的则称为熟炒，如炒回锅肉。先用淀粉挂糊后再炒的称为软炒，又称滑炒，如炒腰花。先用调味品浸渍之后不挂糊炒的称为干炒，也就是干煸，如干煸牛肉丝。炒是广泛应用的基本烹调方法之一，无论是肉类还是蔬菜都适合，尤其是蔬菜，旺火快速煸炒可以减少维生素C的损失，也不会因煸炒而产生有害物质。

干煸牛肉丝。原料：嫩牛肉250克，芹菜100克，植物油25克，料酒、盐、味精、嫩姜、花椒、酱油各适量。将牛肉切成5厘米长、火柴杆粗细的丝，芹菜切成2厘米长的斜刀条，姜切2厘米长的细丝。旺火热油，先入牛肉丝，加少量料酒炒至深酱色时，再放入芹菜，煸炒搅匀，加入味精等调料颠翻数下即成。

怎样爆

爆与炸相似，但有不同，炸要"开大油锅"，而爆则用小油锅，炸品要脆，而爆则不单要脆，还要嫩。关键有三：一是热油旺火；二要动作迅速，三切成细丝或薄片，要均匀。爆又分为油爆、盐爆、酱爆等。

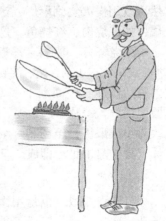

酱爆肉丁。原料：肉丁150克，油50克，蛋清15克，淀粉20克，面酱40克，盐5克，糖25克。将肉切成13毫米见方的丁，放在碗中加盐拌匀，再以蛋清、淀粉酱好；待油烧至六七成熟，投下肉丁滑开，至熟捞出。锅内留少许底油，放入面酱、料酒炒出香味后，施加糖、盐等搅匀即将肉丁放入铲翻，使汁包在肉丁上，色呈油亮金黄即成。

怎样煎

煎，也称干煎。放入少许油，用文火加热，再将食物放入，待一面煎黄时，再翻转煎另一面。肉类油煎之前，应先剁碎或以刀背捣打，即可避免肉品发硬。简单的如煎荷包蛋，煎好后就可以吃。有的食物煎过之后还要结合其他烹调方法，例如煎蒸、煎烧、煎焖等，这些烧法都是为了使食物有利于消化。

煎猪排。原料：备猪排 250 克，酱油 3 汤匙，料酒 1 匙，糖 1 匙，鸡蛋 1 只，油 50 克，面包屑小半碗，葱姜盐适量。猪排横切约 1 厘米半厚的片，以刀背频频轻剁使肉质疏松，而后用油、料酒、糖、盐、葱、姜末腌 1 小时。煎前，将腌过的猪排逐片在打散的鸡蛋碗中拖过，再蘸面包屑，放在平底锅中煎黄即成。

怎样瓤

把预先拌制好的肉末或糯米、肉丁等塞入中间空的瓜菜里面去，再进行烧煮烹调，例如黄瓜塞肉、烧瓤豆腐盒。这种烹调方法荤素食物混合，滋味鲜美，质地细软，颇适合老年人食用。

青椒塞肉。原料：嫩青椒 100 克，猪肉 150 克，淀粉 20 克，白糖 5 克。植物油 20 克，葱、姜、醋、料酒、精盐适量。将青椒洗净去蒂除籽，用淀粉抹在青椒心内；把猪肉洗净切碎剁成细茸，加入葱、姜、料酒、精盐，再加淀粉并加水，将其搅拌；将拌好的肉馅逐一把青椒心塞满；用植物油轻轻煸炒几下，倒入适量水或汤，盖上锅盖，待熟后再加精盐、糖、醋等即成。

怎样烧

这是常用的烹调法。先将食物煸炒或煎后，加入调味品和汤，急火烧开，然后改用慢火烧到酥烂，汤汁收浓。加入酱油而使菜肴呈现深红色的称为红烧，如红烧肉、红烧鱼。这种烹调是适合老年人食用的。

红烧鲤鱼。原料：净鲤鱼 750 克，油 100 克，酱油、白糖各 15 克，料酒、蒜片各 20 克，盐、淀粉、姜块、葱丝、香菇、笋片适量。将鱼去鳞、鳃、内脏后洗净，一面划十字刀花，另一面横拉数刀；将鱼炸呈金黄色后起出，原油锅放入蒜片、葱、姜、汤水、料酒，开锅后放入炸好的鱼，大火烧开后，改为小火煨烧，至汤剩一半时将鱼盛入盘内；锅里的汤放淀粉，旺火烧成浓汁，浇于盘中鱼上即成。其色金黄，味鲜美。

怎样焖

焖与烧类似，也是用微火慢慢地把食物烧烂并收汤。焖时锅盖要盖严，汤汁一次加足量，以后不再添加。焖可分为水焖和油焖两种。水焖是将原料放开水里煮，一滚即捞出，然后加少量汤或水并加调味品，文火焖至酥烂为止。油焖是将原料油炒过，再加进佐料和适量水，盖锅文火焖熟即成。焖菜特点是菜肴酥烂，汁浓味厚，适合老年人口味。

黄焖鸡。原料：备三黄鸡 1000 ～ 1500 克，冬笋 500 克，酱油、花生油、猪油、料酒、葱、姜、盐、味精、汤、淀粉等适量。可分块焖和整只切两种。将鸡除毛去脏洗净后剁块，用酱油、料酒拌匀；热油旺火将鸡块炸八成熟捞出；猪油烧热煸炒葱、姜、冬笋，然后加适量汤，放盐、料酒，烧开、煮透，改小火煨至熟烂。整只鸡焖熟时，将煮熟的整只鸡放在热油稍炸，放入调料、水，略炖即可。

怎样煨

大型的、质地老、难烂的食物，如猪爪、牛肉、老母鸡、腌腊肉等，多半是用煨的方法，加入大量的水，用小火慢慢地使其煮烂。其特点：汤汁浓白，滋味鲜美，能够促进食欲，适合于年老体弱者的滋补。

煨牛肉。原料：牛肉 500 克，五香粉、花椒、大料各 5 克。桂皮 10 克，酱油 150 克，葱 5 克，姜 10 克，白糖 50 克。将牛肉切成 3 厘米方块，热油炸成杏黄色；葱切段，姜切片，花椒、大料用布包好；锅中放清水 1000 克，同时放入所有作料，待水开放入炸过的牛肉，改用文火煨炖 3 ～ 4 小时，待肉酥烂，汤近收干即成。

怎样炖

炖是将食物放入砂锅内，加水和调味品，烧开后改为文火，直到食物酥烂。有的是炖好后再调味的称为清炖，例如清炖甲鱼。还有把食物放入钵内，封口后置于水锅内，隔水慢慢炖烂。炖菜具有香气四溢、汤汁清美、食物酥烂、易于消化的特点，适于年老体弱者的进补。

清炖大排。原料：大排 250 克，鸡蛋清 1 只，植物油 15 克，葱、姜、淀粉、精盐适量。将大排切成厚薄均匀的若干块，用刀背轻轻地锤敲两面，使肉质松嫩，然后拌上适量配料，放入大碗中，上笼蒸熟。葱姜用植物油煸炒起香后加开水一碗，再把蒸熟的排骨放入，用火慢慢炖烂即成。

怎样蒸

这是普遍采用的烹调方法之一。先将食物加好调味品和汤汁，然后置于蒸架上。盖紧锅盖并用强火加温，利用蒸汽蒸熟。此法不仅能保持食物原有的风味，且可避免营养素流失，根据用料不同可分为清蒸和粉蒸。

清蒸圆子。原料：猪肉 200 克，蛋清 1 只，淀粉 7.5 克，葱、姜末少许，精盐、味精、料酒适量。将猪肉洗净，切成细肉丁；荸荠煮熟，用刀拍碎，同肉丁、葱、姜末放在一个碗内；加入蛋清、淀粉、精盐、味精、料酒、水，用手搅拌后分成 8 个大小均匀的圆子，盛放在盘内；放在锅中蒸 30 分钟即成。

怎样汆

汆是旺火快速烹调。锅中放水煮开将食物加入，再煮开一汆即起锅。例如清汆肉丸、鲫鱼汆汤等。

里脊片汆汤。原料：里脊肉150克，鸡蛋清1只，淀粉10克，麻油5克，精盐、味精、料酒适量。把里脊肉的筋、膜去净，切成薄片放碗内，加入蛋清、精盐和水淀粉拌和腌渍；锅内加水烧开，将里脊片徐徐放入，加精盐和料酒，待汤再开后，撇去浮沫，盛入碗内，加麻油、味精即成。

怎样熘

这也是一种急火速成的烹调法。熘分二步，第一步是先将食物用油炸或开水汆熟时出锅；第二步是将调制好的卤汁，趁热浇淋在烹熟的原料上，或将烹熟的原料投入卤汁锅中，颠匀出锅即成。此法的特点是能使食品鲜嫩脆香滑软。熘可分为滑熘、焦熘、软熘、醋熘、糟熘等。

熘皮蛋。原料：鸭皮蛋2只，鸡蛋1只，豆粉30克，白糖75克，醋25克，植物油250克(实耗油50克)，精盐少许。将鸭皮蛋蒸熟，剥去泥壳，用水洗净，将其一破二开，切成薄片，拌上干面粉；将鸡蛋打入碗内，加30克豆粉调成厚糊，把皮蛋上干面粉抖净（只要在皮蛋上粘住薄薄一层即可)，放入糊内；将锅放火上加水100克、白糖75克、醋25克、盐少许，烧开后勾成流水芡，盛入碗内备用；将锅洗净，添入植物油，烧至四成熟，把粘满厚糊的皮蛋片一块块下入锅中，炸成淡黄色捞出；将锅中油倒去，留下25克左右，烧热，把勾好的芡倒入锅内，等其沸腾时迅速把漏勺中的皮蛋倒入，颠翻两下即成。

怎样炸

炸又称干炸，油用旺火烧滚，投入原料，此时要控制火力，并时时翻动，并要掌握火候。炸又有清炸、软炸、干炸、酥炸、焦炸、纸包炸之分。清炸是将原料经调味后，直接入油锅炸透，例如清炸大肠即用此法；干炸是将生料经调拌后再拌上干团粉入油锅炸熟；软炸是挂糊后炸，适于形块小的条、片之类原料；酥炸是先蒸熟烂，次挂鸡蛋团粉糊，再下油锅炸，外酥里烂，香松异常。

软炸鸡。原料：笋鸡或鸡脯肉400克，洋白菜250克，花生油、香油、盐、料酒、味精、鸡蛋、团粉、醋、番茄酱、椒盐各适量。笋鸡或脯肉剁成拇指大小的块，用调匀的料酒、盐、味精腌渍；鸡蛋清、团粉调成厚糊；洋白菜切细丝，以糖、醋、番茄酱调成汁浇拌；油热后将挂糊的鸡块放入锅炸，表面凝结即捞出，待油温再度升高，复入锅炸，呈浅黄色时倒去油，滴几滴香油翻匀即成。

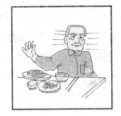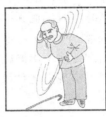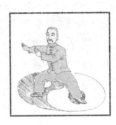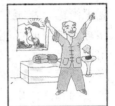

第四章

疾病防治

老年人如何防治肺炎

老年人肺炎起病"信号"

典型的肺炎可表现为高热、寒战、咳嗽、铁锈色痰、胸痛、呼吸急促等症状。但是老年人肺炎起病症状有时很不典型，容易被误认为其他疾病。一般来说，当老年人出现如下一些发病"信号"时，要想到肺炎的可能：莫名其妙地胃寒、气急、萎靡、乏力等；不明原因的上腹部疼痛，不能错认为是阑尾炎或胆囊炎，很可能是肺炎引起神经反射造成的；突然出现头痛、谵妄、意识模糊，甚至昏迷；冬春季节突发呕吐、腹泻而无明显诱因可查时，也应注意到肺炎的可能；持续不退的高热，体温常达 39～40℃；突如其来的咯血，出血量并不太多，可伴随着痰液一起出现；找不出原因的迅速发生的血压下降和脉搏加快的休克症状等。每当老年人出现上述种种表现时，应该做一次细致的胸部体格检查和 X 线透视，趁早做出诊断。

老年人肺炎为何格外凶险

肺炎是一种极为常见的呼吸道疾病，老年人易得此病，而且病死率较高。造成老年人肺炎格外凶险的原因有：老年人呼吸道发生生理性衰老；对病菌的抗御能力较差；老年人易患动脉硬化、糖尿病等疾病，会造成肺部抵抗力的下降；有些老年人患肺气肿或慢性气管炎，易使细菌繁殖；老年人肺炎的症状往往很不典型，所以早期容易发生误诊而延误病情，增加了以后治疗的难度；老年人发生肺炎后很容易发生身体的脱水、电解质紊乱或酸碱平衡失调，全身状况会迅速恶化；老年人喉头反射功能减退，咳痰能力变差，痰容易坠积在肺里，这样会影响肺炎的治愈；老年人肺炎发展迅速，短期内就可形成空洞、脓胸、气胸等胸部并发症，骤然增加病死率。可见，对于老年人，肺炎应分外重视。

老年人肺炎怎样治疗

现代医学发现，引起老年人肺炎最为主要的细菌是肺炎双球菌，偶尔也可能是金黄色葡萄球菌，所以治疗的要领是采用抗生素杀灭这些细菌。眼下，普遍采用的是青霉素类药物，例如青霉素、氨苄青霉素等。轻症病人可以肌肉注射，重症病人可改成静脉注射。对于因金黄色葡萄球菌引起的患者，青霉素等用量要比往常增加好几倍。如果青霉素类药物效果不明显，还可采用红霉素、先

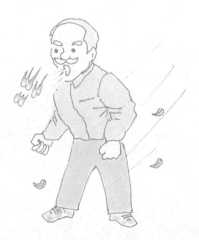

锋霉素等。也可应用清热解毒的中药，例如麻黄、杏仁、石膏、甘草等。除此之外，必须卧床休息，采用镇咳、化痰和退热药物，并鼓励病人咳嗽和经常改变体位，这样既能防止痰液滞留，又可帮助痰液排出，气急时，还应该吸氧治疗。一般必须待症状完全缓解一两周，或经 X 线检查证实肺炎已全部消散吸收后，方可停药。

如何预防和治疗咳嗽

秋凉之后，老年人的肺受到外界的凉气，不能很好适应，从而发生咳嗽。对于秋凉咳嗽的预防和治疗有以下四种方法：

1.秋凉外受，肺脏受凉，发为咳嗽。特点：咽部没有干燥与疼痛感，体温正常，应吃一些疏调肺气药物。处方：苏叶、附子各3克，前胡6克，杏仁10克，炒牛蒡子6克，芦根10克，水煎服。

2.暑湿内蕴，肺气不宣。特点：胸闷乏力，头目胀痛，厌食，应吃祛暑湿药物。处方：佩兰叶10克（后下），藿香叶10克（后下），前胡6克，苏叶、桔梗各6克，半夏10克，苏子6克，茅、芦根各10克，水煎服。

3.肺燥咳嗽，咽干不利。特点：咳嗽干咳，无痰，舌红口干，用甘寒润燥方法。处方：沙参12克，麦门冬10克，杏仁10克，炙杷叶10克，生海石10克，黛蛤散10克，川贝母6克，梨皮2枚，水煎服。

4.肺寒气不足，脾阳不振。特点：面色淡白，气短喘促，青苔白腻滑润，脉象沉弱无力，用益气补中方法。处方：黄芪10克，太子参6克，土炒白术10克，茯苓10克，款冬花10克，杏仁10克，陈皮6克，半夏10克，水煎服。

老年人如何防治支气管炎

老年人易患慢性支气管炎

老年人慢性支气管炎发病率很高，原因来自两个方面：其一，随着年龄的不断增长，气管黏膜也会发生衰老性变化，于是抵抗力降低，不能有效地抵御细菌的侵犯。其二，老年人在长年累月呼吸中受到各种不利于气管黏膜的刺激，例如吸烟等引起的损害也逐年增加，更降低了御病能力。

老年人得了慢性支气管炎，主要症状是咳嗽、咳痰，有时由于气管痉挛而发生气喘，严重后会引起肺气肿，最终会导致心肺功能衰竭。

针对病因，老年人防治慢性支气管炎要掌握两个要领：一是尽量减少有害气管的刺激因素，例如停止吸烟；二是采用抗生素控制细菌感染，并配合祛痰、止咳药物。

老年慢性支气管炎会诱发肺源性心脏病

慢性支气管炎—肺气肿—肺源性心脏病是疾病发展的"三部曲"。得了慢性支气管炎，如果多年反复发作不愈，病情会进一步恶化，造成细支气管本身炎症性阻塞，随即会堵塞微细的呼吸道，加上支气管里分泌物增多，最终造成支气管腔不完全性阻塞，于是吸气时支气管扩大，呼气时支气管缩小，妨碍气体排出，空气积聚在肺里，便成为阻塞性肺气肿。再说，肺气肿病发时，肺泡高度膨胀，肺泡周围的毛细血管受到压迫，严重影响肺泡与血液之间的气体交换，也就影响了肺循环，于是肺循环阻力增高，心脏就要费劲地"泵动"，日久心脏就肥大与扩张，成为肺源性心脏病。老年人由于抵抗力降低，心肺功能衰退，所以患上慢性支气管炎容易诱发肺源性心脏病。

老年人如何防治肺气肿

老年肺气肿特点

肺气肿的类型很多。所谓老年肺气肿是指年老后，即使没有什么呼吸道梗阻性疾病，由于身体组织功能衰退，肺里边的肺泡弹性减退，于是在呼吸时造成肺组织的过度充气和膨胀的一种疾病。单纯性老年肺气肿的症状特点是，一般仅在劳累后或上楼时出现胸闷与气急，稍做休息后就好转，并不伴有咳嗽、多痰及严重呼吸困难现象。体格检查发现胸部稍微呈圆桶状，两肋之间的间隙也略见增宽。值得一提的是，老年人往往还患有慢性支气管炎、支气管周围炎等呼吸道疾病，这样就会在老年肺气肿

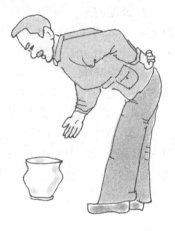

的基础上添加呼吸道阻塞的疾病因素。所以，许多老年人都是老年肺气肿与阻塞性肺气肿交织着一起出现，咳嗽、多痰、呼吸困难等症状和"桶形胸"的体征会越发明显。

老年肺气肿不是"不治之症"

既然老年肺气肿是肺组织衰老引起，岂不成为"不治之症"吗？而实际上，并非如此。医学上还是有一些对付的办法：第一是适当进行呼吸训练，主要是加强腹式呼吸锻炼，也就是采用腹部呼吸动作配合胸部呼吸，这样有助于增强呼吸功能，也能减轻胸闷、气急的症状。第二是养成腹部佩扎腹带的习惯，或者睡时将床脚抬高些，目的都是有助于抬高身体里的横膈，改善呼吸功能。第三是坚持不懈地进行体育锻炼，如徒手操、太极拳等，可以提高肺活量，健全心肺功能和延迟肺组织的进一步衰老。第四是加强呼吸道的防护，如切忌吸烟、预防感冒等，以免引发呼吸道疾病。第五是及时治愈慢性气管炎、哮喘、肺炎等呼吸道疾病，免得肺气肿进一步恶化。只要持之以恒地做到以上各项，病况便会得到有效的控制。

老年人如何防治哮喘发作

支气管哮喘是一种因花粉、动物皮毛、粉尘、螨、虾等过敏，或因吸入冷空气、烟油、化学气体刺激而造成支气管强烈痉挛的疾病。发作时会突感胸闷、咳嗽，随即出现呼吸困难与阵阵气急，病人往往被迫坐起，严重时还会发生面色青紫。止住老年人哮喘发作除了要设法避免与摆脱致病因素外，必须及时使用止喘药物，常用的有麻黄素、异丙基肾上腺素、邻氯喘息定、氨茶碱、喘定、色甘酸钠及肾上腺皮质激素等。中药小青龙汤或麻杏石甘汤等也有效果。病人可遵照医嘱，身边常备些止喘药物。如持续发作不止，应及时去医院治疗，以免发生危险。

老年人更要警惕肺结核

近些年来，老年人肺结核发病率有所上升，其原因是：一方面，老年人体质差，免疫力低，容易感染肺结核；另一方面，许多中年结核病人病程绵延进入老年。老年人肺结核具有病程长、病情重、空洞型病变多、症状不典型及合并肺气肿、慢性支气管炎等疾病的特点，容易误诊、漏诊，也不易治疗，所以应该警惕肺结核。老年人凡是出现不明原因的咳嗽、咯血，或者莫名其妙的食欲减退、体重下降和体力不济等现象，都应想到有患肺结核的可能，应该去医院进行胸部 X 线检查。倘若患了肺结核，必须坚持使用抗痨药物，切勿掉以轻心。

老年人如何防治咯血

咯血是指喉部以下的呼吸道因血管破裂而吐血，常伴随咳嗽与痰液一起吐出。老年人发生咯血，首先应该想到如下三种疾病：①慢性支气管炎，因呛咳厉害，支气管黏膜会出血。②支气管癌或肺癌。癌肿会侵犯与溃破血管而引起出血。③肺炎，由于肺部广泛充血，肺部毛细血管会破裂出血。其次应该想到高血压或动脉硬化，因为此类情况有时也会引起肺瘀血。此外，在 7 ~ 10 月，南方农村还要想到钩端螺旋体病，这种病原体侵犯人体，有时也会引起大量咯血。如果伴有身体其他部位出血者，还要考虑可能是血小板减少、白血病等疾病。至于肺结核、支气管扩张等疾病，虽说也是咯血的常见原因，但在老年人中发生率比较低。总之，老年人发生咯血应该及时诊治，必须追根究底查明病根。

老年人为什么易患动脉硬化

动脉硬化，通常是指人体动脉血管的内壁上沉积胆固醇等脂类物质，管壁发生局限性变性坏死，并伴有纤维组织增生，以至变厚变硬的病变。动脉硬化的发生，现代医学认为与老年人体内脂类代谢紊乱及动脉壁代谢障碍有关。脂类代谢紊乱是由于长期进食高胆固醇类食物，造成体内某些脂类物质数量过剩，沉积在动脉内壁上。动脉壁代谢障碍，是老年人动脉血管壁弹性与质地都发生退化，这既促使动脉硬化，又容易让胆固醇等沉积。动脉硬化是这两种因素双管齐下的结果。如果将老年人的动脉血管剖开，会发现其内壁上有不少黄色粥样的脂类物质沉积斑块，动脉本身也又厚又硬失去弹性，甚至内脏接近闭塞。在动脉硬化的情况下，老年人易患高血压、脑血管意外、冠心病等疾病。

老年人应了解脑血管疾病的分类

脑血管疾病又称中风或脑血管意外，是由供应脑部血液的动脉发生病变所引起的疾病。老年脑血管病起病急骤，很容易出现残疾，如半身不遂、言语障碍或吞咽困难。脑血管疾病是危害老年人健康和威胁老年人生命的常见老年病之一，发病率高。

中风，在临床上可分为以下两大类：

1. 脑缺血性中风。它又可分为以下三种：①短暂性脑缺血发作。表现为短暂的运动或感觉障碍、眩晕或言语障碍。每次发作持续时间为几分钟到几十分钟，所以称为小中风。②脑血栓形成。它是由脑部动脉本身病变而导致狭窄或完全阻塞所引起。症状严重，表现为口眼㖞斜、半身不遂和失语，恢复也慢，所以称为大中风或完全性中风。老年人还多见腔隙性梗塞，多发生于大脑半球的深部白质和脑干，临床上表现为纯感觉性或运动性中风等；多发性腔隙性梗塞可表现为痴呆。③脑栓塞。指的是心脏或大血管处栓子脱落，流入脑部动脉而发生栓塞。

2. 脑出血性中风。仍以脑出血为多见，其次为蛛网膜下腔出血。高血压和脑动脉粥样硬化是造成脑出血的主要原因。脑出血时病情比较严重，发病急，出现头痛、呕吐、一侧肢体瘫痪、意识障碍等症状。

老年人如何防治高血压

老年人高血压发病率高

血压的高低与血管的弹性及全身各部位小动脉的阻力休戚相关。每当血管壁弹性差和小动脉阻力大时，为了维持正常血流量，血压就会上升。相反，血管壁弹性好，小动脉阻力小时，血流十分通畅，血压就会正常。随着年龄的不断增加，人体的动脉血管弹性会逐步减弱，又加上动脉血管不断老化和胆固醇脂类物质在血管内壁上的沉积，随即会使动脉硬化，于是增加了小动脉阻力，所以血压也会跟着年龄的增长而发生相应的上升，老年人发生高血压的机会也骤然增加。由此可见，老年人的动脉硬化性病变是促使高血压发病的重要因素。但是，持久的高血压，动脉壁组织因受高压血流冲击而易于损伤和变性，也易于使胆固醇等脂类物质在血管内壁上沉积，又加重了动脉硬化，所以它们是两个互为因果的疾病。

高血压病的病因有哪些

引起高血压病有多方面原因，主要有以下几种：

1.大脑皮层、高级神经功能失调。其外因有反复长期的不良刺激，包括精神紧张、过劳、情绪激动、焦虑、长期视听过劳等；内因有体内生理调节不稳，兴奋、抑制失调等。

2.肾脏等有关因素，如肾小球肾炎、慢性肾盂肾炎、多囊肾、肾动脉病变等，可引起血压升高。

3.其他因素。内分泌因素，如肾上腺皮质功能亢进，肾上腺髓质功能亢进，嗜铬细胞瘤等；心血管因素，遗传、食盐摄入过多、甘草服用过多、肥胖、微量元素改变等。

4.由于多种因素使体内产生较多的升压物质。如肾上腺素、去甲肾上腺素、血管紧张素等，导致周围小动脉痉挛，管腔变小，血流阻力增加，心脏代偿性强力收缩，血压升高。

老年人发生高血压危象

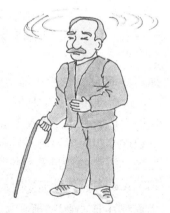

高血压危象是高血压病程中骤然发生的一种危及生命的现象，一般是在高血压基础上，又突然因情绪激动、使劲用力、疲劳、失眠、酗酒等因素激发下产生。老年人发生高血压危象的主要症状：剧烈头痛、呕吐、肢体麻木、抽搐（甚至惊厥与昏迷）、心跳加快、气急、心前区疼痛、浮肿、少尿或无尿、视力模糊或突然失明、面色潮红或苍白等。当然，此时血压也会猛然升高。产生这些症状都是相应脏器里的小动脉血管一时性强烈收缩的缘故。

老年高血压病患者的临床特征有：①收缩期血压升高明显；②急进型高血压非常少见，但并发中风及急性心肌梗死的频率高；③每日之中及不同季节之中，血压升高的幅度变动较大；④治疗反应因不同人体质不同差别较大。

治疗老年高血压病，应以缓和降压药为主，以免引起副作用，且应根据具体病人的情况调节药的用量。

怎样选用降压药物

老年高血压病人选用降压药物一般可按照如下的原则：轻度高血压，也就是舒张压在 12.5 ~ 13.3 千帕水平时，可单一服用利血平、复降片、降压灵或复方罗布麻片等降压药。中度高血压，即舒张压在 13.3 ~ 14.7 千帕水平时，可联合使用上述降压药中的两种，并且应该加服双氢克尿塞等利尿药。重度高血压，也即舒张压在 14.7 千帕以上时，如果采用上述降压药不能控制，那就应该采用胍乙啶、甲基多巴、硫酸胍生等药物，也可配合利尿药。几种降压药联合使用，能相互取长补短，减少副作用和提高降压效果。值得指出，有些老年高血压病人认为，采用降压药治疗一定得将血压降低到正常水平，其实，只要下降到接近正常水平即可。

老年人如何防治中风

中风是怎样发生的

中风是脑血管意外的俗称，一般分为两类：一类是脑血管栓塞等引起的缺血型中风；另一类是脑溢血所致的出血型中风。这两类中风都与高血压有关。缺血型中风与脑动脉硬化直接有关，脑动脉硬化，管腔会变得十分狭窄，阻滞血流而形成脑血栓，在高血压情况下，脑动脉硬化程度越发厉害，脑动脉痉挛也十分明显，发生脑血栓机会显著增多。出血型中风更与血压猛然升高有关，因为在长期高血压情况下，脑部硬化的小动脉受到高压血流冲击，会出现许多微小的动脉瘤，该处血管壁十分薄弱，如遇上血压突然升高，容易破裂出血，加上硬化的动脉失去弹性，闭合止血的本领也很差，于是发生脑溢血。在上述两类脑血管意外中，因高血压引起的脑溢血类出血型中风更为多见。

血压不高会发生中风吗

缺血型中风，它既可以发生于高血压病人，也可发生于血压不高的人。这类中风的发生主要是脑动脉硬化的结果。由于脑动脉硬化，血管内壁上会沉积许多胆固醇等脂类物质，也会使血管狭窄和管腔阻塞，这样势必会阻碍血流，缓慢的血流黏稠度会增加，甚至形成血栓，于是因脑血管供应受阻，脑组织就会发生缺血，也就发生了缺血型中风，病人会出现失语、偏瘫等症状。

高血压中风有哪些预兆

高血压中风是一种来势凶猛的病症，老年人在发病之前几小时或一两天内往往会出现：突然嘴歪、流口水、说话困难、吐字不清、失语或语不达意、一侧肢体活动无力或不灵活、走路不稳、肢体抽筋跳动等运动方面障碍；持续存在程度不同的头痛、头晕等脑血管痉挛现象；面部与舌头麻木、肢体麻木、耳鸣、听力改变等脑与神经感觉机能变化；孤僻寡言、表情淡漠、多语急躁、意识模糊等精神状态改变，以及偶尔可见的全身乏力、出虚汗、低热、胸闷、心悸、突然打嗝、呕吐等植物神经功能异常等表现。总之，高血压中风预兆症状各式各样，凡是出现上述一些预兆或者其他异乎寻常的症状，都要想到有高血压中风的可能，应该及时就医加以提防，切勿掉以轻心。

发生中风该怎样抢救

中风是一种急症，万一发生中风应该从以下几方面着手抢救：首先不要惊慌失措，应及时让病人安静躺下，不让病人自己活动，并且立即设法转送医院。搬动病人要轻柔，要用担架，避免震动。如果病人已昏迷，应该将他的头部倒向一边，以免呕吐物呛入气管引起窒息。送到医院后，医生会根据中风类型选用不同药物，如果是出血型中风，常见是脑溢血，就应采用止血药；缺血型中风，常见是脑血栓形成，就要使用扩张血管药物。假如病人同时血压很高，必须及时使用有效的降压药物。严重病人昏迷不醒会发生脑水肿，还得加用甘露醇等脱水剂。除此之外，应该做好口腔卫生、防止褥疮、补充营养等必要的护理工作。

如何治疗中风后半身不遂的老年人

老年人中风后常发生半身不遂，半边身体运动与感觉功能都丧失。为了早日康复和防止瘫痪肢体发生畸形与挛缩，应该积极采取如下治疗措施：针刺，上肢可取肩俞、曲池、尺泽、手三里、合谷等穴位；下肢可取环跳、阳陵泉、足三里、三阴交等穴位。理疗，如直流电离子导入、晶体脉冲治疗仪电刺激等。药物，包括维生素 B_1、地巴唑、加兰他敏、脑益嗪等，以及黄芪、当归、川芎、红花、地龙、赤芍、鸡血藤、僵蚕、牛膝等促使血脉活络的中药。体疗，对患肢做适当的按摩，引导肢体做被动运动，病情改善后，可逐步做床上运动和床边活动。老年人中风后半身不遂一般都要持续较长时间，所以上述治疗应视病情坚持不懈地进行。

老年人易患的心脏病

老年人易发哪类心脏病

老年人易发如下三类心脏病：①高血压心脏病，由于高血压造成心脏强烈搏动而心脏扩大。②冠状病，冠状动脉硬化造成心肌血液供应减少。③肺源性心脏病，肺部或肺部血管病变使心脏负担增加而引起心脏扩大。这三类心脏病发展到晚期都会造成心肌收缩力量减弱，引起循环障碍，导致心力衰竭，有生命危险。另外，这些心脏病也可能造成心律紊乱，表现为心跳过快、过慢或节律不规则。偶尔还可见到老年人患梅毒性心脏病，这是晚期梅毒的一种表现。至于儿童时见到的先天性心脏病、青壮年时多发的风湿性心脏病等，老年人中很少有患者。

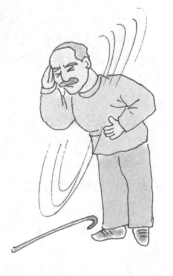

患高血压的老年人易发心脏病

老年人心脏功能日趋衰退，动脉又会发生不同程度的硬化，如果又患上高血压，那么很容易发生高血压性心脏病。当老年人处于持久高血压情况下，身体各处的小动脉不但硬化状况会加重，并且会强烈痉挛，使得血流阻力增加，心脏为了维持人体正常血液循环，必须加强搏动的力量使劲地将血液输送和循环。尤其专管将血液输送到除两肺以外身体各处去的左心室，会格外强烈地搏动，这种超量的工作状况日久后必将使左心室负担越来越重，左心室的肌肉也就会肥大，左心室也随之扩大。尽管心肌肥大严重，但心脏里的血却并不增多，心肌就会发生缺血和缺氧，最终会引起心力衰竭，这就是高血压引起心脏病的病理过程。

什么叫肺源性心脏病

顾名思义，肺源性心脏病是指由肺部或肺血管疾病引起的心脏病。临床上一般分为两类，症状表现各有不同：第一类是急性肺源性心脏病，是因发生心肌梗死、心房颤动或静脉血栓等疾病时血栓栓子突然阻塞肺动脉而引起的，表现为突然呼吸困难、脸色嘴唇发青、胸闷、窒息感、胸痛、心跳加快、血压下降，必须立即抢救，否则有生命危险。第二类是慢性肺源性心脏病，这由慢性支气管炎、肺气肿等类疾病引起，发病缓慢，可延续多年，表现为经常心悸、气急、胸闷及活动后面色与嘴唇发青，同时也伴有头痛、嗜睡、反应迟钝等症状。发展严重后会心力衰竭。治疗办法，除了控制心力衰竭外，还必须解决呼吸道疾病。

老年人如何防治冠心病

什么是冠心病

"冠心病"是冠状动脉粥样硬化性心脏病的简称。

心脏不停地跳动，它需要大量的血液来供应消耗的能源——氧和营养物质。供给心脏血液的动脉就是"冠状动脉"。冠状动脉由左右两支冠状动脉及若干分支组成，它的形状好像是一顶帽子扣在心脏上，因而得名"冠状动脉"。

动脉粥样硬化使冠状动脉的管腔变得狭窄，好像是一条河道逐渐被淤泥堵塞了。这样，血流就不畅，甚至完全不通，心脏得不到足够的血液，这就是"冠心病"。

老年人冠心病诊断标准

冠心病的主要诊断标准，可简单归纳为如下几点：①有典型心绞痛发作或心肌梗死症状，而不能用其他心血管疾患解释者。②年龄超过40岁，有心脏扩大、心力衰竭、严重心律失常，而不能用高血压、心肌病等其他原因解释者。③休息状态下心电图检查有明显心肌缺血表现，或者心电图二级梯双倍运动试验阳性而无其他原因可查者。凡是符合以上三项中任何一项者便可诊断为冠心病。此外，凡是年龄 40 岁以上，血脂测定见增高，又有可疑心绞痛发作史等情况的人属于可疑冠心病患者，应该进一步观察与检查。

怎样预防冠心病者猝死

冠心病有时会引起老年人突然死亡。这种猝死的发生是由于冠状动脉痉挛或阻塞，造成心肌缺血，心肌活动不稳定，从而引起心室纤维颤动的缘故。所以，冠心病人应该注意如下几件事：第一，防止过度疲劳或剧烈运动，以免增加心脏负担。第二，避免情绪激动、精神紧张，以免内分泌功能增强而引起心肌突然缺血。第三，戒烟、忌酒、不能吃得太饱，以免刺激冠状动脉收缩，并防止胃肠道夺走大量血液。第四，保持大便通畅，否则使劲用力屏气会阻碍血液回流到心脏。第五，防止性生活过频，也能减少心脏负担。第六，必须遵照医生嘱咐按时用药，才能很好地控制病情。

患冠心病应常备哪些药物

为了防止心绞痛、心肌梗死的发生，冠心病老年人应该根据医生建议，常备如下几类药物：①硝酸或亚硝酸脂类，包括硝酸甘油、亚硝酸异戊酯、复方硝酸甘油、硝异梨醇（消心痛）、脉心导敏、硝苯吡啶等药物；②冠状动脉扩张剂，包括潘生丁、心可定、心脉舒通、延痛心或脑心舒等；③中草药制剂，包括冠心苏合丸、活血通脉片、复方丹参片、瓜蒌片等。冠心病老年人用药一般可遵循如下原则：在没有心绞痛或心肌梗死发作的情况下，根据胸闷、气急等症状的程度定时服用一两种冠状动脉扩张剂，同时选服一两种中草药制剂，目的是疏通与扩张冠状动脉；如果出现心绞痛或心肌梗死，可临时加服硝酸或亚硝酸脂类药物或冠心苏合丸，以尽快解除症状。

老年人如何防治心绞痛

心绞痛有哪些症状

心绞痛发生时，在心前区有一种压迫感，重的时候就有一种绞榨样的疼痛，有时它会窜到左肩右臂，有时窜到颈部和下颌。心绞痛一般持续几分钟，可以反复发作。

心绞痛的症状常常可以很不典型。一种是发生在不典型的部位，例如疼痛的感觉，不是在心前区而是在上腹部，常常误以为是胃病。也可以发生在后背部。有时是右侧的胸痛或者前胸部不固定的刺痛。常常不是真正的心绞痛。另一种是疼痛的不典型，有时只是一种闷压的感觉，也有时是针刺样痛。

老年人心前区疼痛怎么办

造成老年人心前区疼痛的疾病很多，常见的即有如下几种：①肋间神经痛，常由肋间神经炎症引起，疼痛沿着肋骨方向，咳嗽或转动身子时越发明显。②肋软骨炎，由肋软骨炎症或损伤引起，疼痛比较局限，而且有固定压痛点，病变肋软骨隆起。③食管炎，是食管炎症病变，前胸部有刺痛或隐痛，并非绞痛状态，进食时症状加剧。④颈胸椎病变，如椎间盘脱出症、颈胸椎增生症等，影响到神经会引起胸痛。⑤消化道疾病，如胆囊炎、胆石症、胃或十二指肠溃疡等，可引起上腹疼痛，也可通过神经反射引起心窝部疼痛。此外，膈疝、心包炎、心脏神经官能症、肺梗死等疾病都可造成心前区疼痛。由此可见，一旦出现心前区疼痛，应该进一步追查原因，不要都误以为是心绞痛。

老年人如何防治心肌梗死

什么是心肌梗死

心肌梗死是冠心病的一种重要征象。当冠状动脉较大的分支完全或几乎完全堵塞时，这部分血管供应的心肌便因得不到血液供应而坏死，就成为心肌梗死。典型心肌梗死病人可表现为胸骨后或心前区突然出现持续性疼痛或紧迫感，常向颈、臂或上腹部放射，可持续半小时以上到一两天，休息或服用药物不会马上好转，有时还伴有四肢发冷、青紫、脉搏细弱、血压降低、心率增快、心音减低、心律不齐、心力衰竭或休克等现象，甚至还会猝死。心电图检查可见到心肌梗死后缺血的表现。乍一看，心肌梗死与心绞痛一般都是心前区疼痛，其实两者程度上有差别，心肌梗死疼痛严重而且持续时间要比心绞痛长得多。偶尔，有些心肌梗死病人可能不表现为心前区疼痛，这可能是心肌梗死的发病颇为缓慢的缘故。

什么是老年急性心肌梗死

老年急性心肌梗死是危害老年人健康最主要的常见病之一，其临床表现常不典型。老年急性心肌梗死的首发病状中，老年患者疼痛频率低，而且年龄愈大，疼痛的频率愈低，这是由于老年人反应迟钝所致。

老年人心肌梗死的部位，下壁的频率较高；而且下壁心肌梗死并发右室梗塞的频率也很高，故需大量补液，采取扩容疗法。70岁以上老年患者，在急性心肌梗死发病早期，心功能降低，并发心律失常、心力衰竭及心源性休克的频率均高，为此应予注意。虽然老年急性心肌梗死的住院死亡率已有所下降，但仍较高，而且与非老年相比差异较大。

发生心绞痛、心肌梗死怎样抢救

心绞痛的紧急处理比较简单，立即休息，舌下含服硝酸甘油片 0.6 毫克，可在 1～3 分钟内见到止痛效果，维持时间 30 分钟左右；或者采用亚硝酸异戊酯，将盛药小安瓿裹在手帕内，敲破玻管吸入，30～60 秒钟即能生效，但仅能维持止痛 10 分钟。此外，中药冠心苏合丸、丹参也有止痛作用。心肌梗死抢救比较复杂，病人必须取平卧位或半卧位，马上含服硝酸甘油片或服冠心苏合丸，也可临时口服利眠宁等镇静药。经初步处理后应立即送医院进一步治疗，医生会采用吸氧、升血压、控制心力衰竭、纠正心律紊乱、止痛及改善心肌代谢等多方面的治疗。万一心肌梗死造成心跳猝停，必须争分夺秒地进行胸外心脏按压和人工呼吸等急救。

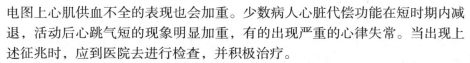

预防急性心肌梗死的发生

急性心肌梗死发病前，不少病人会出现一些先兆：心绞痛变得频繁且剧烈，同时心电图上心肌供血不全的表现也会加重。少数病人心脏代偿功能在短时期内减退，活动后心跳气短的现象明显加重，有的出现严重的心律失常。当出现上述征兆时，应到医院去进行检查，并积极治疗。

为预防急性心肌梗死，要尽力避免过度的情绪激动，如高度的兴奋、激怒等。同时不要暴饮、暴食，因为过多地食用脂肪食物，会使血中的中性脂肪物质过多，心脏耗氧量增加，易于诱发心肌梗死。

如何治疗老年人高脂血症

高脂血症是中老年人常见的疾病之一，也是备受关注和影响中老年人生活的疾病。老年人患有此症应该采取如下措施治疗：第一，坚持适量的体育锻炼，有助于降低血脂水平。第二，选择合理饮食，主要是避免动物性脂肪饮食和减少糖分摄入，并要适当节制饮食，避免每日摄入过多热量。第三，选用有效药物。体内胆固醇增加明显时，可选用降脂平、去脂舒、脉康、首乌片或脉安冲剂等药物；体内甘油三酯增高时，可选用安妥明、水飞蓟素、血脂平、糖酐脂等药物。病人可根据具体病情在医生指导下选用。

老年人如何防治心律紊乱

老年人有哪些常见的心律紊乱

老年人出现的心律紊乱，大多数由冠心病、高血压等疾病引起，也可能是心肌本身老化衰退造成。较为常见的心律紊乱有如下两大类：①缓慢型心律失常，包括窦性心动过缓，指每分钟心率为 40 ～ 60 次；房室传导阻滞，即心跳节律过程中心房向心室传导途径有障碍，心跳会在每分钟 40 次以下等。②快速型心律失常，包括过早搏动，简称早搏，指正常心跳节律中出现过早跳动现象；窦性心动过速，心率每分钟为 100 ～ 140 次；阵发性室上性心动过速，心率每分钟为 150 ～ 200 次；阵发性室性心动过速，心率每分钟 160 ～ 260 次等。老年人心律紊乱，除根据胸闷、头晕、乏力、心前区不适、心率次数等判断外，主要还得依靠心电图做出正确诊断。

心律失常有哪些临床特征

老年人心律失常的特征是：①虽少数是功能性引起的，但多数为器质性病因，特别是冠心病，故应重视。②老年人的心律失常，如心率不快的心房颤动及过早搏动可无任何自觉症状，偶然在体检时发现；但亦可因心率的突然增快与减慢出现晕厥（神志不清）或心力衰竭症状。③老年人不易耐受药物的副作用，故应十分注意心律失常的发生与用药的关系。④治疗须因人而异，考虑要周到，但紧急情况及病情需要时同样应当使用速效的抗心律失常药、安置人工心脏起搏器及电击除颤等。

为什么老年人容易发生心动过缓

一般每分钟心跳次数少于 60 次，称为心动过缓。老年人易发生以下三类心动过缓：第一类是窦性心动过缓，这往往是由于老年人心肌老化，加上控制心跳的交感神经与迷走神经随年老而功能衰退所引起。第二类是病窦综合征，也就是因受心脏里边专管心脏起搏的特殊结构——窦房结因冠心病、心肌病等影响，发生炎症、缺血，结果减少了起搏次数，使心跳减慢。第三类是房室传导阻滞，也就是上述窦房结发出心跳的"指令"不能顺利地通过心房传向心室，使得心跳次数显著减少，这种障碍往往由冠心病、高血压等诱发。由于不少老年人患有冠心病、高血压心脏病，加上他们的心肌与控制心跳的神经功能都有不同程度的退化，心动过缓发病率必然较高。

心动过缓的老年人应该注意什么

患有心动过缓的老年人，会出现眩晕、乏力、气急、晕厥等症状，因此不能掉以轻心。他们在生活起居上应该避免剧烈运动与重体力劳动，只可做一些力所能及的工作，平时可适当进行体育锻炼。窦性心动过缓，经过恰当休息，发作即可停止；如系病窦综合征或者房室传导阻滞，不论发作与否都应该进行治疗，重点是治疗诱发心动过缓的冠心病、高血压、心肌炎等疾病。这些病治愈或得到控制后，心动过缓也会迎刃而解。一旦心动过缓发作，可在医生指导下采用麻黄素、异丙基肾上腺素、阿托品、普鲁苯辛或中药生脉饮等药物治疗，可帮助心率恢复正常。

老年人心动过速发生率高

一般每分钟心跳次数超过 100 次，称为心动过速。老年人最常发两类心动过速：第一类窦性心动过速，这是由于心肌老化，交感神经与迷走神经功能失调引起。第二类阵发性心动过速，包括室上性和室性两种，常由动脉粥样硬化、高血压心脏病、冠心病等老年人易患的心脏病诱发。与心动过缓一样，由于老年人心脏功能本身衰退和老年性心脏病发生率极高，所以心动过速发生率也骤增。

那么，为什么同样是一些心脏病患者，有的诱发心动过缓，有的诱发心动过速？这个问题一方面取决于心肌本身损害的程度；另一方面取决于心脏病对心脏跳动的传导系统影响部位与程度，内中尚有许多具体病理至今未能完全查明，医学界还在深入研究。

发生心动过速怎么办

患有心动过速的老年人，会出现心悸、气急、心前区不适、眩晕等症状，应该进行相关处理。①生活起居注意养身，包括解除紧张心理，戒除烟酒嗜好，注意劳逸结合，防止伤风感冒，适当参加体育活动等。②窦性心动过速，一般不需要药物治疗，发作时只需休息一下，心跳便会逐步恢复正常。③阵发性心动过速或频繁发作的窦性心动过速患者，应该追根究底地寻找诱发原因，及时治愈这些病根。控制顽固性心动过速的药物很多，包括洋地黄、奎尼丁、普鲁卡因酰胺及"中药天王"补心丸、安神补心丸等，用法比较复杂及严格，都应该在医生指导下服用。

老年人如何正确看待心肌炎

心肌炎是一种由病毒引起的心肌疾病，以柯萨奇 B 族病毒引起最多，它们都是由呼吸道传染，所以心肌炎发病前多半有感冒等上呼吸道感染情况。心肌炎表现为频发的过早搏动，也就是心脏不按节律地过早跳动，病人会有一种不适感觉，有时也可以出现心动过速、心房颤动等其他心律紊乱。严重的心肌炎还会有胸痛、心悸等症状，发展到后来也会出现心力衰竭。老年人的心肌会发生不同程度的萎缩，心肌本身的御病能力很差，再加上易患感冒等上呼吸道感染，所以罹患心肌炎机会也不少。

老年人如何防治低血压

老年人低血压的特点

老年人如果收缩压在 13.3 千帕左右，舒张压在 8.0 ~ 8.7 千帕以下，并且伴有昏睡、虚弱、头晕、头痛、视力模糊、昏厥等症状可称为低血压。医学上将低血压分为两类：一类是急性低血压，可因中毒、出血、外伤、昏迷、休克等引起，老年人当然可以发生。另一类是慢性低血压，它又分为以下几种：①体质性低血压，由于体质虚弱引起；②体位性低血压，从平卧或下蹲突然转变成直立位时发生；③慢性消耗性疾病或营养不良引起的低血压；④内分泌病引起的低血压，常见是甲状腺功能减退症、肾上腺皮质功能减退症等；⑤心脏本身有病引起的低血压，如严重主动脉狭窄、心包炎等；⑥高原性低血压，发生于居住在海拔 3000 米以上高原地区 4 个月以上者。由此可见，一旦老年人发生低血压应该追根究底地查明原因。

老年人易发生直立性低血压

所谓直立性低血压是指人在平卧或下蹲位置上突然直立时或长时间站立时血压下降，出现头昏、眼花、两眼发黑，甚至昏厥现象。这是由于突然改变体位，脑部的血液顿时减少造成，或者由于长时间站立后下肢肌肉及静脉张力降低，血液大量蓄积在下肢血管里，回到心脏的血液数量减少，每次心跳的输血量也减少，造成一过性脑供血不全的缘故。由于老年人脑血管功能失调，本身调节功能较差，所以格外容易发生上述这些情况。其实，老年人直立性低血压是可以预防的，不妨睡眠时抬高床头，使床与地面成20°角，或垫高枕头，由卧位坐起或直立时，不要速度太快，在站立和开始走动前也应经过2分钟的体位适应后再起步。免不了要长久站立的老年人，可穿弹力袜或使用弹力绷带，增加下肢静脉血液回流。

"领子病"是怎么回事

有的老年人穿着紧领上衣，突然转头时，会发生人事不省而摔倒，起因是衣服领子，所以叫"领子病"。原来，在人体颈部动脉部位长有一个叫作颈动脉窦的结构，它有着特别丰富的血液和感觉神经末梢，通过复杂的神经反射活动参与对心脏跳动和血压的控制。突然转动头部时，衣领过紧会机械性地压迫颈部，刺激颈动脉窦，反射性引起快速血压下降，心跳减慢，心脏受到了抑制，这样脑部的血液供应顿时减少，甚至中断，所以会发生昏厥。老年人患有高血压、动脉硬化，因此颈动脉窦特别敏感，稍一刺激就会发生"领子病"。一般来说"领子病"是暂时性的，但是一旦发生也应该让病人仰卧，抬高两下肢约15秒钟，让更多血液回流到心脏，有助于苏醒。显然，老年人不宜穿紧领上衣，以防此病发生。

老年人如何预防胃部疾病

胃部疾病的发生主要是由于饮食不节，过食生冷，寒积于中，使脾胃之阳不振；其次是由于郁怒忧思，肝气失调。所以要预防胃部疾病，关键在于保护胃的正常功能。平时须注意以下几点：

（1）饮食要有规律，三餐定时、定量，不暴饮暴食。饮食上不要偏食、嗜食，也不要过食辛辣食品，特别是油炸熏烤食品。有脾胃病的人应忌食生冷油腻食物。

（2）注意情绪乐观，避免过剧的情绪变化。

（3）注意冷暖，衣着不要过于单薄，特别是春秋季，气候多变，更要注意保暖。老年人由于牙齿动摇脱落，咀嚼困难，加上活动量少，消化功能下降，易发生胃部疾病，所以老年人更要注意保护胃。

老年人如何预防消化不良与胃部疾病

老年人容易发生消化不良

老年人容易发生消化不良，其原因大致有如下几个：①年老后胃肠道黏膜变薄或萎缩，消化液分泌数量减少，不利于食物的消化吸收；②老年人牙齿脱落、松动，影响咀嚼食物，妨碍了营养成分的吸收；③老年人容易精神忧虑，造成食欲不振，有碍消化功能；④老年人消化功能容易发生紊乱，常有腹胀、腹泻、便秘等现象，也是造成消化不良的重要原因；⑤老年人如果患了某些慢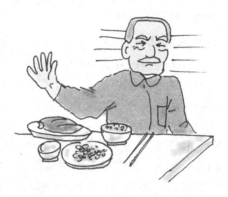性疾病，由于身体的耐受性比青壮年人差，对全身尤其是消化道的分泌运动和吸收功能的影响也就大。由此可见，为了在老年后保持良好的体质，必须要保证营养和注意饮食卫生，特别是坚持定时定量的饮食习惯，这样让消化道有一个正常的工作规律，才可避免发生消化不良。

帮助老年人开胃口的药物

每当老年人出现消化不良、胃口不好、腹部胀气、积食停滞时，不妨选用以下一两种助消化药物治疗：

西药：①胰酶片，每片0.3克，每次1～3片，每日3次口服。②酵母片（食母生），每片0.5克，每次0.5～1克，每日3次口服。③多酶片，每次1～2片，每日3次口服。④乳酶生（表飞鸣），每次2～3片，每日3次口服。⑤复合维生素B片或针剂。片剂，每次1～2片，每日3次口服；针剂，每支2毫升，每日1支肌肉注射。

中药：①神曲，每次6～12克。②山楂，每次9克煎服。③谷芽或麦芽，每次6～12克煎服。④保和丸，每次6克，每日2次服用。⑤香砂养胃丸，每次10克，每日2次服用。此外，橘皮、鸡内金、小茴香、生姜等也有开胃作用。

老年人常患哪几种慢性胃炎

老年人由于急性胃炎没有及时治愈或者饮食不当、吸烟、嗜酒等因素影响，罹患慢性胃炎者很多。从分类上讲，老年人发生慢性萎缩性胃炎最多。这是一种以胃黏膜萎缩为表现特征的胃炎，有上腹部不规则的隐痛，有时还会伴有呕吐、食欲减退等症状。由于胃黏膜萎缩，所以胃酸分泌量减少，这对消化功能也不利；有少部分慢性萎缩性胃炎还会演变成胃癌。除此以外，老年人还会罹患慢性浅表性胃炎及慢性肥厚性胃炎，前者胃黏膜病变较为浅表，后者胃黏膜明显增厚，也都会发生上腹疼痛。这两类胃炎胃黏膜不发生萎缩，所以胃酸分泌量尚可正常，发生恶变机会也少。慢性胃炎的分类单凭症状分析是不够的，一般都要通过胃镜检查，钳取少量胃黏膜组织进行病理检查才能确定。

老年人消化性溃疡

消化性溃疡通常指的是胃或十二指肠溃疡，这类疾病会引起上腹部与饮食有关的节律性疼痛，有时还会发生穿孔、出血、幽门梗阻等并发症，少数胃溃疡可发生癌变。消化性溃疡的发病原因至今未明，一般认为与精神刺激、饮食不当、烟酒嗜好等因素有关。综观大量医学资料发现，十二指肠溃疡以中青壮年患者为多，这可能是在上述某些病因影响下，胃酸分泌过多造成。相反，老年人则以罹患胃溃疡较多，此时胃酸分泌并不比十二指肠溃疡病多，胃内溃疡的形成与胃黏膜本身抗消化能力弱或受到破坏有关，也与胃的活动能力减弱、胃内食物排空延迟等因素有关，老年人的胃黏膜因衰老而发生退行性变化，所以格外容易发生胃溃疡。

老年人的胃溃疡容易恶变

有资料表明，大约5%左右的胃溃疡可以恶变成胃癌，大约5%左右的胃癌病人可由胃溃疡恶化而来。在这些胃溃疡恶变病人中老年人占多数，可能有如下几个原因：①随着年龄的增大，身体组织细胞代谢日渐衰退，这种细胞本身代谢紊乱是恶变的基础，所以老年人肿瘤发生率远比青壮年人高。②肿瘤病人的免疫状态低于正常人群，提示了身体免疫状态与肿瘤发生发展休戚相关，老年人免疫状态恰恰日渐低下。③老年人胃黏膜有萎缩性改变，这也是促发胃溃疡恶变的一个原因。④老年人都有长期胃溃疡病史，溃疡表面的细胞不断受到不良刺激，包括过热、过冷食物的机械摩擦等，甚至容易受到食物中某些毒性物质的影响，可说是恶变的重要外因。

对腹泻的老年人要特别重视

腹泻是一种常见病征，分为急性与慢性两种：①急性腹泻往往由肠炎、菌痢等引起，来势较凶猛，腹泻次数频繁，身体在短时间内便可丧失大量水分，老年人一般经受不起如此打击，会很快发生脱水，继而虚脱，所以一旦发现老年人急性腹泻，必须在治疗腹泻的同时给予输液补充水分。②慢性腹泻的原因很多，有肠肿瘤、慢性菌痢、肠道寄生虫病、消化吸收不良等。由于老年人本身抵抗力降低，慢性腹泻给全身带来的影响也较大，发生后会乏力、消瘦、贫血，症状远比青壮年人重，治疗见效也没有青壮年人快，所以应该格外重视，用药要正规，护理要仔细。

老年人如何防治便秘

老年人便秘极为常见

老年人发生习惯性便秘较多，原因是多方面的，归纳起来有如下几点：①排便动力缺乏，年老体弱，腹肌与肠子肌肉衰弱，收缩无力；②体力活动太少，老年人深居简出很少活动，这样会影响肠子的蠕动；③食物纤维太少，老年人牙齿缺失，只能吃些细软食物，缺少食物粗纤维，也会影响肠子活动；④排便感觉迟钝，老年人内脏器官的神经反射会迟钝，大脑往往没有足够的排便感觉冲动，也就不产生排便的神经反射动作；⑤药物不良影响，不恰当地使用泻药会引起肠子痉挛，也会便秘；⑥老年人经常服用镇静剂、安眠药、铁剂、钙片等可诱发便秘；⑦烟酒嗜好影响，嗜烟酗酒或者经常食用辛辣等刺激性食物，也可促使便秘发生。

防止老年人便秘

老年人对付习惯性便秘可采取如下一些办法：①经常参加体育锻炼，例如徒手操、太极拳等，以增强体质与提高腹肌等收缩能力；②适当进行户外活动和参加一些力所能及的体力活动，能帮助肠子蠕动；③多吃些含有纤维素的新鲜蔬菜和水果，促进肠子运动；④戒除烟酒，少吃或不吃刺激性食物；⑤不要滥用泻药或其他药物；⑥养成每天排便一次的习惯，让肠子蠕动有规律等。此外，也可适当服用一些促进排便的食物，例如，蜂蜜冲水服用，黑木耳加水冲服，决明子炒焦泡茶等。如果便秘顽固可应用开塞露纳肛通便或服用导泻药物，例如石蜡油、硫酸镁、舒通、番泻叶、脾约麻仁丸等治疗。至于因为排便感觉迟钝引起的便秘，用泻药又无效时，只能定期灌肠。

老年人如何防治糖尿病

老年人为何易患糖尿病

糖尿病是由于人体胰腺里胰岛细胞功能障碍，胰岛素产量下降，造成血液内糖分过高，大量糖分随尿液排出的疾病。随着年龄增长，该病的发病率也增高，除了遗传因素外，老年人易患糖尿病的原因有如下几个：第一，肥胖。60%～80%的老年糖尿病人都是十分肥胖的，肥胖的结果是人体内糖、脂肪、蛋白质三大营养物质代谢会紊乱，胰岛细胞的功能也容易出现障碍。第二，长期饱食，过量的营养物质会加重胰岛细胞的负担。第三，精神因素。精神刺激、情绪波动，尤其老年后精神上的过分忧郁，会干扰大脑皮层的正常活动，随即使得胰岛细胞工作失灵。第四，其他因素。动脉硬化、免疫功能下降等老年人多发病也可诱发糖尿病。

老年人糖尿病症状及特点

典型的糖尿病有多饮、多食、多尿与体重减少的"三多一少"症状。多食是由于身体糖分不能很好地利用，因此病人经常感到饥饿；多尿是由于糖分随尿排出具有利尿作用；多饮是由于尿量增多病人会口渴；体重减少的原因是尽管吃得多、饮得多，但因糖分丧失，体重会下降。老年糖尿病仅一半左右病人有"三多一少"症状，另有半数以上病人往往是以糖尿病诱发的一些并发症形式出现，包括四肢麻木、知觉异常、血压升高、肌肉酸痛、动脉硬化、白内障、大小便失禁、严重感染、肢端坏疽、性功能障碍等。由此可见，老年糖尿病，开始病情较轻或隐匿，易于误诊或漏诊，常不能发觉，一旦出现症状已发生较严重的并发症。因此，当老年人出现一些莫名其妙的症状时，都应该想到有糖尿病的可能。

糖尿病临床表现

糖尿病是一种老年常见病，其症状概括起来是"三多一少"：即吃得多，喝得多，尿量多，体重减轻。此外，还有疲乏无力、四肢沉重、麻木、腰酸背痛、皮肤瘙痒、手足心热、视力不清、阳痿、闭经等症状。

老年人患糖尿病，由于病情轻，起病隐匿，"三多一少"症状不明显。这些病人的体形多较肥胖，脸色红润，食欲旺盛，化验时尿糖并不高，甚至呈阴性，血糖可能正常或稍偏高，不少病人因为患其他疾病到医院就诊，才被发现。为及时发现糖尿病，对下列情况要加以注意：有糖尿疾病家族史；过度肥胖或明显消瘦，并在就餐后三小时左右有饥饿感、心慌、出汗；皮肤反复感染；手指足趾麻木、浮肿。

判断老年人糖尿病

除了根据糖尿病的症状诊断外，还得借助一些化验检查帮助判断。首先是测定尿糖，尿液内加入蓝色的班氏试剂一起加热，如果颜色由蓝转黄，表示尿糖阳性，强烈提示有糖尿病。其次是血糖测定，正常老年人空腹状态下血糖水平是每升 3.9 ~ 6.2 毫摩尔。一般不超过每升 6.7 毫摩尔，如果超过这个数值也被认作糖尿病。最后是葡萄糖耐量试验，正常情况下血液里的糖分维持一定水平，即使一次吃进大量糖分，血糖含量也仅仅是暂时性升高，半小时到一小时达高峰，但不超过每升 8.2 毫摩尔，一般无糖尿，两小时后恢复正常，这便是糖耐量良好。相反，糖尿病老年人糖耐量极差，两小时后血糖水平不能恢复正常，而且血糖水平常超过每升 8.2 毫摩尔，同时出现糖尿。此外，针对糖尿病的许多并发症，可进行一些特种检查，例如，眼科检查、肌肉神经检查、心电图检查等。

治疗老年糖尿病有哪些方法

糖尿病是老年人最常见的疾病之一，调查发现，不论男女，糖尿病患病率随年龄的增加而增长。老年糖尿病治疗目标是控制血糖、血脂于较好水平；

尽可能维持体内环境的平衡和稳定，使身体处于最佳状态；还要防止大小血管和神经并发症的发生与发展。

治疗老年糖尿病有以下三种方法：①饮食疗法。饮食摄入量能保证脑力和体力活动的需要，并能维持或达到理想体重。具体要求是食用低脂肪、低胆固醇、无糖、适当的碳水化合物，充分的蛋白质和富含维生素的饮食。多食用谷类、豆类、蔬菜，可增加植物纤维的摄入量，有利于控制血糖。②体育疗法。通过适当的体育锻炼，如步行运动——这是最安全、最简便和最能持久进行的一种运动，有助于防止糖尿病并发症的发生和发展。因为缺乏体力活动是患肥胖症、糖尿病、大小血管并发症的重要原因。③药物疗法。慎重地选用口服降糖药物，有磺酰脲类口服降糖药物和双胍类降糖药物两类，或者进行胰岛素治疗。用药前，最好进行胰岛功能检查，以便选择最适当的药物。

怎样自我控制饮食

老年糖尿病人自我控制饮食可以按如下步骤进行：第一步，根据标准体重和工种计算一天总需热量。男性：（身高 cm-80）×70%= 标准体重（公斤）；女性：（身高 cm-70）×60%= 标准体重（公斤）。若实际体重超过标准体重 10% 以内，属正常。若实际体重超过标准体重 10%～15%，为超重；超过 20% 属肥胖，实际体重低于标准体重 20% 为消瘦。超重或消瘦的老年人应适当减少或增加热量。第二步，按蛋白质与脂肪每日每千克供应各 1 克，余者均供应糖为标准，又以每克蛋白质与糖各产生 16760 千焦热量和每克脂肪产生 38 千焦热量计算，再分一天总热量蛋白质、脂肪与糖的比例，如上述 7535 千焦热量，可分成蛋白质 60 克，脂肪 60 克、糖为 250 克。第三步，按早餐 20%，中、晚餐各为 40% 比例，查阅食物营养成分表搭配食物，组成三餐食用量。

如何防治老年慢性肾炎

慢性肾炎如没有恰当的治疗，病情会渐渐恶化，最后变成尿毒症，有生命危险。老年慢性肾炎病人肾功能衰退的发生机会更多，为了防止病情恶化，可以做如下四件事：①注意起居卫生，防止受寒、受湿，作息有规则，避免过度疲劳和注意个人卫生等，目的是让肾脏能很好养息，不要再遭受因外界不良因素引起的打击。②治愈各种感染，例如鼻窦炎、龋齿、疖、痈、慢性支气管炎等，因为感染容易加重肾脏负担，而且慢性肾炎病人抵抗力极差，一旦受到感染，全身反应也强烈。③合理安排饮食，吃得淡些，并且应限制蛋白质摄入，为了保证营养，可多吃些脂肪。④定期复查，密切注意病情的变化，一有恶化趋势，及时用药治疗。

老年人尿毒症特点

尿毒症是由于肾功能衰竭后，身体里代谢产生的有毒废物不能及时排出，大量"囤积"后引起一系列症状的疾病。老年人因严重尿路感染、肾动脉硬化、尿路梗阻等疾病酿成尿毒症机会多。老年人一旦发生尿毒症，与青壮年人相比，具有症状多与症状重的特点。这里可列举出不少症状。例如全身无力、软弱、易疲劳、排尿次数增多、泡沫尿或黏稠尿、血尿、头痛、水肿、全身瘙痒和皮疹、肌肉抽筋、腰部疼痛、厌食、呕吐、骨痛等。所谓症状严重，不仅是上述这些症状厉害，更重要的是老年人患尿毒症后出现程度较严重的尿量减少或尿闭现象，随后还会发生谵妄、昏迷、心律紊乱、心力衰竭、酸中毒、重度贫血等严重情况。所以，老年人尿毒症的死亡率极高，治疗也较困难，切勿掉以轻心。

如何防治老年人贫血

老年人容易发生贫血

老年人有易发缺铁性贫血的倾向，发生贫血的老年人也屡见不鲜，原因是多方面的：①老年人由于骨骼发生衰老性变化，内中骨髓的造血功能也会日渐衰竭。②老年人消化功能减弱，尤其胃酸分泌减少与胃肠道黏膜的萎缩，既影响食物和铁质的吸收，也妨碍铁质在体内的利用，而铁质恰是人体造血的最重要原料，一旦缺乏，贫血接踵而至。③老年人往往有少食、偏食等习惯，这样也容易造成铁质或维生素等人体必需物质的缺少，尤其是维生素 B 族和维生素 C 等缺乏，有碍造血功能。④老年人常伴有慢性疾病和慢性失血情况，例如痔疮出血、钩虫病等，也会诱发贫血。

老年人贫血怎样治疗

老年人贫血会出现气短、浮肿、头晕、眼花等症状，应该积极治疗。具体方法包括如下几个方面：第一，选用药物，可以直接补充铁剂，常用的有硫酸亚铁，每次 0.3 ~ 0.6 克，每日 3 次，口服；或复方卡古地铁，每日 1 次，每次 1 支（20 毫克），肌肉注射。也可使用协助铁吸收与利用的药物，例如维生素 C，每次 100 毫克，每日 3 次，口服。适当使用维生素 B_{12}、叶酸、吡哆醇等药物也有好处。此外，胎盘粉或中药阿胶、艾叶、熟地、当归、白芍、川芎等也有补血功效。第二，增加营养，经常食用富有营养与含铁质丰富的食物，使得每天铁质供应量在 12 毫克以上，可选用的食物有猪肝、猪肾、猪血、蛋黄、红糖、红枣、绿叶蔬菜等。第三，体育锻炼，体育运动能增强骨髓造血功能，从而提高红细胞与血红蛋白的数量。

老年人如何防治白细胞减少症

正常人血液里白细胞数量为每升（4 ~ 10）$\times 10^9$ 个，如果低于每升

4×10^9 个，称为白细胞减少症。一旦发生此症，人对感染的防御能力就会下降，容易发生各种炎症类疾病。造成白细胞减少症的原因很多，包括放射性物质影响；含苯等化学物质刺激；某些药物，例如抗癌药、解热镇痛药、抗生素等的毒性反应；某些慢性疾病，例如病毒感染、慢性肝炎、脾功能亢进、白血病、肝硬化等的干扰。一般说，老年人也会发生白细胞减少症，因为老年人免疫功能减退和骨髓造血功能降低，所以抵抗力差，除容易因病毒感染诱发白细胞减少外，特别要警惕因药物因素或慢性疾病引起白细胞减少。老年人发生白细胞减少症后，可采用维生素 B_4、维生素 B_6、鲨肝醇、利血升、辅酶 A、三磷酸腺苷、丙酸睾丸酮等药物治疗。

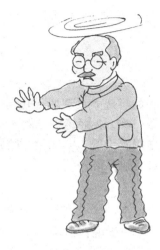

老年人会发生血小板减少症吗

正常人血液内血小板数量为每升（100～300）× 10^9 个，血小板数量少于每升 50×10^9 个，称为血小板减少症。一旦发生，会出现口腔、鼻和内脏黏膜出血等严重情况，皮肤上会布满出血的紫癜。血小板减少症分为两类：一类是突发性，与自身免疫功能异常有关，目前还找不到确切的病因；另一类为继发性，与再生障碍性贫血、白血病、癌肿骨转移、脾功能亢进、尿毒症或者药物及放射性物质等影响有关。一般说，老年人会发生血小板减少症，但发生机会比青壮年，尤其比年轻女性要少，即使发生，病因多半还是一些疾病或药物继发性影响，所以首要还在于去除病根。老年人发生血小板减少症后，可采用强的松、辅酶 A、止血敏等药物治疗。严重病例还得通过输新鲜血液或血小板悬液治疗。

老年人会患白血病吗

白血病是血液系统的一种恶性肿瘤，俗称"血癌"。一般分为急性与慢性两种。急性白血病表现为发热、贫血、出血，来势较凶猛。血液检查，白细胞数量可以异乎寻常地增高，骨髓检查白细胞明显增生。慢性白血病表现为贫血和进行性脾脏肿大，病程较长，血液检查白细胞数量有时却可正常，骨髓检查也见白细胞增生。这两种白血病老年人都可能罹患。由于衰老引起的免疫力下降，所以老年人一般以急性白血病发生机会较多，出现症状中，贫血、发热、出血都较青壮年人明显。而且即使白细胞数量骤增，但真正具有正常功能的白细胞数量却很少，老年人就更容易引起身体各种感染。相对来说，慢性白血病人的抵抗力要比急性白血病人稍强一些，一贯身体强壮的老年人有时会患慢性白血病。

引起老年人高热的原因

高热是指发热在 39℃ 左右甚至更高。引起高热的疾病很多，老年人易患的疾病大致有如下几类：第一类，传染病。例如，败血症、伤寒、疟疾。第二类，炎症感染。例如肺炎、细菌性心内膜炎、脓胸、肝脓疡、胆道感染、尿路感染等。第三类，胶原疾病。例如，风湿热等。第四类，恶性肿瘤。例如胃癌、肝癌等。

如何处理老年人长期低热

一般说，当体温高于 37.4℃ 持续两周以上，又伴有不能解释的萎靡、乏力等症状时，可认为是长期低热。倘若老年人遇到这种情况，应该想到两种可能：一是器质性低热，亦即由疾病引起，最多见是慢性支气管炎、尿路感染、结核病、慢性胆道感染、迁延性或慢性肝炎、风湿病、贫血等，应该说，除了低热外，每种疾病还有其特殊的症状表现。二是功能性低热，并非疾病所致，而是老年人体温调节功能衰退引起，有的是夏季低热，老年人每逢夏季即有低热伴头晕、乏力、食欲减退，类似通常所谓的"疰夏"；有的是一年四季都可发生低热，活动与紧张后出现，休息后消失，具有一定的规律。对于器质性低热，重要的在于治愈病根；对于功能性低热，应适当休息，可服用清暑解热饮料或清热中药治疗，不要随便使用退热药，以免产生副作用。

老年人低体温是怎样发生的

人体之所以能基本保持 37℃ 体温，主要依靠脑子里的体温调节中枢控制和凭借辐射、传导、对流、蒸发等调节方式来完成。当人体受寒后，通过皮肤血管收缩来保持体温，人会发抖，这样肌肉因运动而产热，当然，辐射、传导、对流、蒸发等散热过程也会缓慢或暂时停止。但是，老年人由于衰老，体温调节功能会降低，受寒时身体一系列的御寒机能减弱，加上老年人新陈代谢本身不太旺盛，身体产热量也不多，所以在受寒情况下很容易发生低体温意外，体温会下降到 35℃ 或更低些。偶尔，有些老年人因某些疾病而服用氯丙嗪、巴比妥、安定、利血平等药物，它们有一定程度地降低血压的作用，也可促发低体温。由此可见，老年人应格外加强御寒，一旦发生低体温也得急诊，进行复温治疗，以免发生危险。

老年人如何防治偏头痛

偏头痛是一种老年人常见病。长时间连续用脑、过度疲劳、睡眠太少，会引起偏头痛发作，有人食用某些食物，如巧克力、酒也会引起头痛发作。

防治偏头痛，平时要注意劳逸结合，避免过度疲劳与精神紧张，要做到情绪乐观、精神愉快。同时，开展一些适当的体育活动，可以改善睡眠并增强体质。此外，还要节制饮食，不要过饱或过饥，不吃能诱发头痛的食物。

头痛发作时，静卧于安静、阴暗的房间，以缩短头痛发作的时间。治疗偏头痛的药物是咖啡因麦角胺，头痛一开始即服用。也可肌肉注射酒石酸麦角胺。有冠心病者，禁用。老年人最好不用此药。症状较轻者，可服用止痛剂加索密痛或去痛片。平时为了预防偏头痛发生，可服用苯噻啶。有的老年人掌握发病的规律，可提前一两天服药，可防止和减轻头痛的发作。

老年人发生三叉神经痛怎么办

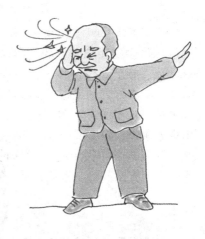

三叉神经是专管面部感觉的神经，左右各一根分布在面部。老年人易发三叉神经痛，原因不明，表现为一侧或双侧面部发作性疼痛，较为剧烈，每次持续数秒钟至一两分钟，发作次数十分频繁，病人痛苦呻吟，如果用手触摸唇、鼻翼、颊、口角等处，有时会触发一次发作，所以病人不敢洗脸、刷牙和说话。目前，治疗老年人三叉神经痛常用新药卡马西平，又叫酰胺咪嗪，每日3次，每次0.1～0.3克，口服。另外，抗癫痫药物苯妥英钠也有一定疗效。中药七叶莲片、野木瓜片或汉桃叶片也可试用。万一药物治疗无效，可以采用局部麻醉剂普鲁卡因等做三叉神经封闭治疗。对于顽固病例只能手术治疗，切断三叉神经分支，可彻底治愈。

老年人如何防治面部肌肉抽搐

有些老年人的一侧或两侧面部肌肉会一阵阵抽搐，开始常是下眼皮抽搐，以后逐渐向面部扩展，以口角肌肉抽搐最为显著，紧张时抽得厉害，安静或睡眠时停止，这种病医学上叫作面肌抽搐。发生原因不清楚，可能与局部神经肌肉功能失调有关，老年人发病很可能是局部神经肌肉退行性变性的结果。面肌痉挛一般不影响身体健康，但是病人自觉很难受，可采用镇静药利眠宁、安定等治疗，也可用抗癫痫药苯妥英钠。顽固病例需要采用面神经封闭或手术治疗。

老年人如何防治面神经麻痹

老年人面神经麻痹的病因很多，常见有两种：一种是面神经炎，往往与病毒感染有关；另一种是动脉硬化、高血压引起脑血管意外造成。偶尔可以是鼻咽癌、听神经瘤等造成。面神经麻痹后会酿成面瘫，患侧眼裂较大、鼻唇沟变浅、口角低、不能皱额、蹙眉、闭目不紧、鼓腮时患侧漏气、不能吹口哨、患侧不能露齿、进食咀嚼时食物常潴留在患侧等。一般说，即使老年人恢复功能差些，倘若是由于面神经炎引起的神经麻痹，通过维生素 B_1、维生素 B_{12}、地巴唑、激素、按摩或理疗等治疗，也能在 1～4 个月治好。如由脑血管意外等造成的，恢复就较慢，有时需反复使用针灸、药物等治疗才逐步治愈，部分病例也可能不能治愈。

老年人如何防治帕金森病

帕金森病又叫震颤麻痹，是一种发生于老年期的中枢神经系统变性疾病，病变部位主要在脑子里的苍白球、黑质和纹状体，致病原因很多，多半与动脉硬化、颅脑外伤、肿瘤、一氧化碳中毒等有关。帕金森病的症状有多样化的特点：面部表情呆板，很少眨眼，形成所谓"面具脸"；运动缓慢，精细动作笨拙，步子缓慢细碎，被人推动时呈慌张步态，前冲后蹶；一侧肢体开始出现迟缓刻板而有节律性的震颤、静止及紧张时加剧、肌肉强直等。毋庸讳言，帕金森病较难彻底治愈，但得了此病对生命并无多大妨碍。眼下治疗该病采用的大致有颠茄酊、东莨菪碱、安坦、左旋多巴等药物，须长期定时服用。

老年人如何防治癫痫病

癫痫俗称"羊癫风"，是一种反复发作性脑部机能短暂失调的疾病。有的发病原因不明，有的可以是脑部疾病引起，老年人常继发于脑血管痉挛后，老年人癫痫大发作常表现为突然尖叫一声、神志丧失、全身抽搐、面色青紫、瞳孔放大、舌唇咬破、口吐白沫、小便失禁等，因此应该加以救治。可采取如下方法：在病人牙齿之间放入一块柔软毛巾，以防咬破唇舌；解松领口、裤带，以防病人在剧烈抽搐时和周围硬物碰撞；绝不可用强力把抽搐的肢体压住，以免引起骨折。重要的是应护理老年癫痫病人在不发作情况下定时服用抗癫痫药物。发作次数极少，仅发过一次或每年发一次者可不必给药；仅在半夜睡时发作者，每晚给药一次，余者均要每日定时服药，常用苯妥英钠片，每日 2～3 次，每次 0.1～0.2 克，一般至少要在两三年内无发作后，方可逐渐减量、停药。

老年人怎样才算肥胖

衡量一个老年人是否肥胖，可以根据体重标准，并参考皮下脂肪厚度来确定。

男性老年人平均标准体重（千克）＝身长（厘米）－105

女性老年人平均标准体重（千克）＝身长（厘来）－100

凡超过标准体重 10% 者为偏胖；超过 20% 者为肥胖；低于 10% 者为偏瘦；低于 20% 者为消瘦。

对于肥胖还有一种分级法：超过标准体重 15%～30% 者为一级肥胖，超过 30%～50% 者为二级肥胖，超过 50%～100% 者为三级肥胖，超过 100% 以上者为四级肥胖。

为了全面衡量评定肥胖程度，除了体重外，还需参考皮下脂肪的厚度，主要是以下四个部位：上臂后部、背部（肩胛骨下方处），上臂前部、髂棘上方等处脂肪的厚度，可用测得的皮下脂肪厚度来推算全身脂肪多少。一般认为，上臂后部脂肪超过 23 毫米，背部脂肪厚度超过 25 毫米，便可认为是肥胖者。

老年人几种常见颅脑外伤

老年人常见的颅脑外伤有如下几种：①头皮损伤，包括擦伤、裂伤、血肿和头皮撕脱伤，通常需清创治疗。②颅骨骨折，包括颅顶骨折和颅底骨折，前者表现为头顶部颅骨骨折处肿胀、疼痛与血肿，后者可以出现眼结膜下瘀血、眼眶周围瘀血发青、鼻血和耳朵流血等症状。③脑震荡，脑部受打击后引起短暂的脑功能障碍，脑子的结构并不发生改变，表现为立即意识丧失，几分钟后清醒，有头痛、头昏、恶心、呕吐等症状。④脑挫裂伤，脑部受打击后脑组织结构变化，脑干表面或深部出血及脑水肿，出现意识不清或昏迷。⑤脑干损伤、包括中脑、脑桥、延脑等部位受损伤，出现呼吸、心跳异常及昏迷。⑥颅内血肿，外伤后颅内出血并积成血肿，会昏迷不醒或昏迷后清醒，然后再昏迷。后三种颅脑外伤严重威胁生命。

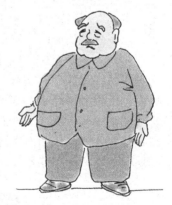

老年人脑震荡后遗症

有些脑震荡病人，在恢复过程中，还会出现头痛、头晕、失眠、多梦、记忆力减退、情绪不稳定、心悸、气短、多汗等症状，可以持续好几个月，甚至几年，有人称为脑震荡后遗症，实际上是脑损伤后的神经官能症。这类情况与病人的性格、精神、心理等因素有关，老年人并不会多发。问题是老年人发生忧郁症的较多，一旦再夹杂着脑震荡这样一个情况，就容易发生脑损伤后的神经官能症，症状也越发严重些。治疗办法是对病人耐心解释，消除顾虑与担心，希望能保持乐观情绪，也可适当服用镇静剂。

如何防治老年人"甲亢"

老年人"甲亢"症状及特点

"甲亢"是甲状腺功能亢进症的简称。典型病例表现为心慌、气急、怕冷或怕热、多汗、焦虑、激动、胃口极好、体重增加或减轻、两眼突出、甲状腺肿大、心率加快等症状。但是老年人"甲亢"的症状表现多不典型，其特点是：一类是隐藏型，体重多半减轻，厌食多于食欲亢进，心率未必加快，两眼不见突出等；另一类是淡漠型，很少激动，反应迟钝，少动，思维障碍等。那么，怎样诊断老年人"甲亢"呢？有些不典型症状，例如局限性黏液性水肿、浸润性突眼、男子乳房发育、明显肌萎缩、多饮多尿、色素沉着、高钙血症、周期性麻痹、白癜、斑秃、高血糖症等可做辅助诊断。另外，可以通过血清甲状腺素（T4）、三碘甲状腺氨酸（T3）、基础代谢率（BMR）、甲状腺吸碘131率测定，甲状腺同位素扫描等帮助诊断。

老年人"甲亢"开刀需注意什么

老年人由于体弱，有时还兼有严重心、肺、肝、肾等器官疾病，因此患了"甲亢"尽可能采取非手术治疗，采用他巴唑、硫氧嘧啶等药物。但是凡属于以下各种情况时，只能进行手术治疗：病情重；基础代谢率很高；甲状腺明显肿大，甚至压迫气管影响呼吸；甲状腺肿大有可能恶变成癌；不开刀切除甲状腺无法控制病情；不宜采用药物或同位素治疗，例如对药物有过敏反应，同位素治疗会引起严重白细胞减少等。即使动手术，术前也要采用药物短期治疗一个阶段，让心跳太快、血压过高、情绪波动、胃口亢进等症状缓解些，让基础代谢率下降到较低水平。总之，要使病情有一个初步和暂时的控制与稳定，身体才能经受得住手术的考验。

老年人缺碘甲状腺会增大

人体的甲状腺会分泌甲状腺激素，而碘是制造甲状腺激素的重要原料，老年人每日大约需要 100 ~ 150 微克碘，主要来源于饮食。青春期由于人体新陈代谢旺盛，人体需要甲状腺激素数量高，因此需碘量也相对增加，即使饮食情况良好，有的人也会产生一时性碘供应不足，发生青春期甲状腺轻度增大。同样道理，老年人如果由于少食、偏食，或者生活在高原、山区缺碘区域，饮水、食物与食盐中碘含量少，体内也会发生缺碘现象，造成甲状腺肿大。轻者采用含碘药物或多吃含碘食物，例如海带、紫菜等，可以使肿大的甲状腺缩小；重者只能手术治疗，将肿大的甲状腺切除。

老年人颈部淋巴结肿大

颈部淋巴结一般分为：耳前、耳后、颏下、颌下、枕后、颈静脉旁和锁骨上七组。耳前、耳后淋巴结肿大可能存在咽喉炎、齿槽脓肿、扁桃体炎等疾病；枕后淋巴结肿大较少见，颈部长疮时会发生；引起颈静脉旁淋巴结肿大的最常见疾病是颈淋巴结结核；锁骨上淋巴结肿大怀疑是转移性肿瘤，尤其多见于胃癌转移。老年人莫名其妙颈部淋巴结肿大，特别要怀疑肿瘤病变。

老年妇女会发生乳腺炎

乳腺炎俗称"奶疮"，是哺乳妇女常患的疾病。由于乳头部破裂，细菌入侵，加上乳汁郁积，就会发生乳腺的化脓性感染，表现为乳房的红、肿、痛、热，全身也会发热、畏寒，严重时形成脓肿，这时，用抗生素治疗无济于事，还得手术切开排脓。由此可见，老年妇女是很少发生乳腺炎的。但是，偶尔有两种情况也可引起老年妇女患乳腺炎：一是乳头部意外擦伤或裂开，细菌就会乘机入侵；二是以往哺乳阶段有部分乳汁在乳房内郁积而形成所谓乳汁囊肿，或者叫作乳汁郁积症，局部表现为一个小块，长期内可以没有什么症状，老年后如逢抵抗力下降，乳汁囊肿又可发炎。

老年男子会乳房增大

人类乳房的发育需借助雌激素这个"动力"，女子体内雌激素产量丰富，乳房就长得丰满；相反，男子体内雌激素产量很少，乳房不增大。由此推理，如果男子体内原生产量很少的雌激素突然一反往常地增多产量或者减少了能与雌激素"匹敌"的雄激素——睾丸酮的产量时，增多或力量相对变大的雌激素岂不也要让男子乳房发育增大吗？男子进入老年后，由于睾丸功能的每况愈下，睾丸酮的产量逐渐减少，这样一来，使雌激素有机可乘，于是一侧或双侧乳房增大，开始是乳头下隆起，以后逐步增大，匀称、弥漫，质地和模样与女性相似，这种情况属于生理性增大。另外，有些老年男子得了肾上腺、脑垂体等疾病会增加体内雌激素的产量，或者患上肝脏病，肝脏不能处理体内的雌激素，也都会引起乳房增大，这些都属于病理性增大。

如何防治老年人发"流火"

"流火"是丹毒的俗称，是溶血性链球菌侵犯皮肤或黏膜里的网状淋巴管引起的病变，多发在面部与小腿。"流火"部位表现为红肿与疼痛，伴有高热、畏寒等症状，而且极容易复发。老年人抵抗力低下，"流火"发生率颇高。发作时应该采取如下措施治疗：平卧，患肢下面垫高；局部热敷，用鱼石脂软膏或中药金黄膏外敷；使用抗生素，一般首选青霉素，其次是庆大霉素、先锋霉素等；采用清热解毒中药，例如，土牛膝、车前草各30克，蒲公英60克煎服，或黄柏15克，板蓝根、蒲公英各30克，牛膝、泽兰、金银花、连翘各9克煎服。要求治疗彻底，即使症状消失仍要继续用药5～7天，并且注意休息，防止疲劳，这样才可防止此病复发。

老年人患消化性溃疡怎么办

一般来说，老年人罹患的都是多年不愈的消化性溃疡，有的已经过长期药物治疗也无济于事，症状依然十分严重。对这些病例宜手术治疗，这不仅是解除症状问题，更重要的是趁早防治消化性溃疡的并发症，因为老年人消化性溃疡发生穿孔、出血、恶变、幽门梗阻的机会颇多。一旦发生穿孔随即就变成腹膜炎，对老年人来说危险性就更大。如果并发出血，由于老年人血管硬化，出血的血管不容易收缩闭合，血不易止住，出血往往十分严重，可出现出血性休克。假如发生恶变，就会严重威胁生命。万一发生幽门梗阻，较大的消化性溃疡堵塞在胃出口幽门处，无法再进食，而且要增加手术难度，对老年人不利。手术治疗消化性溃疡须做胃大部切除术。

不能轻视老年人胆石症

胆石症是指胆囊、肝外胆管或肝内胆管长有胆红素、胆固醇等成分结石引起的疾病，表现为经常性右上腹或中上腹部隐痛，急性发作时可出现绞痛、发热、黄疸等症状，油腻饮食后诱发，老年人罹患胆石症后，由于身体抵抗力低下的缘故，比青壮年人容易发生各种并发症，例如胆囊化脓坏疽和穿孔，引起胆汁性腹膜炎；毛细胆管炎，肝内毛细胆管阻塞和发炎会影响肝细胞功能；胆道出血，胆管黏膜因结石摩擦和炎症糜烂而出血，引起呕血与便血；肝脓疡，肝内胆管阻塞继发细菌感染，形成脓疡；化脓性胆管炎，结石阻塞胆管，发生高热、黄疸、寒战，甚至中毒性休克；急性胰腺炎，因胆石阻塞胰管开口造成，会发生左上腹剧痛等症状。由此可见，绝对不能轻视老年人胆石症。

老年人发生胆管炎有生命危险

胆管炎是指胆石阻塞肝外胆管，尤其堵塞在胆管通向十二指肠的开口处，造成肝脏分泌的胆汁无法进入肠道的一种急性疾病。它一方面是胆石阻塞；

另一方面胆管内壁黏膜因炎症而严重充血与水肿，又加重了阻塞，梗阻使上方胆汁郁积，引起细菌生长繁殖而化脓。所以医学上全名称为急性梗阻性化脓性胆管炎。此病表现为剧烈上腹部疼痛，39 ~ 40℃高热、畏寒、发抖和黄疸。并且由于化脓性细菌感染，会产生大量毒素，这些细菌和毒素都会因胆管内压力骤增很快进入肝脏血液循环，进而进入全身血液循环，导致败血症和中毒性休克。由于老年胆石症病人发生胆管炎机会颇多，加上老年人抵抗力差，上述病理变化来势又凶猛，所以很难忍受，容易发生生命危险。

老年人如何防治胆囊结石

要根据病人的全身情况、自觉症状、胆石大小、多少、性质、胆囊功能、患者年龄、工作环境、生活条件、以往治疗情况等来选择治疗方法。比如，病人身体情况较好，症状较轻，结石不大（直径不超过 0.5 厘米），且数目不多（一般不超过 5 个），胆囊功能良好者，宜首先采用中医中药、针灸、中西医结合的排石疗法。如果患者年老体弱，或有其他严重疾病，不能手术或不愿手术，也宜应用中医中药或中西医结合的办法治疗；如果有下列情况之一者应采用手术治疗：①病情严重，伴有急性化脓性胆囊炎或疑有胆囊积脓坏死、穿孔者。②经中西医保守疗法治疗无效，或用中药排石疗法不能排出结石者。③结石大或多、胆囊功能已丧失者或胆囊有先天畸形者。

老年人如何防治急性胰腺炎

老年人何以会患急性胰腺炎

解剖学发现，绝大多数人的胆管和胰腺内的胰管，共同开口到十二指肠。急性胰腺炎并非是胰腺的细菌感染，而是由于上述开口处有梗阻，造成胰腺分泌的胰液不能排出，或胆汁逆流进胰管，最终胰管破裂，胰液渗入到胰腺组织里，引起自体溶化的一种疾病。表现为左上腹或中上腹部疼痛、发热和呕吐等症，血液检查淀粉酶显著增高。此病病因常见是暴饮暴食、胆石症和精神因素。老年人暴饮暴食或酗酒很容易引起十二指肠炎症，结果使得上述胆管与胰管的共同开口处水肿堵塞；老年人得了胆石症容易发生结石堵塞该开口；老年人情绪过分激动，使得内脏的神经功能紊乱，上述开口处肌肉会痉挛阻塞。这些都会导致老年人患急性胰腺炎。

急性胰腺炎手术需注意

急性胰腺炎分为三种类型：①水肿性胰腺炎，仅表现胰腺的肿胀和轻度充血，腹腔里有较清晰的渗液，症状较轻；②出血性胰腺炎，胰腺明显肿胀，伴有散在的出血，胰腺呈深红色，腹腔里可有大量血性渗液，症状较重；③坏死性胰腺炎，胰腺高度水肿，伴有大片坏死，胰腺呈紫黑色，腹腔里有血性混浊渗液，症状十分严重。对于上述三类急性胰腺炎，开始阶段都是采用非手术治疗，包括禁食、解痉止痛、胃肠减压、输血等，其中水肿性胰腺炎多数能治愈，但是出血性或坏死性胰腺炎，有时未必奏效，如果病情恶化，尤其出现中毒性休克时，应赶紧手术治疗，进行腹腔引流或将坏死部分的胰腺切除，以抢救生命。

老年人如何防治急性阑尾炎

为何老年人急性阑尾炎发病率高

急性阑尾炎是外科最常见的疾病之一，老年人发病率很高。原来，阑尾是与盲肠相通的盲管，开口狭小，管道细长。老年人易发阑尾炎主要有几个因素：第一，老年人发生便秘和消化不良等机会较多，阑尾腔容易被食物残渣、粪块堵塞而发生梗阻。第二，老年人肠子的蠕动能力逐渐减弱，阑尾的蠕动也缓慢、微弱，阑尾腔内如果有食物残渣、粪块及阑尾本身的分泌物不能及时和通畅地排出。第三，老年人肠道容易发生功能紊乱，尤其稍受寒冷或饮食不节就会引起阑尾壁肌层的反射性痉挛，可加重阑尾腔阻塞。

老年人急性阑尾炎有哪些特点

老年人的器官生理功能随年龄增高而减退，身体的反应低下，所以表现在右下腹疼痛及右下腹部的压痛等征象，往往与阑尾炎症的程度不一致，也就是说，阑尾炎可能已十分严重，但是右下腹疼痛或右下腹部压痛却不甚明显，所以很容易漏诊或误诊。老年人阑尾炎还有一个特点就是发展比较迅速，在不太长的时间里就可能发生穿孔，变成腹膜炎，而且这种腹膜炎不局限在右下腹，往往会布及全腹部。腹膜炎产生的腹痛症状及腹部压痛体征象也不一定十分明显，可是腹膜炎引起的发热和中毒性休克等全身衰竭性表现却十分严重。总之，对于老年人来说，急性阑尾炎并非是一个小病。

老年人急性阑尾炎要趁早开刀

正如前述，老年人阑尾炎具有发展迅速和容易穿孔的特点，因此一经诊断，一般都要趁早手术。现代阑尾切除手术比较安全，即使老年人患有高血压、动脉硬化或某些心肺疾病，在严密监护下通常也能安全耐受。权衡得失，如果害怕手术，酿成阑尾穿孔腹膜炎，在全身状况恶化情况下再被迫手术那就危险了。若是有些病人采用非手术治疗，仍应严密观察，如果病情恶化必须随时改变处理方案，进行手术治疗，切勿讳疾忌医。

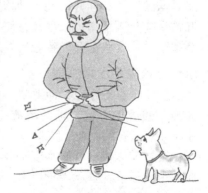

老年人如何防治"小肠气"

为何老年人易患"小肠气"

"小肠气"是腹外疝的俗称，指的是腹腔内脏器通过腹壁某薄弱部位向外突出所形成的病变。表现为腹壁上出现肿块，站立时明显，平卧和用手按压后消失，但有时也不能揿回。造成"小肠气"的原因大致有如下两个：其一，腹壁薄弱，尤其腹壁上一些先天就长得薄弱的部位，例如腹股沟区、股区、脐部等；其二，腹内压力增高，特别是咳嗽、便秘、排尿困难等情况下，腹内压力骤然增大，会向腹壁薄弱部位发出强大冲击。一般老年人身上就存在着这两种发病因素。年老体弱者的腹壁肌肉会萎缩，那些生来薄弱的区域会变得越发薄弱，没有足够抵御腹内压力增高的能力；老年人容易患诱发腹内压力增高的疾病，如慢性支气管炎会频繁咳嗽，习惯性便秘会使劲屏气大便，前列腺肥大会造成排尿困难等。所以，老年人"小肠气"发病率很高。

如何防止老年人得"小肠气"

从"小肠气"的发病原因不难看出，防止老年人得"小肠气"，主要通过以下两个途径：①增强腹壁强度。腹壁上先天性长得薄弱的那几个区域是无法改变的，但是通过坚持不懈的体育运动，尤其是腹肌锻炼，可以加强腹壁的强度和防止腹壁肌肉萎缩，也间接地加固了那些薄弱点，可以防止"小肠气"发病。加强腹壁强度最简便和有效的方法是进行仰卧起坐锻炼，即平卧后不用两手支撑，而利用腹肌收缩力量坐起，可根据体力每日酌情锻炼。②防止腹内压增高。老年人主要是及时治愈慢性咳嗽、慢性便秘和排尿困难等诱发腹压增高的疾病，也要防止搬重物时过于猛烈和突然性的用力使劲，这样可显著减少腹压骤增而强烈冲击腹壁的机会。

如何治疗老年人"小肠气"

患了"小肠气"，不但生活起居不便，有时"小肠气"不能推回，"小肠气"里边的肠子会受压迫、缺血与坏死，还会发生肠梗阻，有生命危险，所以应该趁早治疗。治疗"小肠气"一般都通过手术，方法是把"小肠气"里的内脏器官仍送回腹腔，将"小肠气"的囊做高位结扎，切除"小肠气"的囊并将附近的肌肉加固修补，消灭该处腹壁薄弱区。对于年迈体弱或伴有其他严重疾病的老年人，如果不能耐受手术，也可采用非手术治疗，先将"小肠气"里的内脏推回腹腔，然后佩用疝带，利用疝带一端的软压垫压着"小肠气"部位，不让它出来，白天佩带，晚上除去，养成习惯并不麻烦。

如何防治老年人直肠脱垂

直肠脱垂俗称"脱肛"，是指直肠向外翻出而脱垂在肛门外，初期随排便脱出，便后可用手推回；后期，不仅排便时脱出，在任何腹内压增高时都可脱出而且不容易推回。老年人易发此病，因为老年人全身组织衰退，骨盆肌肉松弛，肛门括约肌张力减弱，盆腔底部肌肉和直肠周围的筋膜、韧带等组织松弛。同时老年人容易发生便秘、咳嗽等腹压增高现象。对于老年人直肠脱垂可采取如下一些办法：保持大便通畅，不要采取下蹲式体位排便；及时治愈咳嗽等引起腹压增高的病变；服用补中益气汤、十全大补丸等中药；针刺百会、足三里、长强、承山、环门等穴位；采用石榴皮15克、枯矾60克、五倍子30克、苦参15克煎水外洗肛门，每日2次。上述办法，均有一定疗效。重度或复发病例，只能手术治疗。

老年人如何防治肛裂

顾名思义，肛裂是肛门部开裂。患了这种病，排便时，当粪便刚排出肛门口的一瞬间，就会产生一阵难以忍受的刀割样疼痛，十分痛苦，只要肛裂没有愈合，每次大便都要重复出现这种情况，病人因此对排便十分害怕。老年人也会患肛裂，主要是由于大便秘结所致，因为老年人习惯性便秘屡见不鲜，大便干硬，一旦排便用力，粗硬的粪便就要引起肛裂伤。肛裂发生后，由于病人害怕大便，愈是害怕，愈不肯及时大便，这样更加重了便秘。便秘引起肛裂，肛裂又加重便秘，它们互为因果，成为一个恶性循环，因此，治疗老年人肛裂，首先要治好便秘。

老年人如何防治肛瘘

如果人生了肛瘘，肛门旁边有一个或几个小洞，小洞又暗里与直肠相通，肛瘘里经常有粪便或黄水流出。一旦发生肛瘘，如不治疗很难自愈，一直可持续到老年。肛瘘主要是由于肛门直肠周围生了脓肿，又没有得到及时治疗，脓液越积越多，脓腔里的压力也愈来愈高，这些脓液就会穿破直肠黏膜流到肠腔内，或者穿破肛门周围皮肤流到体外，脓液穿破引起的管道便是肛瘘。有时向一个方向穿破，有时向几个方向穿破，形成许多不同类型的肛瘘。老年人罹患肛瘘，除了严重病例须手术外，一般都采用挂线疗法，也就是在肛瘘内挂入一根橡皮筋，术后定期收紧橡皮筋，边收紧就边消灭肛瘘，边长新肉，待橡皮筋勒完所有瘘管组织而脱落时，肛瘘也就治愈了。

老年人如何防治痔疮

老年人为什么好发痔疮

俗话说："十男九痔"，其实妇女罹患者也不少，足见痔疮是一种极为常见的疾病。痔疮是直肠黏膜下痔静脉扩大与曲张成团的疾病。老年人也会发痔疮，其原因如下：①习惯性便秘。老年人几天大便一次司空见惯。粪便又干又硬，囤积在直肠里，压迫着直肠壁阻碍痔静脉血液回流。用力排便时，粪便下降又同静脉血流方向相反，便促使痔静脉扩张。②饮食不节。喜欢吃辛辣刺激食物的老年人，既可造成胃肠道功能紊乱，也可加重习惯性便秘。③肛门直肠慢性炎症。例如肛窦炎、直肠炎等，可以诱发痔静脉曲张与扩大。除此之外，老年人久泻久痢、慢性胃肠疾病、年老体弱、肌肉无力等，也都容易诱发痔疮。值得一提的是，老年妇女如果过去有多孕、多产和难产情况，妊娠时因子宫增大压迫可诱发痔疮，以后由于局部肌肉的萎缩衰弱，痔疮也未必会消失。

怎样治疗老年人痔疮

治疗老年人的痔疮关键是设法养成每日排便的习惯和矫正便秘。如果大便干燥可服用液体石蜡，每日 1 ～ 2 次，每次 10 ～ 15 毫升，也可服用脾约麻仁丸，每日 6 ～ 9 克。也可用外用药物收敛痔疮和减少出血，每次大便后用温水或 1：5000 高锰酸钾溶液坐浴，并用痔疮锭或痔疮止痛膏置入肛门内。内服药物有化痔丸、槐角丸、十灰丸等中成药，对轻度痔疮有一定疗效。对于重度痔疮，上述方法无效时，可采用注射疗法，将 5% 鱼肝油酸钠或 5% ～ 10% 石碳酸甘油等硬化剂注入痔疮，使其硬化萎缩而治愈。近代，有人采用冷冻疗法，也可使痔疮枯萎脱落。这两种方法都比较安全，可适用于老年人。至于顽固痔疮病例，只能通过结扎或手术，才能治愈。

老年人如何防治食管裂孔疝病

人体的胸腔与腹腔依靠横膈分开，食管从胸腔进入腹腔和胃相连接，在穿过横膈的地方叫作食管裂孔。正常情况下该处是关闭的，但比较薄弱。老年人如果体弱，横膈肌肉会萎缩，食管裂孔便格外显得薄弱，万一再加上便秘、咳嗽、使劲用力等促使腹压增加因素的刺激，腹腔里的内脏，主要是胃会越过横膈进入胸部，这便叫食管裂孔疝。此病会引起上腹部不适或烧灼感，伴嗳气、反胃，进食时或饭后疼痛（平卧时越发明显），有时误以为是消化性溃疡或冠心病。治疗方法是减少餐量和少食多餐，便可缓解症状。除非食管裂孔疝较大和症状厉害的病人，一般都不需要手术治疗。

老年人吞咽困难怎么办

众所周知，吞咽困难是食管癌的重要症状，但是吞咽困难并非一定是患了食管癌。有一种叫贲门痉挛又叫食管贲门失弛缓症的疾病，也会引起吞咽困难。原来，食管与胃交接的部位叫作贲门，正常情况下食管下端与贲门的肌肉具有良好的蠕动与收缩的能力，控制食物有规则地进入胃里。万一这些肌肉功能紊乱，发生吞咽时食管与贲门运动障碍，会引起贲门痉挛，食物便不能顺利通过，吞咽困难现象接踵而至。老年人得此病者颇多，因为年老后有时会发生食管与贲门部位的平滑肌神经性萎缩，以及食管壁间神经丛的变性，食管下端与贲门的正常运动功能容易减弱或丧失。贲门痉挛一般采用非手术治疗，宜少食多餐和吃湿软食物，并适当使用解痉与镇静药物。

如何防治老年人气胸

老年人发生的气胸多见两类：一类是外伤性气胸，由于外伤使胸壁、肺或支气管破裂，空气进入胸腔；另一类是自发性气胸，由于肺癌、肺结核、肺气肿或肺脓疡等蔓延穿破肺组织，气体进入胸腔。老年人一旦发生气胸，会出现严重胸痛和呼吸困难症状，如不抢救，会有生命危险。如果外伤性气胸，胸壁上有伤口，应该用厚层敷料或不透气的材料如塑料布等盖在伤口上；胸壁上没有伤口，可让老年人口服止痛片，有条件的给予吸氧，并急送医院，医生会采取抽气或插置胸导管的办法急救治疗。

如何防治老年人骨折

老年人容易发生骨折

骨折与骨骼的韧性及脆性有关，如果骨骼中骨胶质、骨粘蛋白等有机物成分多，韧性就大，便不容易骨折，但是失去坚硬性无法负重。相反，骨骼中碳酸钙、磷酸钙等无机盐成分多，失去韧性，没有弹性，脆性就大，便容易骨折。所以正常人骨骼成分有一定比例，青年人骨中含无机盐40%~50%，余者是水、脂肪和有机物，骨骼既有韧性，又有坚硬性，恰到好处。但是老年人无机盐成分会增加到60%，甚至80%，这样脆性就增加，加上老年人又易患骨质疏松症，于是骨折机会就显著增加。

老年人常见骨折

老年人最易发生的骨折有如下几种：①股骨颈囊内骨折，通常由跌跤后臀部着地引起，髋部剧烈疼痛，不能站立与行走，伤肢较健肢明显缩短，往往需要手术治疗。②股骨粗隆间骨折，又称股骨颈囊外骨折，也是跌跤后臀部着地引起，髋部不但疼痛，并且会肿胀，影响站立与行走，一般采用牵引治疗。

怎样救治骨折的老年人

老年人骨折后救治方法包括如下几个方面：①急救。严重骨折发生休克症状，先可不必急于处理骨折，至多稍做包扎固定后即刻转送医院。②复位。没有位置移动的骨折，不必复位，有移位的骨折，在麻醉下可手法复位，让两个断端凑拢对合。③固定。复位后，用石膏、夹板等将患肢固定起来，要求完全固定住骨折两头的关节，例如前臂骨骨折，必须固定腕关节和肘关节，以及固定在功能位置上，例如腕关节应固定在握杯子位置上，膝关节应固定在平卧伸直的位置上。④药物。为了帮助骨折愈合，可采用一些伤药治疗，常用的是川断肉、骨碎补、补骨脂等中药。⑤功能锻炼。骨折早期，只能做肢体肌肉收缩与放松的锻炼，骨折后期尤其拆除石膏后，应逐步恢复肢体的活动。

老年人上石膏时间要长些

骨折的愈合与骨折的损伤情况、肌肉发达程度、血液循环好坏、营养状况优劣及是否感染等因素休戚相关。一般来讲，上肢骨折需要石膏固定4~6周，下肢骨折固定6~8周。老年人由于年老体弱、肌肉萎缩、骨骼本身又有骨质疏松等情况，因此愈合速度一般要比青壮年人缓慢，骨折后石膏固定时间应适当比上述标准延长一两周。当然，骨折后应适当增加营养，尤其是补充含蛋白质与含钙丰富的食物，例如奶类、蛋类、豆类、脆骨汤、瘦肉等也有助于骨折愈合。

如何治疗老年人肋骨骨折

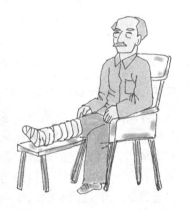

由于老年人骨质疏松，因胸部外伤造成肋骨骨折较为常见，骨折后会出现局部骨折处疼痛，呼吸、咳嗽和喷嚏时更为明显。有时还会引起血胸、气胸等情况，多根肋骨骨折时，局部胸壁可出现反常呼吸，即吸气时凹陷，呼气时突出。治疗老年人胸骨骨折较为简单的方法可采用胶布固定：用宽约8厘米的胶布，在病人呼气终了时自下而上、由后向前，瓦迭式固定胸廓，每片胶布重叠3厘米，长度应超过胸廓前、后正中线。一般需固定四周左右时间。如果肋骨骨折两断端对合尚好，没有移位而且仅一两根肋骨骨折，也可用伤膏药敷贴治疗。为了促使骨折愈合，可配合服用跌打损伤的中成药，如七厘散、跌打丸等。

如何防治老年性关节炎

老年人常见关节炎特点及症状

老年人常罹患三类关节炎：第一类是增生性关节炎，由关节软骨面磨损、骨质暴露和增生引起，主要发病部位是脊柱的关节及膝、髋等关节。第二类是类风湿性关节炎，病因不明，估计与感染、内分泌紊乱及免疫功能异常等有关，表现为多关节病变、对称性、关节肿痛、肌肉痉挛、活动受限，多见于手指关节及腕、膝、脊柱关节。第三类是风湿性关节炎，是风湿病的一个表现，与链球菌感染有关，表现为多关节病变、游走性疼痛与肿胀发作，常累及膝、踝、肩、肘等大关节。除此之外，老年人也会发生结核性、化脓性或损伤性等关节炎，但发病率远比上述三种少。

怎样治疗老年性关节炎

老年性关节炎是指因长期关节软骨面磨损而引起的以骨质增生为主的关节病变。对于患有老年性关节炎的老年人，可用下列方法进行治疗：

（1）物理治疗。一般采用短波、微波、热辐射等透热疗法，减轻症状。热疗后应按摩周围肌肉，以改善肌肉的血液循环，避免肌肉萎缩。

（2）药物治疗。水杨酸制剂、保泰松、消炎痛、肾上腺皮质激素均可选择使用。关节内激素注射，可使症状明显减轻，但有副作用，不能经常使用。

（3）手术疗法。可根据具体情况选择关节清理术、截骨术、闭孔神经切断术、关节融合术、关节成形术等外科手术进行治疗。但因老年患者年纪大，手术并发症及合并症多，故应慎重考虑。

老年人患有老年性关节炎后，要面对现实，在病情许可的范围内，安排好生活及工作，不要过度疲劳。在发作期内，可短期休息，平时要进行适当锻炼。

老年人如何防治骨质疏松症

老年人常见骨质疏松症的特点

骨质疏松症一般发生在老年人，是指骨骼里骨组织成分减少，骨骼变得疏松，致病原因至今未完全明了。老年人之所以常见此症，现代医学认为还是人体生理性衰老的缘故。原来，附着于骨骼的肌肉越发达，骨骼也越粗壮坚实，因为肌肉收缩可以促进骨骼的血液循环。老年人肌肉会发生萎缩，又缺乏锻炼，于是骨骼内的血液循环也会减少；骨骼便会变得细弱疏松。另外，老年人性激素水平下降，它们原先对抗甲状旁腺激素的作用减弱，而甲状旁腺激素具有使骨骼脱钙的作用。

老年人骨质疏松症的表现

老年人骨质疏松，常因发生脊柱或股骨上端骨折或腰背痛而就医。比较常见的具体表现有急性胸腰段压缩性骨折、急性或慢性腰骶部疼痛和脊柱弥漫性疼痛等。简单地讲，老年人骨质疏松很容易引起骨折，以及发生莫名其妙的骨骼疼痛。真正确定是否存在骨质疏松，必须借助 X 线摄片，典型病例可以看到疏松的骨骼呈密度降低，骨质的骨小梁稀疏和明显脱钙现象。老年人骨骼由于骨胶原和骨粘蛋白等减少，无机盐的增加，以及骨骼蛋白质代谢的障碍，本身都有一定程度的疏松变化。严格来讲，只有出现以上症状表现，才能称为骨质疏松症。

怎样预防骨质疏松

老年人易患骨质疏松症，而且治疗困难，所以要注意预防。

老年人发生骨质疏松症的原因，主要与钙缺乏、性激素与肾上腺皮质激素平衡失调、蛋白质摄入不足及体力活动减少有关。预防骨质疏松的办法，主要在平时多吃含钙质多的食物，如牛奶、青菜、鱼虾。更重要的是增加体力活动，尤其是进行与体力有关的定期活动，如散步、骑自行车等，但切忌用力猛的运动。

为了防治骨质疏松，应多做扩胸、深呼吸及上体后仰动作。经常打太极拳，是防止骨质疏松的好办法。总之，适量的运动锻炼，能有效地预防骨质疏松症的发生。

怎样治疗老年人骨质疏松症

对于老年人骨质疏松症，目前还没有理想的治疗方法，通常采取如下两种疗法：其一，增加饮食中的钙质，以帮助纠正骨骼脱钙，一般是增加含钙食物摄入，例如豆类、牛奶、苋菜、豆腐、黑木耳、海带等。也可使用维生素 D 和钙剂，例如葡萄糖酸钙片，每日 3 次，每次 1～4 克，口服；维他钙片，每次 2 片，每日 3 次口服；乳酸钙片，每日 3 次，每次 1～4 克等。其二，多吃高蛋白食物，例如鸡蛋、瘦肉、鱼类等，并使用丙酸睾丸酮、苯丙酸诺龙等促使蛋白质合成的药物，具有促进骨质生成的功效。万一因为骨质疏松症引起骨折，应该给予石膏或夹板固定治疗。如果由于骨质疏松造成骨骼疼痛，可服用消炎痛、保泰松等药物。

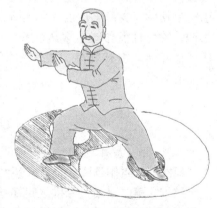

老年人服钙片能预防骨质疏松症吗

正如前述，老年人骨质疏松症的病因很复杂，与内分泌功能紊乱、肌肉萎缩、蛋白质代谢障碍及长期缺钙等因素都有关系，单一的缺钙并非是直接原因。一般来说，正常饮食情况下，人体是不会缺钙的，骨质疏松症造成的骨骼缺钙现象，并非是人体一定缺钙，而是钙在骨质中沉着减少，血液或其他组织内钙的含量并不减少。骨骼内钙的减少又与内分泌紊乱、维生素 D 不足、蛋白质代谢障碍等有联系。因此，如果饮食情况正常，单纯服用钙片并不能预防骨质疏松症，只有长期低钙膳食的人才需采用钙片预防此病。其实，唯一可取而又十分简便的预防方法是坚持体育锻炼，推迟衰老的发生。

老年人如何防治软骨病

众所周知，婴儿由于体内缺钙和磷会生软骨病，即佝偻病。殊不知，老年人也会得软骨病。原来，有些长年缺少日光照射的老年人，身体里维生素D的数量会减少，因为阳光中的紫外线会将皮肤内一种叫7-脱氢胆固醇的物质制造成维生素D，而维生素D又是促进肠道吸收钙与磷的重要物质。由于体内钙与磷不能维持足够的水平，骨骼里的含量也显著减少，骨骼就会软化。老年软骨病表现为软弱无力和全身骨痛，时间一久，脊柱、骨盆等骨骼会变形，还会发生骨折。治疗老年人软骨病采用维生素D和乳酸钙。多晒太阳，多进行户外活动，多吃含维生素D丰富的食物，可预防此病。

老年人如何防治骨刺

所谓骨刺，并不是刺，而是部分钙化了的、整齐光滑的软骨；也不是刺伤组织而引起疼痛，而是由于靠近关节边缘的关节软骨，在小量多次的外伤后，软骨增生钙化，以适应肢体的稳定性。在一般情况下，不引起症状，但在某次较明显外伤后，增生部位的滑膜和韧带发生了炎性反应，产生了疼痛症状。所以，第一，对骨刺不要害怕，不要理解为刺、有尖，相反的应认为骨刺是人老了的一种表现，是人体内为了适应新的需要采取的保护性防御性措施。第二，既然是与外伤有关，就应尽量防止外伤，不要过劳，不要受凉，要保暖。第三，为了适应生活的需要，应做一些适量的、动作缓慢的、不致引起外伤的、少量多次的体育锻炼，如打太极拳等，使筋强骨壮，防止复发。第四，除急性发作时应多休息外，一般可采用正骨按摩手法治疗，并配合内服活血化瘀、滋补肝肾、祛风活络的中药。外用中药搽、洗、熏，均可收到明显的效果。

老年人如何防治颈椎病

老年人为什么易患颈椎病

颈椎病又叫作颈肩综合征或颈椎综合征，是老年人的常见病。正常人体有七个颈椎，第二至第七颈椎之间都有椎间盘，这是一种软骨样组织起着弹性缓冲作用。随着年龄增大，颈椎间盘会发生退行性改变，于是引起颈椎部位的许多病变，例如颈椎间盘萎缩变性、颈椎的椎体骨质增生、颈椎间盘破裂或突出、颈椎半脱位、颈椎的椎间孔狭窄等，这样势必压迫邻近的神经根，产生许多症状，便成为颈椎病。从这个发病过程便不难看出，老年人必然多发此病。

患颈椎病的症状

颈椎发病时，颈椎邻近的神经根会受到压迫。颈椎病最常见发生于第五、六颈椎与六、七颈椎之间的椎间盘，所以会影响第六及第七颈神经根。当第六颈神经根受压迫时，上臂外侧、前臂桡侧和拇指会产生麻木与疼痛；当第七颈神经根受压迫时，前臂背侧、桡侧手掌和中、食指会有麻木与疼痛感。此外，颈椎病还会压迫邻近的交感神经，出现视力模糊、瞳孔放大、恶心、呕吐、心悸和心前区疼痛等症状。万一颈椎病压迫脊髓，还会造成截瘫或行走困难、小便潴留等症状。所以，颈椎病症状表现，除颈部活动不便及颈部疼痛外许多症状都表现在远离颈椎之外的地方。通过颈椎 X 线摄片、脊髓造影等检查可以明确此病。

如何治疗颈椎病

颈椎病可用以下一些方法治疗：①药物。颈部与上肢麻木、疼痛症状明显时，可服用消炎痛，每次 25 毫克，每日 3 次；或维生素 B_1，每次 10 毫克，每日 3 次；也可用阿司匹林、维生素 B_{12} 等药物。舒筋活血的中药，如白芍、川断、木瓜、甘草、伸筋草、川桂枝、炒丹参、川木瓜、乳香炭、炙甘草等均有一定疗效。②针刺。取穴下颈椎夹椎穴、风池、合谷和颈部阿是穴等。③推拿。轻柔地牵拉颈部和按摩颈部肌肉，让颈部放松，并在此基础上缓慢地转动颈部。④牵引。用布制颈托做颈椎牵引，方法是平卧床上，床脚抬高 20 厘米，牵引重量 2 ~ 3 千克，每天 3 次，每次 2 小时。颈椎病是一种慢性疾病，应该坚持长期治疗。

怎样正确按摩颈椎

颈椎病是老年人常见病。中医对颈椎病的治疗，除了颈部敷药和口服验方中药外，可通过点穴、按摩和功能锻炼方法进行自我治疗，并能预防颈椎病。自我点穴法要领如下：①用拇指点、压、拔患侧合谷穴半分钟；②用拇指、中指点压患侧阳池穴半分钟；③用拇指点拔患侧曲池穴半分钟；④用食指、中指点拔患侧少海穴半分钟；⑤用拇指、中指徐徐点压患侧缺盆穴一分钟；⑥用二、三、四指点按患侧肩井穴一分钟；⑦用中指、食指点拔患侧风池穴一分钟；⑧用中指点按患侧完骨穴一分钟。

自我按摩法要领：①先用二、三、四、五手指由上向下轻轻按摩患侧颈肌两分钟，或用双手同时按摩两侧颈肌一两分钟；②先用健侧手二、三、四指徐徐向中线拔患侧肌两分钟，再用对侧手拔健侧颈肌一分钟；③双手十指交叉扣置于颈后，用双手掌根向后夹提颈肌一分钟；④用健侧手五指由肩至手反复揉拿、按摩患侧上肢两分钟。

老年人如何防治"漏肩风"

何谓"漏肩风"

"漏肩风"是肩周炎的俗称，是指由于肩周围软组织病变引起肩关节疼痛和活动限制的疾病。现代医学认为此病发生原因可推论为如下几点：肩部活动减少；上肢固定于身旁过久；肩周围的肌肉炎症等。此病多发于 50 岁以上的老年人，所以有"五十肩"之称。老年人发病还与肩部组织，如关节软骨、滑囊及肌腱等出现不同程度的退行性改变有关。此病大多数是慢性，经常肩部疼痛，活动受限，勉强活动时疼痛会加剧。偶尔也有急性发作，肩部疼痛颇为厉害，患者无法动弹。"漏肩风"一般可以自愈，需数月，有时可长达一两年才能逐步好转。

如何治疗"漏肩风"

对于急性发作的"漏肩风"，疼痛剧烈时可以服用止痛片，并且暂时限制肩部活动，让肩关节周围的组织水肿消退。对于慢性发作的"漏肩风"，也可服用止痛片缓解症状，并配合热敷、理疗、推拿、按摩等治疗。如果局部有压痛点者，可采用醋酸氢化可的松和普鲁卡因封闭治疗。治疗"漏肩风"的关键问题是在能耐受疼痛的范围内进行患肩的自我运动，越是不动，越不会好。方法很简单，一种是弯腰使垂下的上肢做顺时针随后逆时针方向的旋肩活动；另一种是用患侧手指在墙上练习爬墙活动，逐步爬高，可改善肩关节的活动状况。此外，中药羌活、防风、细辛、苍术、白芷、川芎、生地、黄柏、桑枝等也有一定疗效。

老年人如何防止驼背

老年人驼背绝大部分并非由疾病引起，而是一种衰老的表现。由于长期直立或下蹲，特别是蹲着干重活，脊柱椎骨会呈楔形变化，椎体之间宛如"弹簧"般起着缓冲作用的椎间盘组织也会变性，其前缘往往会萎缩消失，相邻椎体的骨面可以互相连接在一起，于是会发生驼背。对于这种生理衰老性驼背，如果伴有背痛或活动受限，可以采用局部热敷、卧硬板床等办法帮助解除症状。偶尔，有些老年人的驼背也可由疾病引起，比较常见的是脊柱类风湿性关节炎，因为这种病可以引起脊柱的强直畸形而酿成驼背。

老年人为何容易腰痛

老年人腰痛原因是多方面的：①脊椎与腰部肌肉方面问题，如老年人易发的增生性脊柱炎、类风湿性脊柱炎等都会有腰痛。此外，急性腰扭伤，俗称"闪腰"和慢性腰肌劳损，老年患者也不少。②内脏器官方面问题，例如消化性溃疡、胆道、胰腺或肾脏疾病等可引起腰痛，老年妇女盆腔器官疾病，如盆腔炎、巨大卵巢囊肿等也会引起下腰部疼痛。③神经方面问题，主要是坐骨神经痛，由坐骨神经炎引起，可发生腰痛。并有患侧下肢的酸胀、麻木等症状。④血管方面问题，老年人偶尔会患腹主动脉瘤，可产生腰痛，但较少见。在上述各种原因中以第一方面病因最为多见，但不管怎样，老年人腰痛应该追根究底地查明病根，才能正确治疗。

为什么说"人老腿先老"

"人老腿先老"是一句民间谚语，指的是一个人外表看不出什么老态，实际上已经老了，因为已发生迈步腿不利、活动腿发软、弯腰腿酸痛、屈腿有困难等症状。原来，人的两条腿里长有股骨、胫骨和腓骨，这些骨骼的骨髓担当重要的造血工作，人老后骨髓组织退化，造血功能减弱，第一个对造血功能减弱发生反应的就是腿本身。另外，腿在神经支配下运动，由于人体衰老，神经调节功能下降，腿就变得不灵活。再说，人老后骨骼会发生疏松，腿骨尤其明显，于是腿部无论在活动还是力量上都会逊色。体育锻炼可以推迟衰老，首先也就推迟"腿先老"。

什么是"不安腿综合征"

老年人易患"不安腿综合征"，这是一种双侧小腿膝踝之间，出现不可忍受的非疼痛性不适感的疾病。不适感表现很多，例如酸痒、酸胀、麻刺、虫爬样、瘙痒等，而且常在休息和躺在床上时出现，感觉两腿怎么放也不舒服，因而在床上辗转不安，经拍打、按摩或起床活动后症状可暂时缓解。此病的原因不十分清楚，多数学者认为与遗传、代谢障碍、血管运动功能失调、药物反应等有关。老年人易发的原因多半与血管运动功能失调造成局部血管痉挛，肢体血液循环障碍，组织缺氧及组织代谢产物存积等有关。治疗此病可采用防止受凉，避免疲劳及适当口服潘生丁、硝酸甘油、肌醇等药物。

老年人为何常发生足跟疼痛

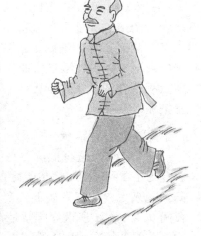

足跟疼痛医学上叫跟痛症。老年人发生足跟疼痛多半由于跟骨骨刺、跟骨结节滑囊炎及跟部脂肪垫变性等引起。跟骨骨刺是年老后骨骼退行性变化，局部骨质增生造成。跟骨结节滑囊炎和跟部脂肪垫变性是在跟骨骨刺基础上，挤压和刺激造成，都会产生行走时和突然起立时足跟部疼痛。治疗方法是尽量减少患侧足跟的承重，减少站立及走路，穿软底或带软垫鞋。足跟局部可进行热敷、理疗或用热水熏洗，也可用醋酸氟美松局部封闭治疗，每周一次，可连用三四次。对于顽固病例，可施行手术治疗，将跟骨骨刺去除或将病变的跟骨滑囊切除。

泌尿系统有哪些常见病状

泌尿系统是一个完整的管道系统，身体里新陈代谢的产物，非气体性废物基本都由尿排出体外。泌尿系统有病变，会出现泌尿系统病状。但人体是一个整体，其他系统病变也可出现泌尿系统病状。

泌尿系统常见病状有：①尿频、尿急、尿痛。这是泌尿系统炎症最明显的现象。在女性常由膀胱细菌性炎症所引起，男性则常由泌尿系统炎症或急性前列腺炎所引起。②排尿困难这是男性常见的病状，也可在观察排尿时发现。排尿困难在老年男性最主要原因是前列腺肥大。③尿失禁。有真性、假性之分。真性尿失禁是膀胱括约肌和尿道失去控制能力，尿不断自尿道流出，膀胱内不能贮尿，比较少见；假性尿失禁是排尿梗阻所引起，实际是一种溢出。④血尿。原因很多，既可因一般炎症结石等引起，又可是泌尿系统肿瘤的病状，所以对血尿的原因必须认真检查。

老年人如何防治尿路感染

老年人为何会患尿路感染

人们习惯认为，尿路感染是青壮年女性常见的疾病，其实，老年人发生尿路感染的机会也很多。原因是老年人各种脏器功能都有不同程度减退，身体抵抗力也相应下降，身体其他部位的感染病变，例如齿龈炎、咽喉炎、鼻窦炎、皮肤感染等，这些病灶上的细菌容易进入血液，传播到泌尿系统。老年妇女，由于卵巢功能的衰退，雌激素产量显著下降，阴道的酸性普遍降低，阴道黏膜变薄，局部抵抗力减弱，容易受到细菌侵犯，女性尿道开口又与阴道紧邻，细菌也会乘机侵入尿道引起感染。老年男子，由于睾丸功能衰退，体内性激素代谢失去平衡，容易发生前列腺增生症，阻塞尿道，尿液积聚在膀胱里，细菌也容易生长繁殖。由此可见，应该对老年人尿路感染加以重视。

尿路感染有哪些症状

由于老年人全身抵抗力与泌尿系统局部抵抗力都会有不同程度的下降，一旦得了尿路感染，症状会比青壮年人典型与明显，一些症状都会相继出现，归纳起来主要症状有如下三个：①尿频，一般老年人，白天排尿 3～4 次，夜间 0～1 次；所谓尿频就是在不增加饮水量情况下，排尿次数比平常显著增多。但是每次的排尿量却很少，一天总的排尿量依然是正常范围。②尿痛，排尿时，尤其排尿结束时，尿道、膀胱区域有一种收缩样的疼痛。③尿急，一有尿意就迫不及待地要解尿，要不就会解在裤子上。上述三大症状统称膀胱刺激症，都是由于炎症刺激泌尿道所引起。此外，老年人尿路感染后全身性症状，如发热、畏寒、乏力等也较为明显。

如何预防老年人得尿路感染

尽管老年人容易发生尿路感染，还是有不少预防的方法。这里不妨列举几项：①养成多饮水习惯。饮水多，排尿也多，尿液会持续不断地冲刷泌尿道，即使有细菌侵犯，在尿流冲洗下不易立足繁殖，减少尿路感染机会。②注意外阴部清洁。不论男女都要每日清洗外阴部，不让污垢积聚，免得细菌从尿道口侵入。③及时治愈有关疾病。身体上有了感染病灶，应及时治愈，不让内中的细菌有机会播散到泌尿系统。④适当采用药物预防。睡前和房事后应排尿一次，女性房事后可服用呋喃咀啶一两片预防尿路感染。⑤经常食用利尿菜果。新鲜蔬菜与水果有一定的利尿作用，对清除尿路感染有好处。⑥坚持体育锻炼。如跑步、太极拳、体操、气功等，让血脉活络，增加泌尿系统血液循环，也就增强御病能力。

老年人如何防治前列腺肥大

为何老年人的前列腺容易肥大

前列腺是一个男性生殖腺，它位于膀胱颈部包绕尿道。它的生长发育与睾丸的功能有密切的联系，在儿童期很小，至青春期逐渐增大并发育成熟，到了老年睾丸萎缩、功能减退时逐渐退化。前列腺分泌前列腺液，作为精液的组成部分，有利于精子的活动和卵子的受精。根据国内数据统计，前列腺肥大一般发生在50岁以上的男性。人到了这个年龄，睾丸功能开始减退，与它有依赖关系的前列腺也发生退行性的变化——增生肥大，使前列腺体积增大。所以人到老年，即使没有症状也都会发生前列腺不同程度的肥大，从某种意义上说，它也是一种生理现象。

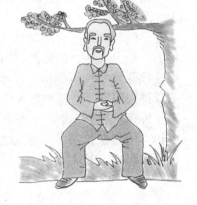

前列腺肥大有哪些症状

前列腺肥大的早期症状主要有如下几个：①排尿次数增多。这是由于前列腺肥大，每次小便不能把膀胱里的尿液全部排空，就形成残余尿，相对使得膀胱容量减少，排尿间隔时间也缩短。②排尿费力。前列腺尿道部位有梗阻，尿流排泄阻力增加，必须使劲地用力屏气，所以十分费力。③使尿道内腔狭窄，尿流也随之变细。④尿程缩短。即使用力排尿，尿流也射不太远，有时甚至从尿道口垂直滴沥下来。⑤血尿。前列腺肥大有时会出血而酿成血尿。最为严重的症状是排尿困难发展成急性尿潴留，也就是压根儿无法排尿，大量尿液囤积在膀胱里，使得下腹部鼓鼓囊囊，尿意又相当急迫，病人十分难受与痛苦。

哪些药物能治疗前列腺肥大

常用于老年人前列腺肥大的药物有如下几种：①乙唑酚，这是一种雌激素，可使增生的前列腺缩小，一般剂量，每日3次，每次1～3毫克，口服。②溴醋己烷雌酚，也是雌激素，每日3次，每次10毫克，口服。③苯甲酸雌二醇，是效果迅速的雌激素，每次2毫克，每日肌肉注射1次。④克念菌素，此药能使增生的前列腺缩小，也能减轻症状，每晚1次，每次70毫克，口服。⑤安尿通，促使前列腺及其周围组织的充血与肿胀减退，每日3次，每次2粒，口服。此外，有些新药，如前列通、前列康等，以及清热化湿与利尿中药，如车前子、瞿麦等也有一定疗效。

什么程度的前列腺肥大应考虑手术

凡是出现以下几种情况之一的前列腺肥大就要考虑手术治疗：①排尿频繁，尤其是夜尿增多，每晚超过3～5次以上。②反复尿潴留，必须采用导尿等方法解除。③测定膀胱内残余尿量超过60毫升。④前列腺肥大，由于排尿费力与用力屏气，结果并发痔疮、"小肠气"、脱肛等疾病时。⑤前列腺肥大伴反复血尿。倘若老年人全身情况尚好，可施行前列腺摘除术，近代发展了经尿道前列腺电切术（TURP）。万一老年人全身情况极差，不能耐受较大的前列腺摘除或电切术，则可做耻骨上膀胱造瘘术，以解除排尿困难问题。

老年妇女为何会排尿困难

有些老年妇女，会发生排尿不畅或排尿困难，症状宛如男子的前列腺肥大，医学上有个名称叫"女性前列腺病"。现已查明，所谓"女性前列腺病"，实际是膀胱颈部增生的疾病，是指生长在女性尿道与膀胱颈部周围的一些腺体，结构上有些类似男性的前列腺，因为在娘胎里同出于一类胚胎组织，如果这些腺体结构因感染、纤维组织增生，也会造成膀胱"出口"部位梗阻，造成排尿困难。老年妇女由于体内性激素代谢紊乱，容易诱发这种疾病。得了这种病，轻者可以通过尿道扩张治疗，严重病例需要做梗阻的膀胱"出口"电切，使其恢复畅通。除此之外，老年妇女罹患糖尿病、神经系统病变等，也会引起排尿困难。

老年人发生急性尿潴留怎么办

引起老年人急性尿潴留的疾病，男子最多见是前列腺肥大，女性多见是膀胱颈部增生。一旦发生急性尿潴留后，都得紧急处理，可采用如下一些办法：其一，促使自行排尿，包括膀胱区按摩、热敷等方法；其二，引流尿液，插置导尿管，估计短期内不能恢复排尿时，应留置引尿管一段日子；其三，万一导尿管无法插进去，如有条件，可以急症手术，做耻骨上膀胱造瘘术，即下腹部做个小切口。通过切口向膀胱里插入一根导管引流尿液。如果没有条件，只能在严格消毒下用针筒在下腹部穿刺抽尿，以后再转送医院治疗。总之，急性尿潴留是一个重要症状表现，即使解除后还得进一步消除病根，否则会反复。

老年妇女尿失禁怎么办

老年妇女为何会发生尿失禁

有些妇女在咳嗽、喷嚏、大笑等增加腹压情况下，尿液会漏出，医学上叫作压力性尿失禁。原来，妇女的尿道长得短而直，围绕尿道的肌肉又不太强壮，所以发生这种尿失禁机会远比男子为多。老年妇女发生压力性尿失禁还有一些病变性因素。绝经期后的妇女，由于卵巢功能衰退，雌激素的产量下降，而雌激素是支持女性外阴、阴道及内生殖器官功能的一种"动力"，一旦缺少，会阴、阴道及尿道肌肉都会松弛与衰弱，也就会诱发尿失禁。同时，年老后，尿道控制排尿的肌肉本身也会发生一定程度的萎缩，更会加重尿失禁的程度。如果老年妇女曾有多次分娩，甚至难产的历史，会阴、阴道部肌肉松弛程度越发厉害，尿失禁也就更严重。

如何治疗老年妇女尿失禁

轻度尿失禁，一般可通过加强身体锻炼，增强体质来治疗。此外，可以采用训练会阴部肌肉的方法，就是像大小便结束时那样反复地收缩肛门部和会阴部肌肉，这样对增强尿道括约肌力量也有好处，一般每日收缩三四回，每回 10 ~ 20 次，至少半年。同时，要尽量减少各种增加腹压的情况，治愈慢性咳嗽与便秘等疾病，短期服用雌激素乙芪酚，每日 3 次，每次 0.5 ~ 1 毫克，也有帮助。重度尿失禁，对生活起居十分不便，需要手术治疗，用手术方法将膀胱"出口"与尿道交界的地方悬吊或折叠一下，以增强尿道肌肉的力量。

老年人发生血精怎么办

正常精液乳白色，但是有的老年人惊讶地发现，自己排出的精液颜色血红，甚至里边还混有血丝，这时应该想到如下两类疾病：一类是生殖道炎症，主要是精囊炎；其次是前列腺炎。当细菌侵犯这些器官后，会酿成充血与水肿，尤其是患精囊炎时，由于囊壁很薄，一旦充血，囊壁很容易出血，于是染红了精液。这类血精持续时间不会太久，采用消炎药物治疗和停止一阶段房事后，便可消失。另一类是生殖道肿瘤，通常是指精囊或前列腺肿瘤，血精持续时间可以长久，采用药物治疗无济于事。偶尔，个别有全身血液系统疾病的老年人，例如患了血小板减少症、白血病、凝血因子缺乏等，不但身体各处容易出血，有时也会发生血精现象。

老年人尿色似牛奶怎么办

尿色似牛奶，医学上叫乳糜尿，是由于淋巴液流进尿流造成。老年人发生乳糜尿常有两类原因：一类是寄生虫性，由于感染了血丝虫，它们寄生在人体的淋巴系统里，引起淋巴管内膜发炎，并逐步阻塞管腔，使得淋巴液不能正常流动，于是被阻水平以下的淋巴管由于淋巴液的瘀滞会破裂而与泌尿系统之间形成通道，乳白色的淋巴液就染白了尿液。另一类是肿瘤性，腹腔、盆腔或腹膜后肿瘤，尤其是恶性肿瘤，侵犯或压迫淋巴结及淋巴管也会引起乳糜尿。两者之中，以前者发生机会为多。治疗老年人乳糜尿，一般服用中药，例如赤芍、黄精、荠菜花、凤尾草、碧玉散等，如果是血丝虫引起，还要服用海群生治疗，顽固病例可以手术。至于肿瘤性乳糜尿，只能手术将肿瘤切除。

尿结石是如何发生的

老年人如果因某些疾病长期卧床，有时会发生尿结石。其原因有三个：①长期卧床不利于尿的下流，尿液容易在泌尿道里沉积，尿里的结晶体也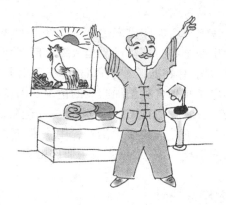不能及时排出体外，容易沉积成尿结石。②长期卧床，在上述泌尿道排尿不畅的基础上，容易发生尿路感染，这也是促使尿结石发生的重要因素，因为细菌及其引起的脓块、坏死组织可做为结石核心，细菌会改变尿液性质，容易使结晶体沉淀。③长期卧床，活动减少，会导致骨骼系统脱钙，尤其卧床4～6周者，以及原来活动较多而突然卧床不动的老年人，脱钙越发明显，因而血液与尿液中钙含量显著增加，尿钙增多，容易发生尿结石。由此可见，老年人不宜长期卧床，即使长期卧床也必须增加床上活动。

男子阴囊积液是怎么回事

引起男子阴囊鼓鼓囊囊积上不少液体的疾病叫鞘膜积液。原来，人体阴囊里边，包绕着睾丸与附睾有一种鞘膜腔的结构。正常时这个囊里只有少量液体，作为滑润液，以减少摩擦。如果老年男性由于阴囊发炎、外伤或血丝虫感染等因素刺激，鞘膜腔里会长出很多淡黄色的液体，渐渐增多，阴囊也越来越大,于是产生阴囊坠胀和牵拉感觉,甚至影响生活起居。诊断并不困难,在暗室里用手电筒照一下肿大的阴囊,如果能透过光线,鞘膜积液便可肯定。

老年人发生阳痿怎么办

老年人发生阳痿的原因有哪些

我国古医书《内经》中谈到男子的性功能时有这样一段话:"……七八肝气衰,筋不能动,天癸竭,精少,肾气衰,八八……天癸尽矣,故无子耳。"说明随着年龄的增加,男子的性功能会衰退。老年人发生阳痿首先要考虑是年龄因素。事实也是如此,50岁开外的人,尤其65岁以后出现阳痿是不足为奇的。此外,老年人难免也会发生精神与疾病两类原因引起阳痿:精神因素主要是焦虑自己年龄增大,担心性能力不强,或者女方不满意等引起,完全是主观意识造成;疾病因素主要是心、肺、肝、肾等重要器官有病,或由此而用药物治疗造成,特别是降压药,例如呱乙啶、利血平等都可诱发阳痿。总之,老年人阳痿绝大多数是生理性衰老的结果。

有治老年人阳痿的办法吗

对于因年龄因素引起的阳痿,一般无特殊的治疗办法,不过,偶尔用以下一些方法,有时可改善症状:丙酸睾丸酮50毫克,每日1次,肌肉注射,连用2周;绒毛膜促性腺激素1000国际单位,每周肌肉注射2次,连用2～4周;服用中药六味地黄丸、十全大补汤等。对于精神因素引起的阳痿,无须药物治疗,讲清道理,消除顾虑,有时阳痿症状会消失。对于疾病因素引起的阳痿,主要是治愈病根和不用影响性功能的药物。毋庸讳言,老年人阳痿多半与年龄因素有关,而性功能随年龄增长而衰退,又是不可避免的事,有这方面情况的老年人,应该正视现实,生活内容是多方面的,即使性生活不理想,家庭生活同样可以美满幸福。

老年人发生血尿怎么办

老年人发生血尿,应该想到如下三类疾病:①泌尿系统疾病,例如肾结石、肾肿瘤、肾盂肾炎、多囊肾、输尿管结石、膀胱炎、膀胱肿瘤、膀胱憩室、膀胱结石及男性的前列腺增生症。②泌尿系统邻近器官疾病,例如子宫颈癌、阴道癌、直肠癌、急性阑尾炎等,会影响泌尿系统引起血尿。③全身性疾病,例如白血病、血小板减少性紫癜、血丝虫病、流行性出血热、系统性红斑狼疮、动脉粥样硬化等,这些疾病有引起全身出血的倾向,泌尿系统也会遭殃。以上是从总体上分析,实际上老年人发生血尿,首先要想到泌尿系统肿瘤,以膀胱肿瘤机会最多。其次是肾脏肿瘤,常表现为不伴有疼痛的肉眼可见的全程性血尿,有时还伴有血块,应该引起警惕。

老年人手术时有哪些注意事项

老年人手术前的准备

老年人对手术的耐受能力差，所以手术前准备应该包括如下几个方面：第一，思想准备，了解手术概况，消除紧张心理，树立信心；第二，营养准备，术前尽可能增加营养，尤其多吃蛋白质类食物，可提高耐受失血、休克的能力；第三，健康准备，全面了解身体的健康状况，有否心、肺、肝、肾等脏器疾病，有否贫血、高血压、冠心病、肺气肿等病或脱水、休克、酸碱平衡失调等情况，如有，应该预先做必要治疗；第四，皮肤准备，术前对手术区域皮肤做清洁工作，剃除毛发，酒精涂擦；第五，输血准备，预先验好血型，配备好血等。作为选择期进行的手术，有较充裕的准备时间，应该配合医生进行。对于急诊手术，准备时间较为匆促，但也必须做好心率、血压、心电图、胸透、血常规与尿常规等基本检查。

怎样与医生配合

手术是一项重要的治疗，老年病人应该从以下几个方面与医生密切配合：第一，信任医生的诊断与技术，这样可以消除顾虑与树立信心，有助于早日康复。第二，主动配合完成各项手术前的准备，以便对全身健康状况做一个全面衡量。第三，手术时如果非全身麻醉，人还是清醒状态，切忌紧张与恐惧，以免干扰医生手术。第四，术后医生有许多治疗措施，应该绝对服从，尤其鼓励下床活动和进食时应该听从。第五，手术前后应该与家人一起安排好陪伴与探视工作，必须遵守医院制度。第六，应该在术时或术后将自我感觉或不适症状及时告诉医生，以便及早发现并发症而加以处理。最后必须指出，老年人体弱，术后万一有伤口发炎、肺炎等并发症，应该服从医生进一步治疗，不要无理取闹。

老年人手术都要插胃管吗

手术时插胃管主要目的是使胃肠减压，也就是通过胃管可以抽吸胃肠道里的气体、消化液及食物，使胃肠道压力降低，以保证手术后胃肠道功能恢复和保证胃肠道吻合口的愈合。一般来说，凡是施行消化道的手术，例如食管、胃、肠的手术，都要插置胃管。施行较大的腹部手术，由于手术时翻动胃肠，加上麻醉影响，术后会发生胃扩张、肠胀气等现象，也要插置胃管帮助解除。此外，心、肺、肾及四肢等手术通常不必插胃管。所以，老年人手术并非都要插胃管，要视具体病情而定。

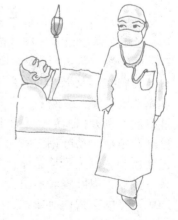

如何判断老年人耐受手术的能力

判断老年人对手术的耐受力，大致可分为两类：第一类耐受力良好。指病人的全身情况较好，不存在心、肺、肝、肾等器官疾病，或功能状况尚可以，能很好经受手术考验。第二类耐受力不良。指病人全身情况欠佳，心、肺、肝、肾等器官有病变，功能状况也差，不能顺利经受手术考验。具体讲，如果患者有冠心病、高血压、肺气肿、脑血管意外、慢性支气管炎、慢性肝炎、慢性肾炎，如果病情不稳定，一般手术耐受力都很差。更为简便的判断方法是衡量心肺功能，如果能一口气登上三楼，不感明显气急、胸闷的话，一般手术耐受力尚可。

老年人手术麻醉危险性更大

手术麻醉的危险是多方面的，心肺方面的意外最为常见。

老年人由于多发慢性支气管炎和肺气肿，手术时可能出现呼吸道分泌物增多、支气管痉挛及呼吸功能的抑制等，有时会引起呼吸困难和缺氧现象，必须通过吸氧或人工辅助呼吸才能解决。老年人由于高血压、冠心病、心脏功能低下，麻醉中容易发生心律失常和心跳骤停的意外，有高血压病的老年人，由于紧张手术开始时会一度血压上升，难免有脑血管意外的危险。手术时由于麻醉药物、手术操作、出血等刺激，可能有反射性低血压，血压又不容易很好控制。这些心脏功能方面的改变也得根据具体情况及时采用药物治疗。显而易见，老年人施行麻醉难度比青壮年人大，意外危险也多，无论麻醉方法的选择还是麻醉药物的采用及麻醉深浅程度的掌握，都很有讲究。

手术时多输些血有好处吗

既然老年人体弱多病，手术时多输血不是更好吗？事实并非如此。因为输血有发热反应、溶血反应、过敏反应等并发症，也有染上乙型肝炎的危险，而且输血过多，如有心脏疾病，会引起心力衰竭；有高血压的，输血太多太快还会发生脑血管意外，所以不能随便输血。老年人每当手术时出血量较多，为 400～500 毫升时，方始考虑输血；或者病人全身营养状况很差，原先又有贫血状态，即使手术时出血不多，也可少量多次输给，以促进术后的恢复；或者由于感染，全身抵抗力下降时，也可少量输血，以增加身体免疫能力。总之，以为手术时输血越多越好是不科学的想法。

手术后怎样补充营养

老年人手术后补充营养应该遵循如下一些原则：①多选用含蛋白质与维生素 C 丰富的食物，例如新鲜蔬菜、水果、瘦肉、鱼类、蛋品等，因为它们既能提高身体抵抗力，防止细菌感染，又能促进伤口愈合和组织修复。②补充营养应该由少到多、由精到粗、由软到硬、由稀到厚，循序进行，并且以清淡为宜，切忌油腻。③讲究食品烹调以提高食欲，也应采取少食多餐形式以保持食欲。④必须保证每日有足够的能量摄入，一时不能进食的，可通过静脉输葡萄糖液补给，手术数天后应逐步恢复到每日至少 2500 千卡左右能量水平。⑤应视具体手术类型决定补充方案，例如腹部手术，尤其胃肠道手术，进食必须从流质、半流质、软食到普通饮食逐步过渡；非胃肠道手术，则不必如此讲究。总之，老年人术后进补应该细水长流地进行，不能操之过急。

术后伤口拆线要晚些

伤口拆线的时间与切口部位、局部血液供应情况、病人年龄和组织生长快慢等因素有关。一般来说，头、面、颈部伤口在术后 4～5 日拆线，下腹部、会阴部 6～7 日；胸部、上腹部、背部和臀部 7～9 日；四肢 10～12 日；近关节的四肢伤口可延长到 14 日左右拆线。老年人体质一般较差，慢性疾病也多，尤其有些老年人营养状况又不理想，所以各类伤口的拆线时间，可按上述标准适当延长两三日比较妥当。即使拆线后，伤口部位仍然应该加以保护，不要碰撞、摩擦。完全愈合的伤口，2～3 周后才能洗澡，而且伤口处仅能轻柔蘸洗。

手术后早期要起床活动

老年人手术后早期起床活动，可以促进康复和防止一些并发症。老年人卧床久后，呼吸道里的分泌物会坠积在肺内而引起肺炎，术后早期起床活动可以防止这类肺炎。老年人肠子蠕动功能本身已减弱，术后肠蠕动的恢复也缓慢，早期活动可以促进肠蠕动的恢复。老年人卧床时间一长，下肢的血液循环会缓慢，容易发生下肢深静脉血栓形成，下肢会明显肿胀，早期活动便可免除这类弊端。老年人术后早期下床活动，可以促进全身血液循环，也就促进了伤口的愈合。另外，早期下床活动增加了全身肌肉活动和新陈代谢，也促进消化功能，食欲会骤增，可以帮助增加营养的摄入。所以，老年人术后，医生认为可以下床活动，应该听从。

什么叫更年期综合征

女子随着卵巢功能的兴衰，一生的生理现象大致上可以分为幼年期、青春期、成熟期、更年期和绝经期。妇女更年期在 45～50 岁阶段，卵巢开始衰老，逐步萎缩变小，体内雌激素的产量骤降。由于更年期是性激素代谢在体内发生明显改变的阶段，因此有些人一下子不能适应如此变化，会出现一系列不适症状：包括月经周期紊乱，忽来忽隐，经量不一，并逐渐减少；情绪急躁，易于激动，心慌意乱，思想不集中，喜怒无常；面部潮红，经常出汗、头痛、心悸；血压升高，关节酸痛，体形发胖，乳房萎瘪等，称作女性更年期综合征。无独有偶，男子在进入 45～55 岁阶段，有些人也有类似女性更年期综合征的现象，会出现神经过敏、疲劳、易怒、易激动、抑郁、记忆力减退、头痛、心悸、性功能减退等症状，可能与睾丸功能衰退有关，称作男性更年期综合征。

老年妇女功能性子宫出血

什么是更年期功能性子宫出血

妇女正常每次月经的经血量约 50 毫升，但是有的人每次经血量很多，超过 100 毫升，甚至达几百毫升，原来是调节与控制月经周期的内分泌功能出了问题，便称为功能性子宫出血，俗称"血崩"。这类疾病好发于卵巢开始发育和衰退的时期，也即是青春期与更年期，因为在这两个时期，人体内有关月经调节的下丘脑、垂体、卵巢三者内分泌功能极不稳定，会造成月经量异乎寻常地增加。发生于更年期的功能性子宫出血，除了经血量增加外，经期长短不一，出血量也可时多时少，连经期也会延长，时间一久会发生贫血，于是头昏、眼花、倦怠等症状纷至沓来。更年期功能性子宫出血有时还会伴随着女性更年期综合征一起出现。情绪变化、精神状态的不佳，也可加重"血崩"的程度。

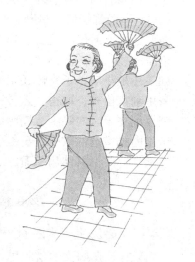

怎样治疗更年期功能性子宫出血

不能认为更年期以后就进入绝经期，因此对更年期功能性子宫出血不加重视，由于此病有碍身体健康，一旦发生应该采取如下措施处理：①注意精神状态，避免喜、怒、忧、思、悲、恐、惊等精神刺激；②重视气候保健，防止风寒、暑、湿、燥、火等对人体的有害刺激；③当心饮食卫生，避免生、冷、酸、辣等不恰当的饮食刺激；④采用止血措施，选用参三七、云南白药、安络血、维生素 K、抗血纤溶芳酸等止血药物；⑤调节月经周期，使用雌激素及孕激素类药物或中药，让月经变得规则。倘若顽固性更年期功能性子宫出血，经上述处理不能奏效时，须诊断性刮宫检查，以进一步查明子宫内膜的情况。

如何防治绝经后阴道出血

为什么绝经后还会阴道出血

妇女到了绝经期，卵巢衰老，月经停止。但是有的老年妇女月经停止后，有朝一日忽然又类似月经般地发生阴道出血，这是某些妇科疾病的强烈"信号"。首先要考虑是否患了生殖或泌尿器官的恶性肿瘤，常见的有子宫颈癌、子宫体癌、卵巢肿瘤等，偶尔也可见外阴癌、尿道癌、输卵管癌，由于肿瘤浸润血管会引起阴道流血。其次要考虑是否患生殖道炎症，常见的有阴道溃疡、阴道炎等疾病，阴道黏膜会充血与出血。偶尔，有极少数绝经后妇女发生阴道出血并非疾病引起，而是内分泌的缘故。原来，尽管卵巢衰老，卵巢分泌的雌激素数量已极少，但是肾上腺还会分泌少量雌激素，如果这些雌激素积蓄到一定数量后，有时也能使子宫内膜生长而引起子宫出血。由此可见，发生绝经后阴道出血必须及时进行检查，以便对症治疗。

阴道流血要进行刮宫检查吗

老年妇女已经绝经，再发生阴道流血多半由疾病引起。从常见疾病看，子宫颈癌、阴道癌、外阴癌、尿道癌等，通过阴道指检、宫颈或阴道涂片等检查，一般都能做出诊断，不须要采用诊断性刮宫的办法。倘若是卵巢肿瘤，需要采用普通妇科检查、超声波检查才能觉察，也用不到刮宫诊断。至于阴道溃疡、阴道炎等炎症性疾病，通过妇科检查可明确。唯独当怀疑子宫体癌时，如果还是早期，子宫体还未增大，通常的妇科检查未必能发现，此时就需要采用刮宫检查，取得一点子宫内膜组织进行病理分析。因为子宫体癌，有的就表现在子宫内膜上有癌肿细胞，有的即使子宫内膜未见癌变，但可以出现子宫内膜增殖性改变，也能引起重视。可见老年妇女阴道流血是否采取诊断性刮宫，要视具体病况而定。

老年妇女如何防治子宫脱垂

老年妇女易发生子宫脱垂

子宫长在妇女的盆腔里，依靠子宫周围的韧带悬吊和盆腔底部肌肉支托得到位置的固定。所谓子宫脱垂，就是指子宫从正常的位置上下移，严重时甚至会掉到阴道口外边。青壮年妇女子宫脱垂的原因主要是分娩时的损伤，造成盆腔底部肌肉松弛、撕裂；或者生育过多、过早，盆底肌肉、筋膜和子宫的韧带在产后不能完全复原。有些妇女在产后不久子宫就发生脱垂。但是有不少妇女子宫脱垂到了老年才发生，原因很多：有的可能是分娩损伤一时不表现，到老年后肌肉、筋膜、韧带发生衰老性松弛才子宫脱垂；有的因年老后雌激素减少，促使肌肉、筋膜、韧带萎缩，而发生子宫脱垂；也有的老年妇女患有长期咳嗽、便秘等增加腹压的疾病而迫使子宫脱垂。所以老年妇女易发此病。

患了子宫脱垂病怎么办

子宫脱垂不单是子宫脱出阴道外边给生活起居带来不便，而且会引起下腹部、外阴部、阴道向下坠胀感觉，伴有腰酸背痛，久立、劳动时症状越发明显。子宫脱出阴道口外容易引起摩擦而溃疡，甚至发炎。无疑，对于症状明显的子宫脱垂应该治疗：非手术治疗，主要采用子宫托，经医生指导后，每晨放置阴道内，夜间取出清洗，托着子宫不让其脱垂。同时配合体育疗法，简单的办法是锻炼缩肛运动，像大便完了时收缩肛门一般，将肛门向上收缩，每天几次，每次收缩数十下，可以防止子宫脱垂进一步发展。手术治疗，适合于重度病例，将脱垂的子宫悬吊到正常位置上。老年妇女如果体弱多病，子宫脱垂又不太严重，以采用子宫托为宜。

老年妇女会患子宫肌瘤吗

子宫肌瘤是女性生殖系统最常见的一种良性肿瘤，可以生长在子宫的任何部位，也可大可小，一般会引起月经过多或子宫不规则出血，有时也可产生腹痛或妨碍受孕，中年妇女易发。一般来说，老年妇女再生子宫肌瘤机会极少，因为绝经期后，体内雌激素水平明显下降，而子宫肌瘤的发生恰恰与体内内分泌紊乱，尤其是雌激素的分泌相对持续过多有关，所以已经患了子宫肌瘤的妇女，到了绝经期，子宫肌瘤可以自行萎缩，这一特点在身体其他部位的良性肿瘤中是很少遇见的。偶然有个别病人到了老年子宫肌瘤并没有萎缩，相反却继续地增大，又出现阴道流血，这就要想到子宫肌瘤恶变。所以凡是患有子宫肌瘤的妇女，即使到了老年，也不妨定期做妇科检查，以观察子宫肌瘤的萎缩情况。

老年妇女会患盆腔炎吗

凡是女性位于盆腔内的生殖器官发炎统称盆腔炎，实际上包括子宫炎、输卵管炎、卵巢炎、盆腔结缔组织炎、盆腔腹膜炎等。急性期会发生高热、寒战、腹痛、白带增多等症状；慢性期则出现腰酸、乏力、月经不调等现象，而且会酿成不孕。习惯认为妇女盆腔炎都发生于青壮年妇女，因为这种疾病主要是由于细菌通过性交、产伤等由阴道口入内向上侵犯所致。但并非老年妇女就不会发生，一方面，老年妇女阴道抵抗力下降，给了细菌以可乘之机；另一方面，盆腔炎还可以通过邻近器官炎症的直接蔓延或由身体其他部分的感染灶经血液循环或淋巴引流传播而来，当身体抵抗力降低时，盆腔炎便随即发生。所以，老年妇女一旦发生不明原因的下腹疼痛、白带增多、腰酸背痛等症状时也要想到盆腔炎的可能。

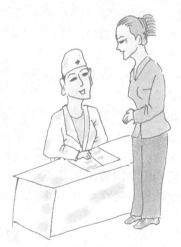

老年妇女会出现哪些白带异常

妇女的白带是指从阴道里流出来的液体，它们是由子宫颈上的腺体组织分泌，阴道壁毛细血管与淋巴管渗出及尿道旁腺与前庭大腺分泌等共同组成。正常情况下是一种乳白色或透明的鸡蛋清样的黏液，稍带腥味，起着润滑阴道的作用。

老年妇女常见的白带异常，主要有如下几类：老年妇女白带数量比青壮年减少。如果一旦数量增多，就强烈提示可能患了阴道炎类疾病。老年妇女纵然白带量少，但还不至于完全干涸，倘若数量过少，阴道及外阴呈现完全干涸状态，意味着罹患了外阴枯萎症。白带呈脓样，伴有臭味，很可能是患了老年性阴道炎。白带中含有泡沫，伴有腥臭，颜色也呈黄白色，这是滴虫性阴道炎的"信号"。白带增多黏稠有豆腐渣样的沉淀物，则要想到霉菌性阴道炎。白带中带血除可能有严重阴道炎外，应该警惕生殖道癌症。

患宫颈炎到老年后会自愈吗

青壮年妇女易患宫颈炎，这是由于细菌侵犯子宫颈而引起炎症。急性期宫颈充血，有脓性白带，伴发热、腹痛等症状；慢性期子宫颈会糜烂、肥大或者形成宫颈腺体囊肿。其中以子宫颈糜烂的发生率最高。一般来说，到了老年宫颈炎的发生率降低，因为招惹宫颈炎的性交、分娩等因素减少。已经得的子宫颈糜烂到了老年后也会发生一定程度的自愈，其基础在于老年妇女子宫颈本身也在萎缩，尤其原先栖居细菌最多的子宫颈腺体萎缩最为明显。值得提出的是，宫颈炎与子宫颈癌的发生有一定关系，也就是重度宫颈炎如果没有得到充分的治疗，有癌变的可能性，而这种癌变有时会延迟到老年后才发生，所以不能轻视宫颈炎的治疗，更不能奢望它到老年后会自愈。

外阴白斑是怎么回事

外阴白斑是一种老年妇女常见的外阴部疾病，表现为外阴部病变，皮肤色泽变白、增厚、发硬、粗糙和瘙痒等症状，这是局部皮肤不正常增生的结果。外阴白斑癌变发生率较高，所以需要加以重视，一般采取的方法是加强自我观察，如果仅有轻度瘙痒症状，每天用细软毛巾蘸温水做轻柔擦洗，不必使用药物，或者仅用柔和而没有刺激性的粉剂，例如爽身粉之类扑搽。倘若外阴白斑范围较大，症状又十分显著，应该对病损皮肤进行活体组织病理切片检查，以早期发现是否有癌变。重度外阴白斑或已发生癌变，都应手术切除。此外，患有外阴白斑的老年妇女，生活起居上应加以注意，切忌穿着化纤织物内裤，局部不使用强碱肥皂，不采用热水烫洗，不滥用刺激性药物涂抹等，这样可减少外阴白斑恶变的机会。

如何防治外阴瘙痒症

为何老年妇女易发外阴瘙痒症

外阴瘙痒是比较常见，又使人难忍的疾病，表现为外阴部阵发性瘙痒，可以突然出现，也可以顿时消失，夜间就寝时尤其明显，为此难免会用力搔抓，结果破损、糜烂。外阴瘙痒可以发生于任何年龄，青壮年妇女多半因穿着化纤织物内裤、避孕工具刺激、月经期不洁、塑料月经带、碱性肥皂等引起。但是老年妇女发生外阴瘙痒者更为多见，原因很多，一方面，老年妇女绝经后体内雌激素水平降低，加上本身皮肤也有衰老性变化，皮肤分泌减少，容易发生外阴干燥、枯萎和诱发外阴瘙痒；另一方面，老年妇女罹患老年性阴道炎、霉菌性阴道炎屡见不鲜，不正常的阴道分泌物经常渍湿与刺激外阴皮肤。肥胖的老年妇女，尤其伴有糖尿病者，更易发生外阴瘙痒。

怎样治疗外阴瘙痒

罹患外阴瘙痒的老年妇女可采取以下一些办法治疗：①每天用细软毛巾蘸温水轻柔擦洗外阴部，不能用过热的水或强碱肥皂；②不穿紧身裤及化纤织物内裤；③戒酒，忌烟，少喝浓茶，不吃辛辣等刺激性食物；④痛痒厉害时不要过于用力搔抓，以免抓破，可采用冷水毛巾按冷敷办法止痒；⑤瘙痒剧烈时可口服镇静剂，如苯巴比妥、利眠宁、安定等药物；⑥局部可涂搽 1% ~ 2% 的薄荷脑软膏，或 1% ~ 2% 的石炭酸软膏，也可扑涂爽身粉；⑦多吃新鲜蔬菜与瓜果，增加体内维生素 A 及维生素 B 的数量，也有助于治疗外阴痛痒；⑧服用清热利湿的中药，例如苍术皮、地肤子、黄柏、苦参片、草薢、龙胆草、生山桅、车前子、生甘草等，可在医生指导下应用。

为何老年妇女易患尿道肉阜

尿道肉阜是指长在尿道口的一种良性息肉样组织，大小不一，大者如指尖，小者如绿豆，颜色鲜红，极脆软，稍碰极易出血，排尿、坐停、行走及衣裤摩擦会引起疼痛。尿道肉阜好发于老年妇女，主要原因是长期局部慢性刺激或损伤。也可由于尿道黏膜脱垂外翻引起，也许还与老年妇女体内雌激素水平下降有关。小的尿道肉阜，可以试用雌激素软膏涂抹，或用乙烯雌酚 0.5 毫克，每晚 1 次，塞入阴道内，连用 10 ~ 20 次，每隔三四个月重复进行。较大的尿道肉阜应做手术切除，并用高频电流烧灼其根部，防止复发。

老年妇女如何防治外阴枯萎症

何谓外阴枯萎症

女性外生殖器官的形态和功能与卵巢分泌雌激素量休戚相关。绝经期以后的老年妇女，卵巢功能显著衰退，身体里雌激素含量明显减少，于是会影响女性外阴的形态与功能，成为外阴枯萎症。这是一种女性外阴部慢性萎缩性病变，原先脂肪丰满、富有弹性的外阴部会变得枯萎干瘪，大阴唇和小阴唇的皮下脂肪组织逐渐减少，甚至消失，使大阴唇扁平，皮肤变薄和弹性丧失，小阴唇也同样枯萎，阴蒂缩小，阴毛脱落，阴道口也会收缩变小和缺乏弹性。最讨厌的是随着以上这些变化，外阴部的皮肤和阴道黏膜会发生充血、炎症，甚至糜烂，使病人感到刺痛，奇痒，十分难受，也妨碍性生活。

怎样治疗外阴枯萎症

治疗外阴枯萎症的目的，并不是单纯为了恢复性生活，更主要是为了减轻刺痛、奇痒与糜烂等病痛。治疗方法有如下两种：其一，雌激素治疗，常用乙烯雌酚 0.5 ~ 1.0 毫克，每日 3 次口服，连用 2 ~ 3 周，如果有效，以后可定期重复治疗。其二，局部用药，采用雌激素软膏、地塞米松软膏、薄荷油膏和 1% ~ 2% 的石炭酸炉甘石洗剂等药物涂抹外阴部。值得一提的是，既然外阴枯萎症的发生与卵巢功能衰退有关，为了防止发生此病就要设法推迟衰老降临。坚持体育锻炼，促进血液循环，是推迟衰老最可取的办法。

老年妇女如何防治阴道炎

老年肥胖妇女易患霉菌性阴道炎

妇女阴道里感染上霉菌，例如感染上白色念珠菌等霉菌后，会发生霉菌性阴道炎，于是产生白带增多、白带像豆腐渣样、外阴发痒、阴道内和阴道口烧灼感等现象。阴道里的霉菌多半是足癣上的霉菌，因浴具、毛巾等不洁而传入，老年妇女因阴道抵抗力下降容易发生此病。奇怪的是，老年肥胖妇女发生霉菌性阴道炎为数更多，原来，老年肥胖妇女罹患糖尿病机会不少，得了糖尿病后，阴道里的糖原数量会骤然增加，阴道内的酸度增强，这样对一般细菌或滴虫等生长并不有利，但对霉菌繁殖却恰恰有利，所以好发霉菌性阴道炎。由此可见。老年肥胖妇女如果发生此病，不但要采用制霉菌素等药物治疗，还必须重视糖尿病的防治。

老年妇女会患滴虫性阴道炎

由阴道滴虫害生在阴道内引起的疾病，叫作滴虫性阴道炎。

一旦发病，表现为白带增多，外阴瘙痒、灼热、刺痛或性交疼痛等症状。阴道分泌物内也可找到滴虫。一般认为，滴虫性阴道炎好发于青壮年妇女，一则在此阶段性生活频繁，往往会通过性交传染滴虫；再则青壮年妇女每逢月经过后，阴道内酸性降低，抵抗力减弱，又特别容易传染到滴虫。其实，老年妇女发生滴虫性阴道炎也司空见惯，虽说性交次数减少甚至停止，但是阴道的抵抗力比青壮年妇女更弱，加上滴虫并非全由性交传染，通过各种公共浴具，如浴池、浴盆、脚盆、厕所等也能传染到。老年妇女罹患该病后，应该采用口服灭滴灵片和阴道内塞用滴维净片等药物治疗。

老年性阴道炎有哪些特点

正常女性的阴道具有良好的抗病能力，但是年老后阴道黏膜发生萎缩，抗菌能力显著下降，细菌便容易侵犯，酿成老年性阴道炎。这种疾病有如下一些症状特点：①阴道里有灼热感，伴有下腹部、会阴部不舒服；②阴道分泌物增多，一般像清水样，有时也呈脓性，伴有臭味；③小便次数增多，大小便之后阴道部位有隐痛；④由于疼痛而妨碍性生活。倘若进行一番阴道检查，可看见阴道壁充血、水肿，甚至出血与溃疡，检查时病人会十分疼痛。

得了老花眼怎么办

老花眼是怎么回事

老花眼是老视的俗称，指的是随着年龄增加，眼睛调节功能减弱，不能看清近距离物体但能看清远距离物体的情况。原来在人体的眼睛里长有一种叫作晶状体的结构，要看近物时晶状体会变厚，看远物时晶状体又会变薄，能让看到物体的成像正好落在视网膜上。所以，它功能的好坏直接关系到看东西是否清楚。老年后，晶状体自行变厚的能力会衰退，于是在看近物时会变得模糊不清。老年人的晶状体调节能力减退的原因是由于晶状体中的纤维所含蛋白质等物质，因代谢逐渐变性而失去水分，于是质地变硬，弹性消失。这种晶状体的老化现象从40岁左右开始，以后逐渐严重。

老花眼与远视眼是一回事吗

老花眼与远视眼都是看近物模糊，看远物清楚，但两者并非是一回事。老花眼的关键问题是眼睛里的晶状体调节功能的减弱。远视眼的关键问题是眼球前后轴比正常的短，或者眼球的屈光力太弱，外界物体的落像只能落在视网膜的后方。老花眼只发生于老年人，远视眼大多数是先天性，多见于儿童，而且由于远视眼不论看近看远都要运用眼睛的调节力量，看近物时更是需要，所以常有头痛、头胀、眼球酸痛等现象。

患近视眼还会发生老花眼吗

近视眼是由于眼睛前后轴超过正常长度，或者屈光系统的屈光力过强，造成看到物像不能正确落在视网膜上，而是落在视网膜前边，所以看近物很清楚，看远物模糊不清。这种现象正好与老花眼看近物模糊、看远物清晰相反。那么，是不是由于近视眼的存在，年老后就不会发生老花眼呢？并非如此，一般近视眼的人年老后，老花眼出现可能晚一些，老花的程度可以低一些，如果说有 300 ~ 400 度的近视眼，到老年时就不需要戴老花镜，但并不是没有老花眼，老年后，眼睛晶状体照样要老化，所以调节功能依然会减弱。低于 300 度时，看近物有时还得改戴老花镜。

怎样佩戴老花镜

老花眼是一种眼睛生理调节功能衰退的表现，可以采用戴老花镜的办法来矫正。一般情况下，佩戴老花眼镜，50 岁约 200 度，55 岁时约 250 度，60 岁时约 300 度。当然，有条件的话，可以到医院去检查眼睛，以正确选配老花镜的度数。戴用老花镜还应该注意如下几点：当看 35 厘米距离以内物体时戴上；即使戴老花镜看东西可以很清楚，但是仍要注意避免眼睛疲劳，用眼时间应控制在 45 ~ 60 分钟；摘下老花镜后，应该到室外或窗前远眺，及时消除眼睛的疲劳，否则老花眼会越发加重；如果戴老花镜后出现头昏、头痛等现象，可能度数不对，应该进一步校正。

如何正确处理白内障

白内障是老年人常见眼病

眼睛里的晶状体变得混浊，称为白内障，看上去瞳孔内呈乳白色混浊，一旦发生后视力会渐渐减退，甚至致盲，老年人白内障发生率很高，原因不甚清楚，很可能是老年人长期生活在阳光下，眼睛与紫外线接触较多，引起晶状体的新陈代谢障碍，于是晶状体里的蛋白质变性，致使原先透明的晶状体的囊膜、皮质或核的部分或全部发生混浊。当然，白内障的形成有多种因素，老年性白内障也是人体衰老的一种表现。老年人发生白内障的病程较缓慢，一般要 1 ~ 2 年或更长时间才逐步凸显。有糖尿病的老年人，发生白内障的机会更多。

正确对待白内障

白内障是指在黑眼珠的瞳孔部位出现灰白色反光的一种老年性变化。瞳孔部位的灰白色反光是由变为混浊的晶状体所引起的。当晶状体一旦变为混浊，就演变成白内障，视力也随之衰退，甚至丧失。

有的老年人把白内障看作是不治之症，这是没有根据的。白内障纯属老年性眼病，可以通过手术适时地加以摘除。但是手术摘除白内障后，眼睛由于失去了原有的晶状体所具有的屈光作用，需要通过佩戴高度凸透镜，以保证视力的恢复。

老年人要是患了白内障，要解除思想包

袄，认识白内障的可治性，要有做手术治疗的思想准备，并适时接受摘除手术，使视力得到不同程度的恢复。

何时才能手术治疗

患了白内障，晶状体变混浊可分四个阶段：初发期，病变刚刚开始，晶状体混浊不明显，或仅轻度混浊，晶状体大小未发生改变，视力一般不受影响。膨胀期，晶状体内水分增加而发生膨胀，混浊程度增加，从瞳孔观察隐约可见晶状体乳白色混浊，已影响视力。成熟期，晶状体全部混浊，看上去瞳孔内呈明显乳白色混浊，视力降低到仅能分辨明暗。过熟期，混浊的晶状体发生一定程度的液化，视力可稍有恢复，但容易引起继发性青光眼。手术治疗白内障的最佳时期是成熟期，手术较为方便，容易完整地摘除掉病变的晶状体。倘若在未成熟阶段或过熟期手术，有一定的困难，而且还会影响眼睛的生理功能。

术后视力能恢复到什么程度

白内障手术通常是采用针吸术、冷冻术、超声吸出术等方法将混浊变性的病变晶状体摘除掉，一般情况下由于去除了混浊晶状体对进入眼睛光线的阻挡，白内障术后可以看到东西，但是人体晶状体相当于1000度放大镜，具有调节物像正确落在视网膜上的作用，在手术摘除了晶状体后即使能恢复视力也不能看清东西，所以术后应该佩戴1000度左右的凸透镜。佩戴眼镜最好在术后三个月左右，让手术后眼睛里的充血反应完全消失。现代有人尝试采用人工晶状体，在白内障摘出后放入眼内，这样可免除术后佩戴眼镜的弊端。

老年人如何防治青光眼

怎样识别和预防青光眼

青光眼是老年人常见的一种眼病。它是具有病理性高眼压，同时合并有视力障碍的一种眼病，致盲率较高。

青光眼分为原发性、继发性和先天性三大类。原发性青光眼中又有急性和慢性之分。

怎样发现患有青光眼？急性青光眼在发病时，有剧烈的眼痛和同侧偏头痛，视物模糊不清，看灯有虹一样的彩环（虹视），严重的视力可以减退到只能看到眼前手动或仅能看到光亮，甚至发生恶心、呕吐、发热、寒战等。慢性青光眼只有些眼睛不舒适的感觉，视力有时模糊和虹视，但经过充分的休息和睡眠，往往可以恢复正常，常常反复发病。

怎样预防青光眼？一是善于控制情绪，遇事要心胸开阔，泰然处之。特别要防止激怒。二是生活要有规律，不要过度疲劳。特别是用眼看物，不要时间过长。如看书报或电视时，每过一两个小时就要闭目休息或眺望远方，解除眼睛疲劳。三是患有远视和高度近视的老年人更要格外提防青光眼的发生。四要注意发现前面所说的各种自觉症状，及时地去医院检查，做到早期发现，早期治疗。

患有青光眼病人的后果怎么样？如果能早期发现治疗，通过各种药物疗法和手术疗法，一般效果较好，不致失明，但是如果不予重视，耽误治疗时机，等到晚期视神经发生病理性改变时，即使再经过积极的治疗，视力也难以恢复。

怎样治疗老年人的青光眼

对于老年人常患的原发性闭角型青光眼，治疗的关键在于降低眼压，减少房水产生和防止眼球的房角关闭。常用药物有 1% 毛果芸香碱溶液滴眼，醋氮酰胺口服，这样可以暂时解除症状，一般需要长期使用。另外，还可采用 20% 甘露醇溶液静脉滴注或 5% 甘油口服治疗。如果病情严重，药物治疗无效，则需要手术治疗。至于继发性青光眼，治疗的关键是首先治愈原发性眼病，只有当眼压很高时，才采用上述药物降低眼压。总之，老年青光眼治疗颇为困难，应该坚持用药。

老年人沙眼有什么特点

沙眼是由沙眼衣原体引起的传染性眼病，可以出现眼睛发痒、眼屎增多等症状，如果翻开眼皮一看，眼皮内面的结膜上长着许多小颗粒状的滤泡和乳头，结膜面显得十分粗糙。老年人患沙眼多半病程较长，因此不仅会出现上述这些症状，还可以出现许多眼部并发症，最为常见的有以下几种：①翼状胬肉，眼白表面上长出一种三角形带血管的组织，严重时可以攀上角膜，影响视力，须手术切除。②倒睫或乱睫，睫毛不规则生长，有时会触及眼球角膜，不但造成怕光等症状，还会诱发角膜溃疡。③眼睑内翻，也就是眼皮内翻，严重时要手术治疗，以上几种情况最终都可影响视力。

老年人眼睛里会出现老年环

老年人眼睛的角膜周围，尤其是在黑眼珠的上下缘，有时会出现弓状灰色混浊的线条，并且上下弓可能会合成环状，便称为老年环。这是由于角膜周围部的基质发生类脂性浸润变化的结果，是眼的代谢障碍，由脂肪组织在巩膜沉积造成，患高血压、高脂血症、冠心病、动脉硬化的老年人格外容易发生。老年环通常两只眼睛同时出现，是人体衰老的一个重要"信号"，但不影响视力，也无特殊处理方法。

老年人为何容易迎风流泪

眼泪从泪腺分泌，流经眼睛后，再经过泪小管到泪囊，最后顺着鼻泪管排入鼻腔。痛哭时，鼻腔压力顿时增高，鼻泪管会一时性阻塞而流泪。另外，如果冷风迎面袭来也会引起鼻泪管收缩而流泪，叫作迎风流泪。老年人发生迎风流泪者较多，一方面，是年老后鼻泪管会发生一定程度的萎缩变细，造成相对性狭窄，泪液流通不太畅快，一遇寒风刺激，夹杂鼻泪管收缩因素，很容易迎风流泪。另一方面，老年人罹患慢性结膜炎、沙眼、睑缘炎等慢性眼病机会很多，它们都可以导致泪小管的狭窄或阻塞，迎风流泪格外容易发生。

老年人眼泪会干涸吗

眼泪是由眼球外上方的泪腺分泌。到了老年有些人的眼泪会减少，即使痛哭时，流泪也比青壮年时少得多，这是因为随着老年性衰老变化，泪腺组织会逐渐萎缩，于是眼泪的分泌量逐步减少，严重时可以引起干涩、烧灼、异物感觉、发痒或畏光，这就是得了老年性泪腺萎缩症，需要采用经常滴注眼药水等方法治疗，可见，说老年人眼泪会干涸是有一定道理的。

为何老年人球结膜会出血

有的老年人意外发现自己眼球的结膜出血，鲜红的血斑衬托着眼白，显得十分清晰。其实，这种球结膜出血并非是眼睛本身有什么疾病，而是由于上了年纪后毛细血管脆性增加，例如猛烈咳嗽、剧烈喷嚏、使劲排便等，都可使长在球结膜上的毛细血管压力骤然增加而破裂出血。一旦发生出血后，除眼睛里稍有不适感觉外，一般并无症状，也不影响视力。球结膜出血 7 ～ 14 日可自行吸收消失。为了防止出血加重，也可服用安络血、维生素 K 等止血药物；眼睛局部热敷也有好处。有高血压与动脉硬化的老年人生活起居应该注意，避免猛然用力，以防止发生球结膜出血。

老年人为何易患飞蚊症

眼前有黑点飞舞、宛如蚊子在飞舞一般，所以叫飞蚊症。它的发生主要是眼睛里的玻璃体内有一些不透明的物体在视网膜上投影引起。正常情况下玻璃体是清晰透明的，很少有不透明物体，但当眼睛脉络膜发炎时，许多炎性细胞或渗出物可以进入玻璃体内，引起飞蚊症。另外，高度近视的人，玻璃体有时会发生液化变性，产生较多不透明物体，也会引起飞蚊症。这些都属于病理性飞蚊症。老年人发生飞蚊症者很多，其原因是年老后，由于新陈代谢的缘故，玻璃体会发生一定程度的混浊，里面不透明物质会增加。飞蚊症一般不影响视力，也没有理想的治疗方法。

老年人会发生视网膜脱离吗

眼睛里的视网膜好比是照相机里的胶卷，是所看到物体成像的地方，一般分为神经上皮与色素上皮两层。万一这两层组织发生分离，便成为视网膜脱离症。视网膜脱离后，会发生眼前有闪光或黑点飞动，几天后出现视野某一部分有暗影，甚至完全看不见东西。医生采用眼底镜检查会见到飘荡的呈灰白色的脱离视网膜，以及视网膜脱离后的裂孔。视网膜脱离主要是由高度近视眼引起，有时也可因眼部外伤造成，所以凡是有上述这两种情况的老年人都有发生视网膜脱离的可能。治疗主要依靠激光、电凝等手术去封闭视网膜脱离后所产生的裂孔，这样可以恢复正常视觉功能。

何谓高血压眼底病

眼底病通常是指视网膜、脉络膜和视神经的病变。不管何种眼底病，主要症状都是视力障碍。老年人易发高血压眼底病，由于血压增高，全身小动脉都会强烈痉挛，眼底视网膜的小动脉血管也不例外，本身已有硬化，又会发生痉挛与变细。早期高血压，眼底血管变化不甚明显，待血压下降时眼底血管痉挛也可消失。晚期高血压眼底血管痉挛会持续存在，小动脉壁增厚、管腔狭窄、透明度减低，看上去宛如细的紫铜丝一般。这种眼底血管的痉挛，会造成视网膜与视神经血液循环的障碍，视网膜上会出血和产生渗出物，视神经乳头也会明显水肿，有时会引起失明。所以，高血压眼底病可以帮助判断老年人高血压的程度。

何谓老年性黄斑变性

黄斑是眼睛视网膜上的一种结构，是视觉细胞的集中处。老年人由于动脉硬化，眼睛脉络膜上的血管也会硬化，于是会造成黄斑部位的缺血，结果黄斑会发生变性。这种病的特点是看东西时，中心视力会降低，甚至看物视野的中心会发生暗点，也就是黄斑所管辖的视觉范围出现障碍，有时也会发生视物变形现象，倘若通过眼底镜检查一番，可见黄斑原先略有的黄色会消失，变得苍白。老年性黄斑是动脉硬化在眼睛局部的一种表现。因此，治疗还得从整体出发，采用扩张血管和活血化瘀的药物，预防动脉硬化也可防止此病的发生。

老年人如何正确处理听力减退

为何人老后听力会减退

老年人听力减退医学上称为老年性耳聋，产生的原因有两个：其一是内耳的听觉神经感受器官发生萎缩、变性，使听觉神经对声音刺激的感觉、传导和分析的功能减退，属于神经性耳聋；其二，耳膜钙化后弹性减退，耳内的三块小听骨之间的联系僵硬，影响了声音的传导，属于传导性耳聋。两者之中，以前一种为主。现代医学还发现，老年人经受噪声危害，使用耳毒性药物链霉素、庆大霉素，长期吸烟、酗酒及曾罹患高血压、动脉硬化、慢性支气管炎、糖尿病等疾病，都会诱发老年性耳聋。

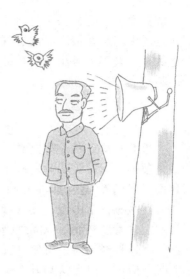

发生听力减退怎么办

老年人听力减退是一种自然现象，有以下三方面治疗措施：

第一，杜绝一切加重听力减退的不良因素，应该减少噪声，不挖耳朵，戒烟忌酒，不用耳毒性药物和及时控制与治愈高血压、动脉硬化、慢性支气管炎、糖尿病等疾病。第二，使用改善听力的一些药物，包括三磷酸腺苷、硫酸软骨素、呋喃硫胺、菸酸、维生素 A 或维生素 E 等，中药有耳聋左慈丸、复方丹参片、复方当归液等。第三，使用助听器，一般生活中，对一米距离谈话听不清者，属于中度听力减退，可佩戴助听器；只有贴近耳朵大声讲话才能听到者为重度听力减退，也可佩戴助听器；至于贴近耳朵大声讲话都不能听到者，属于全聋，佩戴助听器也无效。

老年人如何防治中耳炎

中耳炎有急、慢性之分；急性中耳炎表现为耳鸣、耳痛、听力减退、流脓、发热；慢性中耳炎表现为长期流脓和听力减退，其中胆脂瘤性中耳炎还容易诱发脑脓肿。这两类中耳炎老年人都会发生。老年人由于抵抗力降低，一旦得急性中耳炎，全身发热等症状可能格外严重，而且变成慢性的机会也增多。同样，老年人慢性中耳炎也显得更为顽固，病程可拖延很久。因此，治疗老年人中耳炎用药一定要彻底与持久。急性中耳炎必须全身采用青霉素等抗生素或磺胺药，耳朵里还应定时滴注复方新霉素等抗生素溶液。慢性中耳炎要坚持耳朵滴注抗生素溶液，如果病情顽固，听力减退又明显，有时需进行手术治疗。

如何救治鼻出血的老年人

老年人如挖鼻、拧鼻涕不当，或在发热、外伤、鼻部疾病等情况下有时会发生鼻出血。由于老年人常伴有高血压与动脉硬化，出血程度可以较为严重，应该及时处理。具体方法如下：①老年人应半卧，不要惊慌，保持镇静；②采用手指紧捏两侧鼻翼 3～5 分钟，张开嘴巴呼吸；③鼻梁和额部用冰水毛巾冷敷，用清洁棉花球填堵鼻腔至少几个小时。如果自我采用上述方法仍不能止血，应赶紧去医院治疗，医生会采用纱条填塞与应用药物局部或全身止血。中药鲜茅根、丹皮、鲜侧柏叶、旱莲草等也有凉血止血作用。值得注意的是，老年人鼻出血时最好测量一下血压，如果血压增高，还必须同时使用利血平等降压药物。

老年人易声音嘶哑

老年人发生声音嘶哑要想到如下一些情况：①用嗓过度，例如大声嚷嚷或是教师、演员等职业通病；②嗓子疾病，例如由于急性或慢性喉炎、声带息肉、喉癌等；③功能性失音，例如过度劳累或精神刺激与情绪激动所导致；④慢性咳嗽，常由慢性支气管炎、哮喘、肺气肿等引起；⑤喉麻痹，甲状腺肿瘤、食管癌浸润、纵隔肿瘤压迫等因素造成与嗓子发声极有关系的迷走神经、喉返神经损害，可使喉部的声带麻痹。由此可见，老年人万一发生声音嘶哑，应该从以上这些方面做追根究底的检查，才能有的放矢地治疗。

老年人如何防治喉咙痛

老年人喉咙痛是什么病

引起老年人喉咙痛最为常见的疾病是咽炎。一般分为急性咽炎和慢性咽炎两种：急性咽炎是由细菌侵犯咽部引起，抵抗力减退及受冷等可诱发，表现为全身发热达 37.5 ~ 39℃，头痛、畏寒、喉咙部疼痛、干燥，进食与吞咽时越发明显，检查时咽部充血明显。慢性咽炎是急性咽炎多次发作的结果，烟酒过度刺激即可以诱发，表现为咽部胀痛与异物感。检查时咽部也可见一定程度充血。老年人一旦因感冒、慢性支气管炎、肺炎等呼吸道感染，同时也伴有咽炎，照样可以出现喉咙痛。除此之外，老年人较少发病的扁桃体周围脓肿、腺样体肥大、溃疡膜性咽炎、咽后脓肿等疾病，也都会引起喉咙痛。

老年人喉咙痛如何治疗

俗话说："治病要治根。"老年人喉咙痛不单是止痛问题，首先得查明是否患了咽炎。如果是急性咽炎，除了使用青霉素等抗生素药物全身消炎外，喉咙局部还应采用复方硼砂溶液漱口，含用碘含片或杜灭芬片，中药桔梗汤、六神丸或锡类散等药物促进炎症消退和止痛。倘若是慢性咽炎，一般不必全身使用抗生素。但必须戒酒、忌烟和少吃刺激性食物，也不能受寒，喉咙局部可用漱口液、含片、1% 碘甘油涂抹；也可用中药冰硼散或养阴清热的中药，如生地、珍珠母、云茯苓、麦冬、玄参、芦茅根、桔梗、甘草等。假如是其他疾病引起的喉咙痛，也应该针对疾病做彻底治疗。

老年人会得扁桃体炎吗

老年人发生扁桃体炎的机会很少，虽说诱发扁桃体炎的细菌感染，身体抵抗力下降等因素，在老年人身上都会出现，但是到了老年，扁桃体会发生萎缩。原来，人体的扁桃体分为咽扁桃体和舌扁桃体两部分，咽扁桃体自30岁起开始逐步缩小，五六十岁时几乎消失；舌扁桃体虽然老年后没有完全消失，但也明显缩小。发生这些现象主要是扁桃体组织萎缩和逐步被脂肪组织替代的结果。其实，扁桃体是上呼吸道抵御外来细菌、病毒侵犯的重要"关卡"，老年人扁桃体萎缩后，虽说发生扁桃体炎机会减少，但是细菌、病毒等可长驱直入，发生上呼吸道感染的机会就显著增多。

老年人的头发为何容易脱落

正常人每天脱落几根乃至几十根头发是正常的生理现象。老年人即使不存在病理性的斑秃或脂溢性脱发，头发也容易脱落。原来，每根头发都有一定的寿命，平均2～4年，到了寿限会自然脱落，然后由新生的头发所代替。但是老年人皮肤里的毛囊逐渐发生萎缩，毛根部位开始衰老，老的头发脱落后，新生的头发不易长出，即使长出头发也比原来的要细脆，容易脱落，于是从总体上讲，脱发多于新发，头发也就越来越少。预防老年性脱发，除了多吃维生素含量丰富的食物和少吃油腻食物外，也可适当服用胱氨酸、维生素A及B族药物。另外，养成经常用手按摩头皮习惯，促进头皮血液循环，可推迟脱发。

老年人的头发为何变白

头发里的黑色素显著减少或完全消失，头发会变白。人到老年头发总要发白，追溯原因，虽说可以归咎于遗传、精神因素、营养不良、体质虚弱、慢性疾病等多种因素，但是最为重要的还是头发本身的衰老，因为随着头发的毛囊萎缩和毛根退化，不断生长出来的新生头发会逐步地脱失色素，先是出现黑白相杂的头发，以后两鬓开始发白，逐渐成为满头白发。采取防止脱发的措施，也能推迟白发的产生。已经白了的头发，无法恢复黑色，如用染发剂，应该注意防止过敏等不良反应。

老年人发热后口唇易生热疮

热疮是单纯疱疹的俗称，是一种由病毒引起的疱疹性皮肤病。它表现为成簇的针尖或针头大小的水疱，破裂后露出糜烂面很快变干，结痂以后脱痂愈合，整个病程至少一周时间。热疮可以发生在口角唇缘、眼睑。鼻孔周围和外生殖器多处，以唇缘发生部最多。热疮常发生在肺炎、感冒等发热性疾病以后。尤其老年人发烧后格外多见。原来，在上述部位经常栖居着一些致病的病毒，健康的时候，由于人体具有一定的免疫力，它们无法得逞致病，但是每当发热后，全身抵抗力明显降低，这些病毒有了得逞的机会，而招惹热疮。此病一般不需特殊处理，局部可涂 2% 龙胆紫药水或金霉素眼药膏。

老年人也会生痤疮吗

痤疮又叫"壮疙瘩"，是青年人好发生的皮肤病，与性激素代谢旺盛及皮脂腺分泌增多有关。一般过了 30 岁很少再罹患。说也蹊跷，有些老年男性也会患痤疮，与青年人痤疮比较，老年人痤疮长得更接近颧部。而且外耳下方也有。痤疮本身也比较大，隆起皮肤明显，中央黑头粉刺明显，颜色格外乌黑光亮，并且具有成簇的特点。老年人痤疮的发生与性激素代谢无关，而是好发部位先天性皮脂腺特别发达的缘故，随着老年人皮肤的萎缩，相对发达的皮脂腺就分外显眼。治疗可采用维甲酸软膏或硫黄类药物。

老年人还会生酒糟鼻吗

酒糟鼻是一种面部慢性炎性皮肤病，开始面部发生潮红，以后毛细血管扩张，以鼻部变红最为明显，有时鼻部还会肥大畸形。一般认为，酒糟鼻的发生，大多数与性激素代谢旺盛和皮脂腺分泌增多等因素有关，所以常伴有痤疮样皮损，这些情况多见于青壮年男性。到了老年，性激素代谢衰退，皮脂腺分泌减少，应该说不会再发生酒糟鼻了。但事实并非如此，个别老年人照样会发生酒糟鼻。现代医学认为，病因可能是与老年人消化功能失调、神经系统不安定、冷热刺激、酗酒等因素有关，最终造成血管运动神经功能失调，随即局部血管发生持续性扩张充血的缘故。所以，老年人应该禁酒及避辛辣食物，避免颜面皮肤过冷或过热和其他刺激，以及注意调整胃肠道功能。

老年人如何防治疖和痈

为何糖尿病老年人易生疖和痈

糖尿病是身体里糖、蛋白质与脂肪代谢发生紊乱的疾病，尤其血糖会明显增高。因为身体抵抗力减弱，血液的抗感染能力也下降，里边的白细胞吞噬病原体的能力变得很差，而且由于细胞代谢的改变，营养水平下降，局部抵抗力也低下，所以糖尿病病人很容易发生各种感染。首当其冲的急性感染就是极为常见的疖与痈。老年糖尿病人既有上述糖尿病诱发感染的不利因素，又夹杂着老年衰退性变化，皮肤抵御能力每况愈下，所以发生疖与痈的机会格外增多，而且一旦发生，不但病情较重，发热、畏寒等全身反应明显，局部往往脓水直流、伤口经久不愈，而且有的还会在疖与痈的基础上造成广泛性脓皮病或全身性脓毒血症。

治疗老年糖尿病人的疖和痈应该从抗感染与降血糖两方面治疗，双管齐下。抗感染包括全身使用青霉素等抗生素或磺胺药，局部早期可热敷，涂抹鱼石脂软膏、碘酒或抗生素软膏。疖、痈已进入化脓阶段，就应该趁早切开引流，帮助脓液排出，之后，定期用抗菌药液换药，促使创口愈合。由于要治愈老年糖尿病人的疖与痈有时需好几个星期，如果病人身体虚弱，甚至会拖上几个月，所以患者应该坚持上述治疗，并特别注意皮肤卫生。

什么是老年疣

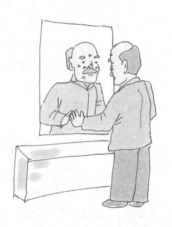

老年疣又叫脂溢性角化症或基底细胞乳头状瘤，是一种良性表皮性肿瘤。好发在面部，其次是手、背、颈、躯干和四肢，绿豆大小，略高于皮肤，边界清楚，质地较软，表面粗糙，颜色淡黄的乳头状突起。即使剥除基底还可以再长，病程很慢，基本上不会发生恶变。一般不需要治疗，如长得较大可采用激光烧灼或液氮冷冻治疗，也可手术刮除。局部涂抹维甲酸霜、氟尿嘧啶软膏等药物也有一定效果。老年疣有时与老年性色素斑从外形上不易区别，唯老年疣隆起于正常皮肤明显些，所以有人也将老年疣称为"寿斑"。

为何老年人会长"寿斑"

寿斑也叫老年色素斑（痣）或老年人斑，多见于老年人暴露在外的皮肤上，如手背、前臂及颜面等处，呈大小不等的棕色斑点。使寿斑显色的物质叫黑色素，它是在酪氨酸酶的液化作用下，经过一系列反应最后形成的。一般说来，这种"斑"或"痣"对健康无害。其成因是多方面的，比如说由"先天决定"、营养缺陷、某些物理因素等都会导致斑痣形成。"先天决定"与遗传有关，营养方面如缺乏维生素 A、半胱氨酸、甲硫氨酸等；物理因素则是指紫外线的照射，老年斑多见于暴露的部位就是个证明。此外，还可能有内分泌的作用。目前还没有特定的手段来防止或消灭它。如果需要预防颜面产生这种斑痣，不妨试从调整营养入手，平时注意避免过多的曝晒。

老年人会生天疱疮吗

天疱疮是中年人好发的一种慢性大疱性皮肤病，表现为正常皮肤上出现大水疱，它与药物刺激或紫外线强烈照射有关。这类皮肤病老年人很少发生，但是老年人会发生一种类天疱疮。这是一种免疫异常疾病，表现为皮肤红斑，并在红斑的基础上再出现充满液体的水疱，大者可有 3 ~ 5 厘米直径，疱液一般清晰，有时也可带血，万一水疱破裂就会引起发炎、糜烂。老年性类天疱疮好发在四肢、腋、股及下腹等处，自觉瘙痒与灼热。此病需采用强的松等药物治疗。值得注意的是，类天疱疮常伴发有恶性肿瘤，所以应该及时诊治。

哪种黑痣到了老年会恶变

黑痣，医学上又叫作皮肤黑色素痣。患有黑痣，到了老年是否会恶变成黑色素瘤，要看黑痣的类型。黑痣一般分为三种：第一种叫皮内痣，没有任何症状，表面光滑与周围皮肤分界清楚，平坦或稍微隆起，有时表面有毛。第二种叫交界痣，外观平坦光滑，稍隆起于皮肤，痣与周围皮肤分界不清，可向四周延伸，不生毛发，黑褐色特别显著，生长速度快。第三种叫混合痣，具有以上两种痣的特点。一般皮内痣到了老年不会恶变，而交界痣与混合痣有恶变成黑色素瘤的可能。一旦发生黑痣颜色加深、增大、边缘发红、发痒，痣中央变硬，周围出现点状黑点，刺痛或摩擦时出血。或原先黑痣上毛发突然脱落等现象，都是恶变的"信号"。

老年人为何身上独多"红痣"

"红痣"颜色鲜红，略高于皮肤，表面光滑，大小不一，有的如针头，有的似绿豆，万一弄破会出血，多发生在胸、腹部，其次在四肢和唇边，常多发生。这是一种老年人常患的皮肤血管异常性疾病，医学名称叫作老年性血管瘤，或者叫樱桃样血管瘤。此病发生原因不明，可能与皮肤毛细血管衰老性脆性增加有关，一般不需要治疗，如果经常出血，可以通过电灼或激光照射治疗。

老年人会罹患带状疱疹

带状疱疹俗称"缠腰蛇丹"或"蜘蛛疮"，是病毒感染引起的水疱性发疹。常沿一侧皮肤神经呈带状分布，常见发生部位是胸腰部或面部，其次是腰腹部与四肢，有剧烈的疼痛，整个病程 2 ~ 4 周，愈后不再复发。此病是病毒感染引起，加上老年人皮肤抵抗力低下，所以老年人发生带状疱疹者也屡见不鲜。老年人一旦发病后，带状疱疹的症状也较为严重，消退时间一般要比青壮年人迟缓，必须积极治疗。常用药物包括利眠宁、安定等，以帮助镇静止痛；维生素 B 族药可增强皮肤抵抗力；严重病例还可用胎盘球蛋白或丙种球蛋白，以增加抗病毒能力；局部可用扑粉或涂搽炉甘石洗剂或 1% 的樟脑溶液。

狐臭到了老年会销声匿迹

狐臭是青年男女的常见病，是腋窝或阴部皮肤的汗腺分泌出具有腥臭腺味汗液的疾病。到了老年，狐臭一般会销声匿迹，至少不会再那么厉害，其理由有如下几点：①老年人皮肤发生衰老，皮肤里的汗腺会发生一定程度的萎缩，因此发汗量减少；②老年人皮肤里血液循环缓慢，循环血量减少，减少了出汗量；③老年人新陈代谢减弱，内分泌功能逐步衰退，尤其甲状腺功能低下，出汗量也就减少。所以，狐臭患者如能度过青壮年时代，很少再需要到老年治疗。

老年人如何保养皮肤

老年人皮肤瘙痒怎么办

人到老年，活动能力减少，抵抗力下降，身体衰退，身体就会产生一系列变化，而皮肤的功能和形态也随之相应变化。由于老年人皮脂腺、汗腺功能减退，周围循环机能欠佳，加上外界的环境，内分泌紊乱，精神情绪的影响等因素，皮肤会变得干燥、变薄、多褶皱、颜色发黄带灰、弹性差、出汗少、毳毛细少，甚至发生退行性皮肤萎缩，往往容易引起皮肤瘙痒。老年人皮肤瘙痒，应该注意：①加强体质，改善健康状况，其中包括适当的活动和休息。保证充足的营养，注意寒暖湿度的变化，消除忧虑和烦恼。②要恰当地处理慢性病灶，纠正习惯性便秘。饮食方面要少吃鱼、鸡、肉、虾、蟹、海味等及酸辣的刺激性调味品，多吃蔬菜、水果及富于维生素的食品。③勿抽烟喝酒，少喝咖啡和浓茶。④要避免搔抓摩擦，勿用热水、盐水、花椒水烫洗。沐浴时间不宜过长，也不要使用碱性强的肥皂或者药皂。

老年人患了瘙痒症，首先要排除那些能引起瘙痒的易患疾病，如糖尿病、肾脏病、肝胆疾病等。在确定为老年性瘙痒症后，可采取以下措施。

洗浴：不宜过勤，少用肥皂，勿在热水中浸泡过久，以免皮肤脂肪丢失。瘙痒严重患者可试行淀粉浴，即将淀粉冲成糊状，涂于皮肤，代替肥皂，再用温水洗净。

润肤剂和止痒剂：以含尿素的冷霜为主，适当加上樟脑、薄荷等止痒剂。为保持皮肤滋润，浴后可涂润肤剂。

全身用药：可用小剂量抗组织胺药，如扑尔敏等口服，也可试用性激素。若瘙痒剧烈影响睡眠，则可加用镇静剂。

此外，患者住所要保持一定湿度，以减轻皮肤干燥程度，缓和患者症状。

老年人皮肤皲裂怎么办

老年人的手足，特别是指掌、足跟部位常发生开裂现象，尤其到冬天格外明显，医学称为皲裂，轻者皮肤上只有裂纹，没有裂隙，也不感到疼痛；

重者裂隙很深，可达真皮到皮下组织，有疼痛感，碰擦后易出血。老年人容易皮肤皲裂的原因有如下几个：第一，由于长期劳动与行走，皮肤一定程度地增厚，缺乏弹性，容易裂开；第二，皮肤的角质层含水量相应减少，皮脂腺分泌也变少，加上冬天出汗少，皮肤十分干燥，容易脆裂；第三，由于皮肤增厚与干燥，皮肤相对固定，于是对抗外力牵引的力量减少，一旦劳动、行走时有外来牵引力，就会沿皮纹裂开。可见，皲裂也是老年人皮肤衰老的一种表现。

不存在其他皮肤病的老年人皮肤皲裂，治疗的要领首先是增加局部皮肤的血液循环，具体方法是加强手、足部活动，用热水浸泡手、足部，对皲裂周围皮肤进行按摩，使手足产生灼热感。此外采用药物治疗包括尿蜜脂、尿素霜、硫黄水杨酸软膏等涂搽。

老年人生冻疮怎么办

老年人易生冻疮有全身与局部两种因素：全身因素是指衰老后身体调节体温的功能减弱和新陈代谢功能降低。前者使得老年人不能很好地产生相应的御寒性反应，如皮肤血管收缩防止散热、肌肉震颤产生热量、皮肤中竖毛肌收缩起层"鸡皮疙瘩"阻挡身体热量散失等；后者使得体内产热量减少。所以从全身角度看，老年人御寒功能很差。局部因素是指老年人皮肤里的血管有硬化，管壁增厚，管腔缩小，血液循环很差，也就不能很好御寒。所以，一旦受寒，尤其局部性冻伤，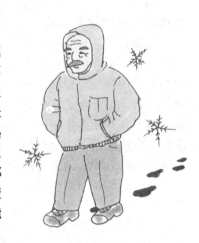一些身体外露部位，特别是离心脏较远的身体末端，如耳朵、鼻尖、面颊、手、脚等处，受冻组织容易变性坏死与溃疡，成为冻疮。

冻疮通常表现为三度：一度未溃破，可用5%～10%辣椒酊（新鲜红辣椒5～10克、樟脑3克、甘油30毫升、70%酒精加至100毫升）擦患部。二、三度冻疮有水泡、溃烂，可采用10%鱼肝油软膏或0.5%新霉素软膏外搽。民间也有采用蜂蜜80%、猪油20%混合成软膏状涂搽；或鲜姜一块，煨热切开，擦患处。此外，市售的一些冻疮药水或药膏都可选用。值得一提的是，治疗老年人冻疮必须同时做好以下三件事：①防寒，不能再继续受寒，外出要戴手套、防护耳罩和多穿衣；②防湿，潮湿可以加速体内热量散失，因此衣服鞋袜都要干燥，手、面、脚都应擦干；③防静，避免静止不动，要多活动，参加一些体育锻炼，以加快血液循环。

老年人如何防治生痱子

在酷热的夏天，老年人特别容易生痱子。原来，天气炎热，穿着太厚或室内太闷，身体上的汗腺排汗不畅，使汗液一时不易蒸发，积在毛孔上便形成痱子。老年人发汗功能本身已减弱,皮肤抵抗力又差,再加上汗液蒸发不畅,汗液排除又不及时,生痱子的机会自然就多。另外,老年人有怕风捂热的习惯,即使夏天,有时也穿得很厚,有些老年人深居简出,房间又不通风,或者长期卧床,这些都可诱发痱子,由此可见,夏天老年人要防止生痱子。应该勤洗澡、穿薄而肥大的衣服,出了汗快擦净,并注意通风,避免捂热。万一出现痱子也应赶紧搽扑痱子粉或涂搽痱子药水,以防痱子溃破而发炎。

老年人皮肤经不起日光照射

老年人的皮肤,也像其他器官一样会衰老退化,一些不是经常摩擦的部位,皮肤会变薄、皮下脂肪减少,而且由于水分减少和皮脂腺分泌减少,皮肤显得干燥,所以皮肤萎缩、松弛,出现皱纹,弹性降低。这样就经受不起强烈阳光的照射,因为阳光中的紫外线会直接刺激与损伤皮肤,阳光中的红外线又会骤然增加皮肤的温度,而引起灼伤。所以,老年人经强烈阳光照射后,比青壮年人容易发生光感性皮炎,包括晒斑、多形光敏疹、蔬菜日光皮炎等病变。另外,也容易因强烈阳光照射后发生一度灼伤,表现为红斑、刺痛与感觉过敏。

老年人常见的光感性皮炎有许多表现:①晒斑,被晒部位出现水肿性红斑,边界清楚,明显刺痛,但消退很快,一两天即可消失。②多形光敏疹,表现为多形性红斑状皮损,出现丘疹与水疱,有刺痛与瘙痒。③蔬菜日光皮炎,往往于进食较多量蔬菜后,日晒 4 ~ 8 小时发病,表现为皮肤肿胀、发亮、疼痛、发麻、瘙痒。以上这些疾病,晒斑一般不需要处理,如刺痛感明显,可用冷水毛巾冷敷;其他两种情况应该做些治疗,包括口服氯喹、维生素 B 族药物,或服清热解毒中药,如板蓝根、金银花、大青叶等,局部搽炉甘石洗剂 1 ~ 2 周,都能痊愈。

老年人如何防治牛皮癣

牛皮癣又叫银屑病,是一种常见的慢性皮肤病。表现为大小不等圆形或不规则形状的红斑鳞屑性损害,常发在头皮与四肢,自觉发痒,原因尚不清楚。牛皮癣多半起病在 10 ~ 30 岁期间,所以是青壮年人的多发病。但是牛皮癣往往时好时坏,可能害上一辈子,不容易完全断根治好。老年人患的牛皮癣绝大多数都是从青壮年时代延续下来,由于已做过一定的治疗,病情较轻,一般不再有新的牛皮癣产生,而是那些陈旧的牛皮癣反复发作,每逢冬季病情加重,牛皮癣上可纷纷飘落下银白色片状鳞屑,到了夏季,鳞屑消失,留下暂时性的色素斑。

青壮年人患牛皮癣,为了尽快控制病情,有时采用白血宁、乙亚胺、氯甲喋呤等药物。这些药物毒性较大,老年人的牛皮癣病情相对稳定,不宜使用这些药物。老年人患有牛皮癣,可采取如下办法治疗:维生素 C 口服和维生素 B_{12} 肌肉注射;普鲁卡因静脉封闭治疗;中药乌梅、夏枯草、白芷、桃仁、丹参等祛风活血治疗;局部用热水肥皂洗去鳞屑,用艾叶、菖蒲煎汤熏洗;

也可涂搽 10% 鱼肝油软膏、复方硫酸铜软膏、2% ~ 5%水杨酸白降汞软膏、5% ~ 10% 煤焦油软膏等药物。此外，要注意保暖，少吃刺激性食物，经常洗澡，勤换衣服、被褥，不穿紧身化纤织物内衣裤等。

到了老年足癣会好转吗

足癣俗称"脚湿气"，是一种足部慢性霉菌感染疾病，表现为足趾间皮肤浸软、发白与糜烂，非常刺痒，若用手去揉搓可以流少量黄水。有人说足癣不能治，治好了全身就要生病；也有人认为人到了老年全身多病，足癣反倒会好转，这些都是没有科学根据的无稽之谈。既然是霉菌感染，如果老年人不注意足部卫生，穿着太窄小鞋子，脚趾紧挤，脚汗不易蒸发；或使用患足癣人的浴具，或去公共浴池洗澡等，都有可能传染到足癣，所以不应忽视。

老年人生鸡眼怎么办

鸡眼是一种足部受压部位长期机械摩擦、行走压迫，造成皮肤角质层过度增生，坚硬的尖端像图钉一般扎进深部引起疼痛的疾病。老年人本来步履不便，再加上行走时鸡眼疼痛，行走更艰难。对鸡眼可采取如下办法治疗：①经常用热水浸足，促使鸡眼软化，然后敷贴鸡眼膏，将其腐蚀掉；②穿着较宽大的鞋袜，并且垫上一个软垫，在相当于鸡眼的部位上挖小洞，可避免鸡眼直接受压而疼痛；③如果鸡眼较大，症状又十分明显时，应去医院将鸡眼挖除。

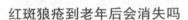

红斑狼疮到老年后会消失吗

红斑狼疮是一种胶原组织疾病，是由于自身免疫因素造成人体胶原组织发生黏液水肿和类纤维素性变，它可以在皮肤上表现为皮疹、红斑等损害，也可以引起肾脏、肝脏、关节、肺与心血管系统疾病。红斑狼疮常发生在青年女性身上，它与月经不调、女性生殖器官的慢性炎症、病毒感染等因素诱发有关。发病后如及时得到适当的治疗，大部分病人都可以稳定，因此进入老年后，此类病人已不多见，人们习惯上认为它是青壮年人罹患的病。其实，红斑狼疮是一个终生疾患，一般不能彻底断根，并不会因老年而消失，所以有此病的人到了老年仍应该定期复查，不要掉以轻心。

老年人会得麻风病吗

麻风是由麻风杆菌引起的一种慢性传染病，侵犯人体的皮肤和周围神经，产生许多奇特的症状：如眉毛脱落、脸上红斑、耳垂肥大、口喝眼斜、手指弯曲、肌肉消瘦、指趾缩短等。老年人也会得麻风病，因为此病的发生与接触麻风病人有关，老年人身体抵抗力差，一旦接触麻风病人，如果本人皮肤有破损，麻风杆菌可以乘虚而入，照样可以发病，所谓年老后不生麻风病是没有科学根据的。老年人罹患麻风病后，也应该隔离，并采用氯苯矶、二乙酰氯苯矶等药物治疗。

不要忽视老年人性病

性病，包括梅毒、淋病等好几种类型，主要通过性交引起。新中国成立后，由于取缔娼妓，性病发生率显著降低，但是来自旧社会的老年人或许还有人患有性病。如果是梅毒，当年溃烂的地方多半已经愈合，皮肤或黏膜上遗留萎缩性疤痕，但是侵入心血管及神经系统的梅毒，可能延迟到老年时代再出现梅毒性心脏病或神经梅毒的病况。所以老年人患心脏病或神经系统疾病，如果患者曾有过梅毒病史，在治疗时还得从性病角度多考虑一层。倘若是淋病，由于淋病菌会侵犯尿道引起淋病性尿道炎，造成尿道狭窄，此类情况一直可延续到老年或在老年时代症状变得明显。所以，老年人遇到排尿困难，治疗时也要结合以往病史进行考虑，在排除性病的可能性后，对症下药进行治疗。

老年人会发歇斯底里吗

歇斯底里又叫作癔病。歇斯底里的名称源于希腊文，原意是"游走的子宫"，由于前人观察到此病女性较多，以为是子宫在体内作怪引起。现代医学已阐明，歇斯底里是一种在精神刺激后出现突然晕倒、手足乱舞、大哭大闹、胡言乱语、不言不语、四肢强直等症状的疾病，有明显的情感色彩，也有强烈的暗示性，即在旁人言语暗示下发病加剧或缓解，许多病人不经治疗也会好转。歇斯底里常发于青年女性，它的发病与本人的文化素养、情绪状况、心胸是否狭窄、任性程度等休戚相关。歇斯底里具有反复发作的特点，因此青年时代发病的病人到了老年依然可以发作。事实也是如此，因家庭纠纷、子女虐待、争强好胜、孤独忧郁等因素诱发老年人歇斯底里发作的情况屡见不鲜。保持老年人的乐观情绪可防止此病发作。

怎样对付老年人神经衰弱

神经衰弱是常见的神经症。老年人一旦发病，主要表现为失眠、头痛、头晕、耳鸣、眼花、肢体麻木、手抖、疲乏、腹胀、心悸、胸闷、腰酸等症状。老年人神经衰弱可以是一个独立的疾病，也可以是某些疾病造成类似神经衰弱的表现，例如高血压、动脉硬化等。尤其是脑动脉硬化，因为脑动脉硬化可以减少脑的血供量，脑组织和脑细胞由于慢性缺血、缺氧，脑功能就会减弱，随即出现类似神经衰弱的症状。由此可见，老年人患了神经衰弱症，一方面，要合理地安排工作和生活，参加一定的体育活动，以建立战胜疾病的信心，同时配合使用镇静或安眠药物。另一方面，对有顽固神经衰弱症状的老年人，必须进一步查明是否存在脑动脉硬化等疾病，才能做出适当治疗。

如何正确面对老年忧郁症

什么叫老年忧郁症

老年忧郁症，属于一种情感性精神病，表现为食欲不振、体重减轻、兴趣缺乏、动作迟缓、夜不安寐、情绪低沉、厌世轻生，甚至会发生自杀行为。老年忧郁症产生的原因是多方面的，例如年老体弱，生活不便，久治不愈慢性疾病的纠缠，某些难言之隐的精神创伤，预见老死将至的悲哀，老伴或亲友长逝的打击，子女虐待的痛苦，对某些不适症状的疑病妄想，孤独无依又自认对社会无作用的心理刺激等。以上这些情况，虽说有一定的外界因素，但多半出自老年人主观意念，而且出现症状后常不为家人所理解，因此对老年人的这些消极意念就失去足够重视，所以患了老年忧郁症之后，病情往往会日渐严重。

怎样治疗老年忧郁症

治疗老年忧郁症是病人与家庭共同的事。作为病人应该正视人生现实，设法经常保持乐观的情绪，排除一切忧伤的意念，具体的做法是建立有规律的生活制度，参加一定的文体活动，避免孤独与深居简出，学会自我制怒、解愁，与儿童、青年同乐，坚持爱好之乐，如书法、垂钓、养鸟、绘画等，让丰富的生活充实自己的精神世界。作为家庭人员，应该对老年人倍加尊敬与爱护，创造各种欢乐环境，防止老年人孤独，让其共享天伦之乐。除此之外，老年忧郁症严重的老年人，还可适当服用镇静与抗焦虑、抗忧郁的药物，如利眠宁、安定、泰安登或中药甘麦大枣汤（甘草 20 克、小麦 30 克、大枣 12 克）或百合地黄汤（百合 60 克、生地 30 克、柴胡 3 克、白芍 12 克）等，都有一定疗效。

如何防治脑动脉硬化性精神病

什么叫脑动脉硬化性精神病

老年人一旦发生脑动脉硬化，脑部的动脉管腔会缩小、狭窄、闭塞；或者造成动脉硬化的胆固醇等粥样斑块脱落，引起脑部多处梗死、缺血或坏死。受脑动脉支配的脑组织与脑细胞会发生慢性的缺血与缺氧，脑功能减退，于是会出现一系列类似神经衰弱的症状，如失眠、头晕、耳鸣、眼花、肢体麻木、情绪波动等，便成为脑动脉硬化性精神病，所以，此病很容易与一般的神经衰弱混淆。但是，脑动脉硬化性精神病有两个极为重要的症状：一个是记忆力减退或称为健忘，往往需要借助笔记本随时记录来弥补，开始对稍近或遥远的往事保持良好的记忆，严重后，所有记忆都可丧失；另一个是性格改变，表现为脾气古怪、容易烦躁、对事多疑、好发牢骚、吝啬孤僻、淡漠散漫。它与普通神经衰弱还是可以区别的。

防治脑动脉硬化性精神病

脑动脉硬化是全身动脉硬化的一部分，因此防治脑动脉硬化性精神病，首要的是防治全身动脉硬化。预防措施包括：少吃动物脂肪食物；保持体力活动；避免精神紧张；生活起居有规律和戒烟忌酒等。治疗措施包括：适当服用降血脂药物，如安妥明、烟酸、亚油酸、维生素 C 等；使用活血、化瘀的药物，如丹参等；有高血压者，还应坚持使用降压药。针对脑动脉硬化，尤其已引起脑栓塞者，可采用低分子右旋糖酐、妥拉苏林等药物以扩张脑动脉。针对脑动脉硬化性精神病的精神症状，可选用安定、利眠宁、氯丙嗪、奋乃静等镇静药物。

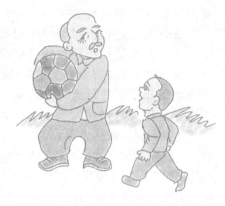

如何正确面对阿尔茨海默病

阿尔茨海默病是怎么回事

阿尔茨海默病是由老年人脑部萎缩引起的精神病。酿成脑部萎缩的原因目前尚未完全阐明，有的认为是遗传因素，有的意见是脑子正常衰老过程的加速发展，对此众说纷纭。脑部萎缩后，脑功能明显衰退，于是会出现许多精神症状，初期表现为性格变化，如自私、主观、急躁、固执、吵闹、发怒等，在此阶段不易与脑血管硬化性精神病区分。后期表现为表情迟钝、愚蠢、呆木、答非所问、记忆丧失、语言障碍、动作失常、不知饥饱、大小便失禁等，阿尔茨海默病的症状十分显著，往往失去独立生活的能力。

阿尔茨海默病能治愈吗

对于脑部萎缩，目前医学上还一筹莫展，曾尝试采用脑复新、氯酯醒、核糖核酸、去氧核糖核酸、维生素 E、卵磷脂等健脑药物治疗，也无济于事。另外，采用中药黄芪、枣仁、熟地、远志等滋养药物或附桂地黄丸、六味地黄丸等，亦无多大疗效。即使采用高压氧治疗，奢望改善脑组织供氧也不解决问题。毋庸讳言，眼下还没有理想治愈阿尔茨海默病的药物。目前对于这类病人，只能在生活上倍加关心，防止外出或跌倒。早期病人表现兴奋吵闹者，可以小剂量服用安定、利眠宁等镇静剂。

如何正确解释老年人疑病症

老年人疑病症常是忧郁症的一个重要表现，起病原因与老年忧郁症雷同。主要表现有如下三个方面：

（1）疑病妄想，怀疑自己患绝症，例如发生便秘就怀疑肠癌阻塞肠子，胃口不好就怀疑胃癌等；

（2）罪恶妄想，对某些事怀疑自己有罪，例如视领退休金为寄生虫生活，对妇女说俏皮话视作是调戏妇女等；

（3）虚无妄想，莫名其妙的虚无想法，例如，与某人吵了架，就怀疑从此得罪了所有的人；旁人丢失东西，就担心别人怀疑自己偷东西等。总之，老年人疑病症的表现多种多样，稀奇古怪，应该仔细分析与观察。

老年疑病症较为常见，又较顽固难治，最佳的方法是心理治疗。所谓心理治疗，简单讲，就是对老年人疑病表现先做深入细致的了解，随即给予必要的体格检查及实验室检查，排除存在其他疾病，让病人思想上先对医生建立信任，也对自己并无什么疾病建立信心。在此基础上，针对具体疑病情况加以逐点剖析与劝导，以事实排除其疑点，最终让病人放弃自己各种不必要的臆想与怀疑。与治疗老年忧郁症相同，在进行上述心理治疗的同时，必须帮助老年人建立有规律的生活制度，促使老年人加强体育锻炼和保持乐观情绪。

为何老年人的癌症发病率高

流行病学资料表明，癌症与年龄有关。除了中枢神经肿瘤、白血病等在儿童期高发外，大多数癌症的发病率随着年龄的增长而上升，但达到高龄时癌症发病率又趋缓慢。

老年人癌症高发的可能因素主要是：①老年人对致癌物的易感性增加，接触致癌因素的时间较长。②癌症与体细胞突变有关，在身体内外条件的影响下，细胞增殖时 DNA 在复制、转录时可能发生差错，造成 DNA 结构改变或基因表达的调控功能失常，因而引起癌症。③老年人的免疫功能减退，免疫监视作用失效，易发生癌症。④老年人某些癌症的高发可能与内分泌失调及激素不平衡有关。⑤老年人对肿瘤病毒的易感性增加。⑥癌肿有相当长的形成期。

如何防治甲状腺癌

老年人会生甲状腺癌

甲状腺肿块特别好发于中青年妇女，其中约有 1/10 是恶性肿瘤。但是，老年人患甲状腺癌也并不少见。根据上海肿瘤医院头颈外科的资料，41 岁以上的甲状腺癌患者占甲状腺癌患者总数的 34%，50 岁以上为 11%，尽管病期和病理类型相同，但前者的恶性程度明显增高，病程发展也快，有的仅几个月，病变已发展至晚期，癌肿常浸润到邻近的食管、气管和喉返神经，手术不易彻底切除。所以，老年人要特别警惕甲状腺癌区有无异常结节出现，一旦发现结节，应及早到专科医院请专家进一步诊治。

甲状腺癌的治疗效果较好

根据国内外的统计，甲状腺癌的发病率近年来逐渐增多，甲状腺癌也渐渐被人们认识。不少患者治疗后十几年甚至几十年仍在从事正常工作。其实，任何癌肿都是严重的致命性疾病，甲状腺癌也不例外。所不同的是，大多数甲状腺癌如甲状腺乳头状癌、滤泡型癌均属低度恶性，病程长，发展慢，症状也较缓和。有时颈前区出现逐渐增大的无痛肿块或颈侧摸到多个肿大淋巴结，虽已有四五年之久。一旦证实为甲状腺癌，经专科医院治疗，仍可获得较好的疗效。但是，如一再延误或治疗不当，发展到晚期，癌肿侵犯了邻近器官如食管、气管等，会产生吞咽困难、声音嘶哑、呼吸困难和咯血等症状，也可发生肝、肺和骨骼等远处转移，最终死亡。

少数甲状腺癌如甲状腺髓样癌、未分化癌属于中度和高度恶性，病程短，发展快，有的初诊时已是晚期，不能根治。其中有一部分未分化癌可能是由乳头状癌和滤泡型癌进一步恶变而来。对于甲状腺癌不能掉以轻心，应争取早期发现、早期诊断、早期治疗，以取得更好的疗效。甲状腺癌的疗效不能用传统的 5 年生存率来评价，要观察 10 ～ 15 年，20 年不复发的才可算真正的治愈。

老年人如何防治鼻咽癌

鼻涕带血是鼻咽癌的信号

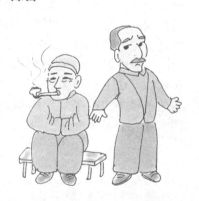

鼻咽癌和其他肿瘤一样，肿瘤内血管管壁发生异常改变，容易发生血管破裂出血，所以鼻咽癌病人常有鼻涕带血或回缩性血涕。据上海肿瘤医院统计，鼻咽癌病人有鼻涕带血或回缩性血涕症状者占 70.2%。有鼻涕带血的病人应到医院做鼻咽部检查，以便早期发现，早期治疗。

怎样治疗鼻咽癌

当鼻咽癌被确诊后，应立即到有放射治疗设备的医院去治疗。目前，国内外医学报告都认为鼻咽癌的治疗首先应考虑放射治疗。据上海肿瘤医院 1998 年放射治疗鼻咽癌的资料表明，第一期鼻咽癌的 5 年生存率为 93.3%，第二期为 74%。所以，鼻咽癌只要早期发现，早期治疗，是可以治愈的。治疗鼻咽癌，最好采用 60 钴射线或加速器 X 射线外照射，一个疗程需要 2 个月左右。

老年人如何防治喉癌

吸烟的老年人易患喉癌

喉癌的病因还不十分明了。但有一些现象是与喉癌的发生有关的。据统计，喉癌患者中有吸烟史者占 80% ～ 90%，比一般人高出 20% ～ 30%。喉癌患者的发病年龄，吸烟者比不吸烟者低 10 岁。这些资料都充分说明喉癌与吸烟有密切的关系。

喉癌根治手术后可装人工喉

全喉切除后，患者丧失了发音功能，所以喉癌根治手术不易被患者所接受。于是，耳鼻喉科医师千方百计，使患者恢复发音功能。人工发音装置通常有两种：一是最简单的人工喉。用一根橡皮管，一端接气管造口，另一端经一侧口角放入口腔后部，稍加练习，即可发生比耳语稍响的语音。如在中间放一个模拟喉头的振动装置，可以增强音响的效果。二是电人工喉，采用电池驱动振动器，发生声波传入口腔内代替喉音。电人工喉的效果比较好。

老年人肺癌有哪些症状

肺癌的症状主要取决于癌的原发部位和浸润范围。例如，病变在总支气管或叶支气管开口以上的中央型肺癌，最初症状常是刺激性咳嗽（干咳），无痰，当肿瘤浸润破坏黏膜表面时会发生咯血。早期一般很少有症状，但若肿瘤侵及胸膜，可引起胸痛，甚至发生癌性胸腔积液、上肢酸痛等臂丛神经刺激症状。有的病人无呼吸道症状，但已有淋巴结转移而压迫喉返神经的，可造成声音嘶哑。有的发生脑转移而出现中枢神经系统压迫症状，如头痛、失语、定位能力消失、分析思维能力减退等。因此，肺癌的症状是多种多样的。一般说来，出现症状时大都已进入较晚期阶段。目前发现早期肺癌的最有效的方法主要是 X 线检查。70 岁以上老年人的肺癌发病率为 0.474%，而其他各年龄组的平均发病率为 0.057%，所以，老年人每年进行 1 ~ 2 次胸部 X 线检查是十分必要的。

老年人如何防治食管癌

发生吞咽困难要想到食管癌

引起吞咽困难的原因一般有功能性、器质性、良性、恶性之分。吞咽神经功能不良，贲门痉挛造成暂时性吞咽困难，属于功能性，经适当医治大多会痊愈。食管炎和因肝硬化而造成门脉高压，引起食管静脉曲张等所致的吞咽困难，是器质性疾病。食管平滑肌瘤、食管憩室等良性疾病也可引起吞咽困难。食管腔内癌肿发展长大，吞咽困难随之加重。上了年纪，特别是 50 岁以上的中老年人尤应重视吞咽困难这一症状。若症状持续并有进行性发展，更要首先考虑到食管癌的可能性，及时就医，以免延误病情。食管癌早期治疗的治愈率可达到 70% ~ 80%，晚期食管癌极难治愈，80% 以上的病人将会死亡。有病应早治，有吞咽困难症状的患者更应做到这一点。

喜欢喝酒的老年人易得食管癌

喝酒和食管癌之间有无因果关系？我们认为是，经常饮酒，尤其是经常多量喝浓度较高的白酒，同食管癌的发生有一定关系。食管黏膜受到多量而高浓度酒精的长期刺激，极易引起食管炎症、黏膜损伤和黏膜增生，乃至发生癌变。另外，大多数嗜酒者往往极不重视营养，因而造成相对营养不良。蛋白质、维生素等必需营养成分的缺乏又会导致食管黏膜变性及增殖，增加癌变的机会。奉劝嗜酒者，为了减少患食管癌

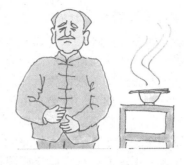

的机会，必须戒除这一不良习惯。戒酒后，也可减少酒精中毒、肝硬化、肝癌及心血管疾病的发生，这对于您的健康和晚年生活有百利而无一害。

老年人如何防治肝癌

老年人患肝癌的原因

我国肝癌高发于东南沿海的温湿地带。这些地区中存在一些因素会对人体造成危害，特别是对肝脏造成损害。生活方面，由于气候温湿，食物保存不妥，多易发霉，其中以黄曲霉素致害最甚。饮水也是个大问题，被污染的水中可含亚硝胺、有毒金属元素等。这些有害物质会刺激肝脏，肝脏受损害的程度与所摄入有害物质的量成正比。工作方面，长期接触有毒工业物质，如苯、氯化物及含有有机磷、氯的有毒农药，会使肝脏受刺激。此外，精神上长期受刺激也可造成对肝脏的有害影响。

以上几种因素对肝脏刺激，可形成肝硬化。肝脏在长期超负荷的情况下工作，得不到缓解，可能渐渐地在肝硬化的基础上突变增生，变为肝癌。因此，老年人长期患肝硬化，发生肝癌的可能性是很大的。

不喝酒的老年人会得肝癌吗

相对地说，不喝酒的老年人得肝癌的机会比常喝酒的要少。因为，含酒精成分高的酒对肝脏刺激较大，易引起肝硬化，进而致癌。喝酒的量越大、饮酒史越长，致癌的可能性就越大。不喝酒的人就免除了酒精对肝脏的不良影响，因而得肝癌的机会相对就少。

老年人肝癌有哪些常见症状

早期肝癌的症状不明显；而晚期肝癌的症状可有多种多样。一般说来，肝癌的症状有以下几种表现：①肝区疼痛。由于肿瘤迅速生长，使肝包膜内张力增大，常表现为刺痛、胀痛或钝痛。这种疼痛可放射至肩背或腰背部，因而常易与胃及十二指肠溃疡、胆囊炎、胆石症、阑尾炎相混淆。②腹胀。肝癌初期腹胀为多见，常易被误认为消化不良而不予重视。③食欲减退、恶心、呕吐、腹泻。④上腹部肿块。⑤发热、乏力、消瘦。⑥鼻衄、牙龈出血或皮下瘀斑。肝实质硬变可引起上消化道血管破裂而发生大出血。

如何治疗老年人肝癌

肝癌是一种危及生命的严重疾患，好发于中壮年，但50岁以上患有肝癌者也不少。对肝癌的治疗应从整体出发，尤其当伴有肝硬化时，更应兼顾病情和患者的一般健康状况。我国目前对肝癌的诊治已达世界先进水平，能发现直径2厘米的肝癌。由于早期发现、早期诊断、早期治疗，手术切除成功率将大为提高。上海中山医院经手术切除的小肝癌病人，5年生存率已接近80%。对于不宜手术切除的，特别是全身状况较差的老年患者，可有选择性地采用冷冻治疗、放疗或药物治疗为主的综合治疗方法。中西医结合治疗肝癌是提高疗效的有效途径。在合并放疗或化疗时，中药以扶正为主，并按辨证施治原则适当采用攻补兼施的方药。

老年人如何防治胃癌

老年人胃癌有发病警报

胃癌因缺乏特征性症状，特别是早期往往无明显的临床表现，故常不易早期发现。但随着病情的发展，可出现酷似慢性胃炎或溃疡病的症状，如上腹部饱胀不适、疼痛、食欲减退、恶心、呕吐、黑粪等。癌肿发生于食管与胃交界的贲门部，可出现吞咽困难和心窝部疼痛，癌肿位于胃和十二指肠交界的幽门部，有时会出现呕吐腐败臭味的宿食，医学上称为幽门梗阻。如瘤体增大且向胃壁外生长，用手摸及腹部可发现肿块，发生此类症状时诊断较明确，治疗起来也比较容易。一旦出现肝肿大、腹水、左锁骨上淋巴结肿大时，已属晚期，失去了手术治疗的时机。因此，凡40岁以上的人，如在短期内出现上腹部饱胀不适、疼痛，特别是进食后加剧时，切勿误认为是消化不良或胃病而掉以轻心，应及早去医院做X线双重造影或纤维内窥镜检查，以明确诊断，及时做合理的治疗。

得了胃癌要将胃全部切除掉吗

足够的胃切除范围和彻底的淋巴结清除，是根治胃癌的基本保证，但对胃癌究竟该切除多少胃的问题一直有所争论。20世纪40年代初，很多学者推崇全胃切除，但持不同意见者主张做根治性胃大部切除。目前，多认为胃切除的范围应根据病变部位、范围及淋巴结转移的情况而选择合理的手术方式。如对幽门或贲门部癌，要求胃切除线距癌肿至少5厘米而仍能保留部分正常胃时，宜做远端或近端胃大部切除，并彻底清除引流胃的第一、第二站淋巴结。对某些病灶较大，如保留残胃切缘距癌肿不足5厘米、癌肿呈弥漫浸润性生长而累及全胃（草袋胃）及胃内多发性癌等患者，则必须做全胃切除术。

老年人胃癌的发病原因有哪些

胃癌可发生于任何年龄，但以41～60岁为最多见。流行病学调查资料表明，不同国家、不同地区，甚至不同民族，其胃癌发病率有很大差别。移居美国的日本侨民的发病率比当地人种高，同卵孪生兄弟两人均患癌的一致性比异卵孪生兄弟为高，这说明遗传因素是胃癌的可能发病因素之一。饮食因素在胃癌发病中具有不可忽视的作用。食品加工或烹调不当，人为地引入致癌物质，可诱发胃癌。日本人喜食含亚硝酸盐高的鱼，食用后在体内转化为致癌物亚硝胺，故日本胃癌发病率为世界之最。部分胃癌与胃溃疡、慢性胃炎、胃息肉等有关。此外，环境因素也可诱发胃癌，如居于泥灰土壤及煤矿、石棉矿区的人，胃癌发病率较高。

如何诊断老年人胃癌

对于老年人胃癌的诊断，除了向患者详细询问病史外，最主要是通过以下途径：①胃液分析。用胃管采取胃液来直接测定，或口服奎宁树脂，化验尿中药物含量，以间接测定胃酸高低。约有 3/4 患者胃酸分析为无酸或低酸。该方法简单易行，对胃癌的诊断有一定参考意义。②粪便隐血试验。此方法的阳性率可高达 80% 以上。③X 线钡餐检查。通过检查，观察胃轮廓的变化、蠕动障碍、黏膜形状、胃排空时间等，以确定病变的部位和范围。④导光纤维胃镜检查。镜头可向上下左右随意弯曲，直视观察胃腔，并可摄影、高压冲洗、吸引、刷洗涂抹做脱落细胞检查或钳取组织做活检。⑤胃脱落细胞学检查。

老年人如何防治胰腺癌

老年人胰腺癌症状和体征

胰腺癌高发于中老年人。其发病原因尚不太明确，一般认为环境中的致癌物质作用于胰腺及慢性胰腺疾病均可导致胰腺癌。吸烟者的胰腺癌发病率是不吸烟者的 2.5 倍。

胰腺癌可发生于胰腺的任何部位，临床上分为头部癌和体尾部癌。它是质地坚硬的结节状肿块。大部分患者在早期无明显症状，而当胰管或胆总管受阻塞时才出现不同的症状和体征，如腹痛、腹部不适、食欲不振、消瘦、乏力、腹泻、黑粪及黄疸。主要体征是营养不良、黄疸、肝大、胆囊肿大、腹内肿块，少数有腹水及脾大。晚期可向锁骨上淋巴结及肺部等远处转移。

老年人胰腺癌诊断

胰腺癌是一种消化道恶性肿瘤，近年来发病率逐年增加。易发年龄为 41 ~ 70 岁，其中 50 ~ 60 岁的患者占 1/3。胰腺癌患者在早期一般无明显症状，即使出现症状也易与其他常见病相混淆，或者因癌肿较小而不易检查出来。因此，应该从思想上引起重视，及早进行检查。胰腺癌的诊断方法有以下几种：

（1）化验检查。约有 1/3 的患者有重度或中度贫血，当胰管阻塞时，血清淀粉酶会升高。胰岛被破坏时，血糖升高。此外，转氨酶、转肽酶、碱性磷酸酶多不正常。血沉大多升高，最高可达 144 毫米。

（2）X 线钡餐检查。从胃肠道的形状和位置的改变，以及同肿瘤邻近的黏膜皱襞的变化来判断胰腺癌。这是一种间接检查方法，不能直接显示癌肿的形态，当检查结果为阳性时，大都已是晚期。此外，还有逆行胰管造影、选择性腹腔动脉造影、十二指肠引流检查及超声波检查等诊断方法。

老年人如何防治肠癌

肠癌有哪些症状

肠子分为小肠和大肠。小肠癌罕见，一般所说的肠癌系指大肠癌。

大肠癌病人的常见症状有：便血、大便次数增加、大便有黏液、排便困难或费力、肠鸣、腹痛、贫血、触及腹块等。肠癌患者可能仅有上述症状之一，也可能有数种症状。

没有症状的会生大肠癌

大肠癌是一种常见癌肿（发病率仅次于肺癌、胃癌及肝癌）。随着人们进食脂肪、肉类的增加，寿命的延长，大肠癌的发病率正在迅速上升。已有的研究表明，大肠癌病人，尤其是早期病人常常可以没有症状。在没有症状的人群中做肠癌检查时发现的大肠癌病人，早期的占 85%，晚期的只占 15%。而在发生症状后到医院检查发现的大肠癌病人中，早期的只占 30%，晚期的则占 70%。无症状者中发现的早期大肠癌，其治疗效果十分好。如美国某医院用乙状结肠镜检查发现的 58 个无症状的大肠癌病人，手术后 90% 生存 15 年以上。治疗效果比有症状的好 1 ~ 2 倍。

患大肠癌的危险性一般随年龄的增长而明显上升。在美国，从 40 ~ 45 岁起，年龄每增加 10 岁，发病率就增加 2 倍。因此，老年人患大肠癌的机会比中青年高得多，是属于患大肠癌的高危险人群。有鉴于此，在有条件的情况下，对于无症状的老年人应做预防性的有关大肠癌的检查，如直肠指检、乙状结肠镜及纤维结肠镜检查。

如何检查大肠癌

检查大肠癌一般常用直肠指检、乙状结肠镜检查及 X 线钡餐检查。前两者由于检查范围有限，因此只能发现 1/3 ~ 1/2 的大肠癌。X 线检查虽可检查全部大肠，但因存在检查医师的放射线防护问题而难以广泛开展，而且 X 线检查的精确度有限，早期病人易漏诊，20 世纪 70 年代以来，纤维结肠镜的问世为大肠肿癌的检查开创了一个崭新的时代，它能精细地检查全部大肠。在有经验医师的操作下，此项检查不仅准确，而且快速、无痛苦。

如何正确对待大肠癌

有些人对癌症十分恐惧，往往对常见癌症的症状也有所了解，但一旦发生便血、大便习惯改变（排便次数增多或便闭）、大便黏液、腹痛等症状，自己明知有患大肠癌的可能，也不肯去医院检查，担心万一是癌症就"被判了死刑"，这是对癌症不了解的表现。癌症如能及早地发现，早期治疗，多数是能治好的，何况大肠癌的恶性程度比肺癌、胃癌、肝癌、食管癌低，治疗效果也好得多。

怎样预防大肠癌

研究表明，高脂肪饮食者患大肠癌的机会明显增加，多纤维素食物（蔬菜、水果、杂粮等）则有利于减少大肠癌的发生。此外，维生素 A、维生素 C、维生素 E 也可起一定的预防作用。正常人如能定期做肠镜检查，及早发现已发生的腺瘤（腺瘤一般发生在 20 岁以后，随着年龄的增长而日趋多见），将其摘除，则可避免演变成大肠癌。因此，开展、推广结肠镜检查

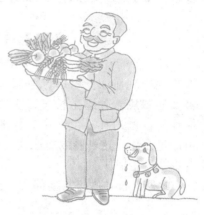

不仅可以早期发现大肠癌，而且可以预防大肠癌的发生。

直肠癌与内痔有哪些症状

直肠是指距肛门 15 厘米范围内的一段大肠。直肠癌最常见的症状是大便出血，常可误认为痔出血而长期耽误正确治疗。应强调指出，痔出血与直肠癌出血的表现可完全相似，一个病人也可同时患痔疮与直肠癌。只有经直肠指检及乙状结肠镜检查才能鉴别便血的原因。不少医师至今仍对此认识不足，有的先后为便血病人做痔手术 2 ~ 3 次，还未发现所患的直肠癌，常使病人失去根治癌症的机会。

已有的研究证实，大多数大肠癌是从大肠腺瘤演变而来的，演变期一般为 5 ~ 10 年。腺瘤也可发生便血。有些医师或病人往往认为癌症发展快，多年反复的便血不会是癌引起的，就按痔出血治疗，而不做有关检查。殊不知多年反复发生的便血可由腺瘤引起，如不做检查以发现腺瘤并将其摘除，其终将发生癌变而危及生命。

当今的观点是由于大肠癌日趋多见，因此对任何有便血或其他肠癌症状的病人，均应先做有关大肠癌的检查，在确定无大肠肿瘤（腺瘤或癌）后，才能诊断为痔或肠炎等疾病。这对老年人——大肠癌高危险人群来说尤其应予强调。

小肠类癌的症状及如何治疗

类癌又叫嗜银细胞癌。小肠类癌约占小肠恶性肿瘤的 14%，其 80% 发生于回肠。平均发病年龄为 50 岁左右。

小肠类癌的主要症状是：反复发作的肠梗阻、腹痛、腹泻、消瘦。此外，还有乏力、恶心、心跳、气促及手足麻刺感，严重的可发生休克。一般来说，这种发作是自发性的，但进食、饮酒、情绪波动或挤压肿瘤容易诱发其发作。晚期患者可有心力衰竭。

对于小肠类癌，放射治疗和化学治疗均无显效，主要靠手术切除。对于范围较大和多发的肿瘤，切除范围除病变肠管外，还应包括区域淋巴结。末段回肠类癌尚须切除右半结肠甚至部分胰和十二指肠。

老年人得肾癌一定有血尿吗

肾脏肿瘤有两大类型：一类是肾盂癌，肿瘤生长于肾盂黏膜上，患者早期往往出现血尿。所以，血尿常是肾盂癌最早、最主要的症状。另一类是肾实质腺癌，肿瘤生长于肾实质内，病灶较小，局限于肾实质内，可无任何症状，也无血尿。只有当癌肿逐渐长大，穿破肾盂黏膜或肿瘤破溃出血，可产生血尿。这种肾癌血尿往往是一个严重的信号。可见，并非所有肾癌患者都会产生血尿。

此外，肾肿瘤可有腰部或上腹部肿块及腰部疼痛等症状。

城市里的老年人易患膀胱癌

膀胱癌是尿路肿瘤中最常见的一种肿瘤，易发于老年男性，男性发病率比女性高 4 倍左右。这可能是由于男性下尿路梗阻比女性多见，女性雌性激素有阻碍膀胱癌发生的作用。

苯和联苯胺及 β－萘胺等化学物质是膀胱癌的致癌因素，而城市环境中化工、橡胶工业和"三废"所含致癌物质比农村高得多，城市里的人长期接触这些致癌物质，因而更容易发生膀胱癌。

乳房有肿块是否一定是癌

在检查乳房时应用手平放在乳房上摸，不能用手指将乳房抓起，以免把正常的乳腺组织误认为是肿块。正常乳腺组织质韧，如橡皮一般，有时在月经来潮前肿胀，来潮后即消退。

乳房内的肿块 90% 属良性，恶性的仅占 10%。乳房内良性病变常见的有小叶增生，表现为乳房一侧或双侧胀痛，月经来潮前较明显。常在乳房外上方有大小不等、质韧的结节，有时有触痛，这在中年妇女中较多见。乳房内良性肿瘤最常见的是纤维腺瘤，年轻者较多见。肿块边界清楚、活动，生长缓慢。纤维腺瘤绝大多数是单发的，但也有 15%～20% 的病人可同时或先后出现多个结节。

年龄较大的妇女，尤其是绝经期前后应警惕乳腺癌的可能。乳腺癌的最初症状大多是乳房内有肿块，逐渐长大，质硬，可与皮肤及胸肌逐步粘连，以后出现皮肤水肿，如橘皮状，甚至溃破，常伴有腋淋巴结肿大。

乳房内还可有非肿瘤性的肿块如乳汁潴留、结核、乳腺炎等。

总之，乳房内有肿块不一定是癌。然而发现肿块时应请医师详细检查，必要时可做乳房钼靶摄片及超声波检查等，以明确诊断。

老年人如何防治乳腺癌

老年男性是否会生乳腺癌

男性乳房同样可生癌，但发病率远较女性低。老年男性乳房肿块中 65% 是乳房发育，25% 是乳腺癌，10% 是其他良性疾病。乳房发育常为单侧，有时双侧。在乳晕后有实质性、轻度压痛的肿块，在青春期和老年期均可发生。乳腺癌的发病年龄男性较女性高，平均为 55～60 岁。大多是一侧乳晕后（非正中位）有质硬、不规则、无痛的肿块，常与皮肤及胸大肌有粘连，部分伴有乳头排液。其病因尚不明，可能与口服雌激素或内源性雌激素失常有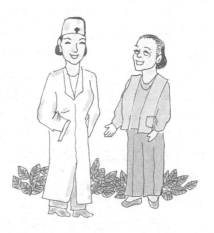关，或与睾丸发育不全、肝硬化等有关。由于男性乳腺组织较少，肿瘤易侵犯皮肤及胸肌，腋淋巴结转移发生较早，因而治疗效果较差，但如无淋巴结转移时，疗效与女性乳腺癌相似。

老年人乳腺癌有什么特点

乳腺癌高发年龄在绝经期前后。老年人乳腺癌的首发症状是：乳房肿块，部分病例可有乳头出血或排液，病程常比一般病例长，发展相对较慢。治疗上主要是手术（健康状况允许时采用根治术）。但老年人常伴有心、肺功能障碍或其他内科疾病而不宜行大手术，此时可用小手术加放疗及药物治疗。手术治疗的效果常较年轻病例好。因为老年人乳腺癌的雌激素受体阳性率较高，对内分泌治疗的效果较好，常作为手术后的辅助疗法或晚期的首选疗法。老年人乳腺组织萎缩，乳房内由脂肪组织充填，因而乳房内有肿块时较易发现，用钼靶或干板 X 线摄片较易显示。

老年人如何防治子宫颈癌

子宫颈癌有发病信号

子宫颈癌多发生于 40～50 岁的妇女，20 岁以下罕见。虽然 40% 的早期宫颈癌可无任何发病信号，但阴道流血是其常见症状，特别是阴道接触性出血，更是宫颈癌所具有的特点。当一个已婚妇女突然发生阴道接触性出血（性交后、检查后，甚至大便后），出血量虽然不多，但这可能就是宫颈癌较早的临床症状，对此须提高警惕。此外，对于绝经后出现间断性的不规则阴道出血或血性白带，也要注意。当宫颈上的大血管受癌肿侵蚀时，可发生阴道大出血，导致休克甚至死亡。当癌肿侵犯的范围逐渐扩大时，还可以出现腰骶部或下腹疼痛、尿频、尿急和排尿困难、腹泻便血及下肢浮肿等发病信号。

子宫颈癌有哪些发病因素

概括而论，子宫颈癌的发生，与婚姻、生育、性行为有密切关系。在子宫颈癌患者中，已婚者明显高于未婚者，多生育者高于少生育者。调查表明，修女中未发现一个宫颈癌患者。已婚及多生育的妇女容易患慢性宫颈炎，而这恰是诱发宫颈癌的重要因素。犹太妇女宫颈癌发病率很低，可能与妇女月经周期前半期禁欲、丈夫阴茎包皮已施行环切手术等因素有关。某些国家性病流行，宫颈癌发病率也就高；相反，某些宗教国家连续几代严格实行一夫一妻制，强烈反对婚外性行为，故发病率就低。由此看来，宣传婚姻法，强调计划生育及讲究正常的性生活，是减少或防止诱发宫颈癌发病因素的有效措施。

怎样早期发现子宫颈癌

由于子宫颈癌易于暴露，同时可以直接进行细胞学及活体组织检查，因而能得到早期诊断。自应用巴氏涂片的方法以来，推广了人群普查工作，可以简便、普及地筛选出子宫颈癌前期病变及早期宫颈癌。这个方法已常规应用于妇科检查中。坚持定期普查的地方或单位，子宫颈癌的发病率逐年下降，尤其是晚期的发病率下降最显著。这使早期与晚期的比例有了变化，有利于早期治疗，获得治愈的机会。所以，凡40岁以上的妇女，每年应至少普查一次。如细胞涂片可疑，则须进一步做阴道镜及活组织检查、颈管刮术。若还是不能证实涂片的阳性诊断，则须反复做涂片随访。凡细胞涂片持续三次阳性的，则要做宫颈锥形切除、刮宫或全子宫切除术，以保证达到早期诊断的目的。

子宫颈癌的放射治疗

子宫颈癌的放射治疗，是用带有放射性物质的治疗机器或机械将放射线直接照射于子宫颈癌变区的一种治疗方法。首先要计算出从放射源到肿瘤中心区所需的剂量，其次要确定照射的范围（包括肿瘤原发区和盆腔淋巴区）。肿瘤原发区的治疗目前仍以腔内照射为主，即把带有放射性物质的容器放入阴道及子宫腔，其照射有效范围包括：阴道、宫颈、宫体及子宫旁组织。盆腔淋巴区的治疗现仍以体外放射为主，照射于盆腔前后部位，范围包括：宫旁组织（子宫旁、颈管旁及阴道旁组织）、盆腔组织和盆腔淋巴区。腔内照射和体外照射相配合，在盆腔范围内形成一个以宫颈为中心的有效放射区，以消灭癌肿并最大限度地保护正常组织不受放射损伤。

子宫颈癌都要开刀吗

　　子宫颈癌的治疗基本上采用手术和放射治疗两种方法。早期宫颈癌用手术治疗，但须结合病人的年龄、全身状况而定。因为宫颈癌的手术较复杂，创面较大，虽然现代医学在手术操作、麻醉和抗生素的应用上均有飞速发展，已不断扩大手术病人的范围，降低了手术并发症和病死率，但年龄过高、全身状况较差或合并有严重内科疾病（如心血管病、肾脏病及糖尿病）的病人，大多数不能手术。此外，癌肿超越了手术范围（宫颈、邻近的宫旁组织、阴道上 1/3 及盆腔淋巴结），则手术就不能达到根治的目的。对此，可选用放疗、手术加放疗、手术加化疗或放疗加化疗等综合治疗方法。因此，开刀只是治疗宫颈癌的一种有效方法，而不是唯一的方法。

子宫体瘤是怎么回事

　　子宫体瘤是子宫癌中的一种恶性肿瘤。它发生于子宫腔的内膜，95% 是腺癌，故又称子宫内膜腺癌。发病年龄多在绝经期以后，近年来，子宫颈癌的发病率逐年下降，相反，子宫体癌发病率相对上升，有的地区已超过宫颈癌。这种现象也许是由于妇女寿命延长，生存期延至绝经期以后，因而增加了发生宫体癌的机会。此外，体胖、糖尿病、应用大量女性激素也是诱发宫体癌的重要因素。宫体癌常见的发病信号是阴道流血和白带增多。经医师检查可发现出血来自宫颈管内口，子宫增大，用刮宫采取内膜活体组织检查可予证实。病灶如限于子宫体内，治疗后的 5 年生存率可达 85% ~ 90%。

老年男子如何防治前列腺癌

前列腺癌有哪些症状

　　前列腺位于膀胱颈下的后尿道周围，癌肿以腺体后叶最多见。前列腺的生长发育与性激素有关，儿童期很小，青春期增大较快，老年期腺体退化萎缩。前列腺癌易发于老年人，我国的男性发病率为 0.00053% ~ 0.00183%，美国高达 0.00143% ~ 0.0023%。早期前列腺癌的症状与体征不明显。有些前列腺癌生长较慢，长期处于潜伏状态，患者可无临床症状，常在前列腺增生症手术后对标本做病理检查时才发现。有的呈隐匿状态，原发灶很小，症状不明显，在对其他疾病做肛指检查时才被发现。

　　前列腺癌的早期症状可有尿频、排尿困难、尿流变细、尿程延长、尿痛及尿潴留等与前列腺增生症相似的症状，血尿较少见。疼痛是晚期的主要症状，这是因神经周围被癌细胞浸润或癌转移至骨骼所致。常见的有腰痛、后背痛，也有坐骨神经痛（可向会阴或直肠部放射）。前列腺癌的骨转移，除疼痛外，尚可发生病理性骨折、下腔静脉旁淋巴结转移，可导致静脉及淋巴回流障碍而出现下肢浮肿。晚期患者有消瘦、乏力及进行性贫血等全身症状。

怎样治疗前列腺癌

前列腺癌的治疗要根据临床实践经验和肿瘤病变程度来决定，常采用药物、放疗和手术治疗，但更多是采用综合治疗。

1. 药物治疗。最重要的是抗雄激素疗法，可减轻癌肿转移引起的疼痛，使癌肿缩小而解除尿路梗阻。常用药物有乙烯雌酚或戊酸雌二醇。用药期间可有乳房肿大，少数还可有心血管及水和电解质紊乱、肝功能损害等并发症。另外，环磷酰胺、阿霉素等也有一定作用。

2. 放射治疗。对局部无法切除而又无明显远处转移的病例，可采用体外或间质内放射治疗。

3. 手术治疗。适于早期病例，瘤局限于前列腺内未侵及被膜以外组织，临床与X线检查均未发现转移，全身情况良好者，可采用根除术。此外，对临床上已有尿路梗阻者，应考虑膀胱造瘘，以解除梗阻。

4. 其他治疗方法有激光、冷冻等。

老年睾丸肿大是怎么回事

老年人为何会睾丸肿大

睾丸肿瘤多发年龄为青、中年，但老年人阴囊内出现肿块时，应做进一步检查。首先，需排除以下几种睾丸疾患：结核、鞘膜积液及精液囊肿、积血、睾丸及附睾炎症、睾丸梅毒（树胶肿）。排除了上述病变后，当老年人睾丸出现肿块时，均应考虑睾丸恶性肿瘤的可能。

发现了睾丸肿块应怎样处理

对睾丸肿瘤患者，应做全身性体检，重点是有无锁骨上淋巴结、腹部肿块，肺、纵隔及肝脏有无转移病灶，并做血液生化等检查。

睾丸肿瘤的处理基本上按病理类型选择治疗方案，因此，对患者先应在内环水平将精索连同睾丸一并切除，做病理检验，再根据病理类型做如下处理：

1. 精原细胞瘤。这种瘤对放射高度敏感，故睾丸切除后，加腹膜后淋巴引流区的放射治疗，效果非常满意。一期患者的5年和10年生存率均在95%以上，是睾丸肿瘤中预后最好的一种。如有淋巴结转移的，应配合化疗。

2. 胚胎癌、畸胎瘤。在睾丸切除后，还须做腹膜后淋巴结清除术。如淋巴结有转移或临床认为清除不彻底的，术时用银夹做好标记，术后辅以放疗与化疗。

3. 睾丸肿瘤化疗常用药物有N-甲酰溶肉瘤素、顺铂、阿霉素、更生霉素、环磷酸胺、长春新碱等。

阴茎癌与包皮过长有关

包茎或包皮过长，是阴茎癌发生的最主要原因。阴茎癌患者中有包茎或包皮过长史者占 90%~98%。由于包茎或包皮过长引起排尿不畅，经常有尿液潴留于包皮囊内，又因包皮囊内积蓄包皮垢，包皮不能向上翻转，无法清洗阴茎头部，局部长期的慢性刺激最终导致癌的发生。实验研究证实，包皮垢确有致癌作用。包茎或包皮过长会使已产生的阴茎癌不易早期发现，所以，包茎者应及早做皮环切术。包皮过长者应经常保持局部清洁。

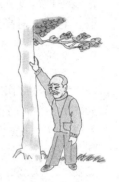

老年人会得"大嘴巴"病吗

"大嘴巴"病是流行性腮腺炎的俗称，由流行性腮腺炎病毒引起，表现为一侧或双侧耳下腮腺的肿大、疼痛，伴有发热，可以并发脑膜炎、睾丸炎等疾病。"大嘴巴"病好发于儿童，成人偶尔可以得病。一般一生只患一次，极个别人一生可患两次或两次以上。

老年人患上破伤风怎样治疗

破伤风是由破伤风杆菌引起的一种急性疾病。破伤风杆菌通过伤口侵犯人体，经过 1~2 周潜伏期后发病，表现为牙关紧闭、张口困难、肌肉抽搐、吞咽困难等症状，死亡率很高。老年人万一得了破伤风，发病很快，大部分病情较重，会出现频繁的阵发性的肌肉痉挛和抽搐，尤其容易引起呼吸肌痉挛，早期便发生呼吸困难，以致窒息死亡。所以，老年人患了破伤风应该采取如下积极措施：及时清洗伤口，去除伤口里的泥土、污物，并用杀菌药液反复冲洗；保持病人安静，避免不必要刺激以减少抽搐发作；使用镇静剂，如氯丙嗪、异丙障等，减少抽搐次数与程度；应用抗生素预防伤口等感染；注射破伤风抗毒血清等。凡是从事体力劳动，容易发生外伤的老年人，不妨事先进行破伤风类毒素预防接种，防止破伤风发病。

老年人患乙型脑炎来势凶猛

流行性乙型脑炎是由乙型脑炎病毒引起的中枢神经系统急性传染病。这种病毒通过蚊子媒介侵犯人体。一旦发病会出现高热、头痛、嗜睡等症状，很快会出现昏迷、躁动不安、抽筋、说胡话和呼吸不规则等现象，最后抽筋不止、脑水肿和心肺功能衰竭而死亡。此病最常发于儿童与老年人。老年人罹患乙型脑炎后起病格外急骤，而且在两三天内病情可急骤恶化，出现脑水肿与心肺功能衰竭，死亡率极高。其原因如下：①老年人脑子本身有一定程度萎缩，比青年人重量减少 6.5% ~ 11.0%，脑血流量减少 17%，使得脑子的免疫能力显著下降；②老年人的所有组织器官发生衰老，尤其心肺，甚至存在慢性病变，受到乙型脑炎打击，无法很好代偿；③乙型脑炎持续高热不退，老年人对高热引起的全身变化无法耐受，新陈代谢会急骤紊乱。

伤寒病会出现哪些症状

伤寒是由伤寒杆菌引起的急性肠道传染病，夏秋季发病。这类细菌侵犯人体后，在肠子的淋巴组织里生长繁殖，会引起局部肠壁坏死或溃疡。老年人得了伤寒比起青壮年病人来，症状上具有如下一些特点：高热持续时间长，往往达一个月以上，而且体温达 39℃ 以上的时间至少达两周；症状比较严重，除畏寒、头痛、腹胀、便秘等症状外，容易出现昏睡或休克；发生肠出血或肠穿孔并发症的机会比较多，尤其是肠穿孔，早期腹痛、腹部压痛等腹膜炎症状甚至还不太明显；复发机会比较多，有时体温恢复正常两三周后，又可复发，病程较迁延。所以，在夏秋季节老年人出现不明原因的持续高热，要想到伤寒，应该进一步检查，并采用氯霉素等药物治疗。平时注意饮食卫生，可防止罹患此病。

老年人如何防治肝炎

老年人易患哪几种传染性肝炎

传染性肝炎简称传肝，是由肝炎病毒引起的一种传染病。现代医学已阐明共有三种类型，老年人都可能罹患。第一种叫甲型肝炎，简称为甲肝，主要通过消化道传染，也就是通过饮食传播，吃上接触肝炎病毒的食物，或使用沾染有肝炎病毒的食具等，都可得病。老年人消化道抵抗力很差，得这种肝炎的机会更多。第二种叫乙型肝炎，简称乙肝，主要通过注射传染，注射器械消毒不严格或者注入带有肝炎病毒的血液等，老年人因病手术输血如不慎输入带有肝炎病毒的血液，很容易患乙型肝炎。第三种非甲非乙型肝炎，主要通过肠胃外途径传播，相对发病率比较上述两类少些，老年人也同样如此。

老年人患传染性肝炎后有哪些表现

老年人如患急性传染性肝炎，一般起病急骤，症状严重，表现为明显乏力、食欲不振、上腹饱胀、恶心、呕吐，往往还有发热与畏寒。老年人急性肝炎发生黄疸的机会也多。如果检查肝功能，谷丙转氨酶明显升高，提示肝细胞损害十分严重。另外，老年人急性传肝治愈病程也较长，至少两三个月以上。老年人如患慢性传肝，可以是急性状况迁延而来，上述这些肝炎的症状不能断根，时好时坏反复出现，称为迁延性传肝。由于老年人抵抗力差，所以由迁延性传肝演变成慢性肝炎的机会远比青壮年人多，这样病程迁延一年以上，肝炎症状持续出现，肝脏明显肿大，肝功能会逐渐恶化。总之，老年人患肝炎，程度上要比青壮年人严重。

老年人患肝炎容易演变成肝硬化吗

肝硬化是一种影响全身的慢性疾病，病理特点是肝细胞变性、坏死与再生、纤维组织增生、肝脏的正常结构紊乱，结果使肝脏变形变硬，并由此而得名。肝硬化表现为疲倦、乏力、食欲减退、恶心呕吐、营养不良，还会出现腹水与黄疸，严重威胁健康。肝硬化的原因很多，肝炎也是一个极为重要的病因。有人认为老年人肝脏衰老退化，如果再患肝炎，发生肝硬化的机会增多。其实并非如此。老年人由于身体的衰老，肝脏会发生一定程度的萎缩，主要是肝细胞数量的减少和肝功能的减弱，并没有发生肝细胞的变性、坏死与再生，也没有纤维组织的增生，即使因肝炎发生这些病理变化时与青壮年肝脏发生变化雷同，并不比青壮年人容易演变成肝硬化。

治疗老年人传染性肝炎

老年人患急性传染性肝炎必须严密隔离和卧床休息，这样有助于肝功能的改善。治疗急性传染性肝炎，倘若症状严重，肝功能损害明显，应采取保肝治疗，通常采用葡萄糖、辅酶 A、三磷酸腺苷、维生素等。另外，中药茵陈、金钱草、黄芩、平地木等也有一定疗效。如果能配合使用转移因子、免疫核糖核酸、人体球蛋白等药物，对增强身体免疫能力也有裨益。老年人患慢性肝炎，不强调隔离，也可适当活动，药物以维生素 B 族及葡萄糖为主，如果体力不济可短期少量使用肾上腺皮质激素或性激素。总之，治疗老年人传染性肝炎并无什么"灵丹妙药"，最终还得依靠身体免疫力的恢复才能治愈，现有药物仅仅是起辅助作用。

老年人如何防治细菌性痢疾

老年人患细菌性痢疾会有生命危险

菌痢是细菌性痢疾的简称，是由痢疾杆菌引起的一种常见传染病。它有腹泻、腹痛、黏液脓血便等症状。老年人罹患菌痢有时病情会十分严重，原因有如下几个：第一，菌痢好发于营养不良、胃酸缺乏、抵抗力低下的人，老年人首当其冲，发病也就厉害；第二，老年人不能耐受痢疾杆菌侵犯引起的全身毒性反应，所以中毒症状特别明显，高热、嗜睡、烦躁、昏迷都可发生，连血压也会下降，成为中毒性菌痢；第三，老年人患菌痢后不能耐受频繁腹泻，短时间里便可发生脱水虚脱。在这些因素的综合影响下，老年人患菌痢有时会有生命危险，所以不能掉以轻心。

治疗老年人菌痢有哪些药物

老年人患菌痢应该进行及时与彻底的治疗，以免发生生命危险和避免迁延成慢性菌痢。目前常用的药物是各种抗生素，比较有效的是巴龙霉素、庆大霉素与卡那霉素，也可根据病人脓血便细菌培养药物敏感试验来选用有效的抗生素。另外，可用磺胺药、痢特灵、黄连素等抗菌药物。对付危重的老年人中毒性菌痢，那不仅是使用抗菌药物的问题，而且必须采用升压药纠正休克，采用肾上腺皮质激素减轻毒性反应，采用静脉输液纠正脱水，甚至还要用强心剂与呼吸兴奋剂维持心肺功能。对付慢性菌痢，则应该坚持不懈地选用抗菌药物，并且设法增加营养，以提高身体的抵抗力。

老年人如何防治疟疾

老年人怎样预防疟疾

疟疾俗称"打摆子"或"冷热病"，因为发病时具有先发冷、发抖，以后又高热，接着大量出汗的特点。疟疾由疟原虫通过蚊子传播侵入人体引起，有的隔天发作一次叫间日疟，隔两天发作一次叫三日疟，发热不规则叫恶性疟。夏秋季节老年人发生疟疾者很多，因此应该趁早做些预防。具体方法：（1）灭蚊，消灭蚊子的滋生地；（2）防蚊，加强个人防护，如屋子安装纱窗、纱门，用蚊帐，点蚊香，室外也可烟熏，暴露的肢体可涂搽防蚊油等；（3）服药，疟疾发病季节可每周一次服用伯氨喹啉，或乙胺嘧啶，每周一次，每次 25 毫克。

老年人发生疟疾怎么处理

控制老年人疟疾发作可采用氯化喹啉与伯氨喹啉联合疗法。氯化喹啉每片 0.25 克，采用 3 日疗法：第 1 日服 4 片，以后 2 日每次 2 片。此药毒性小，副作用少，偶有头晕、头痛、耳鸣、恶心等反应都很轻微，而且停药后即消失。伯氨喹啉，每片 13.2 毫克，采用 4 日疗法，每日都服 4 片，头 3 日与氯化喹啉合用，第 4 日单独使用，此药毒性反应稍大些，有头晕、恶心、呕吐，不过一般都能忍受，这两种药合用可以根治疟疾。倘若采用上述药物治疗，由于毒性反应老年人不能耐受，可改用中药方剂：柴胡、黄芩、常山、乌梅、半夏、厚朴、白术、草果仁、大枣肉各 9 克，加水煎服，每日 1 剂，于疟疾发作前 2 小时服用，连用 3 剂，也有疗效。

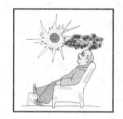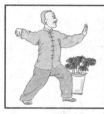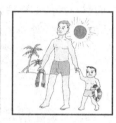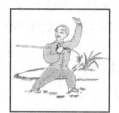

第五章

体育运动

为什么说"生命在于运动"

我国古代就用"流水不腐，户枢不蠹"来比喻运动对防病抗老的作用。实践证明，运动是延缓衰老、防病抗老、延年益寿最重要的手段之一。寿命的长短受很多因素的影响，但大量调查研究资料证明，体力活动与长寿关系密切。据国外对18位百岁以上长寿者的调查，其中16人为体力劳动者。我国各地对长寿老年人的调查资料表明：①绝大多数为体力劳动者；②从小就从事体力劳动，直到老年还坚持力所能及的体力劳动。体力劳动可以减少动脉硬化的发生。有位病理学家通过研究，发现脑力劳动者的各种动脉硬化发生率是14.5%，而体力劳动者只有1.3%。调查资料表明，经常打太极拳的老年人的高血压发病率不到同年龄不打拳的老年人的一半。体育运动有助于提高人体免疫能力，经常进行室外体育运动的人不容易得感冒就是证明。

体育活动的重要性

人的年龄大了，动作变得缓慢。这个变化对老年人会有一种心理上的影响，感到自己"老"了，因而适应外界环境的信心也会削弱。而这种状态反过来又会促使身体衰老。坚持进行体育锻炼，可以使老年人保持手脚灵活、动作准确，使其感到生命力旺盛，这种精神状态又有益于增进身体的健康。

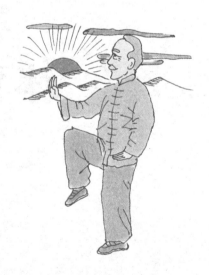

其实，衰老变化是一种随着时间和年龄发展而渐变的过程。人们一般把人的年龄分为年代年龄和生理年龄。年代年龄即按人的岁数计算，生理年龄是针对一个人的生理状态而言的。有的人虽然年代年龄已花甲，但生理年龄还很年轻，原因之一就是坚持进行经常的体育活动。多锻炼、多活动，就能使肌肉保持弹性，血液畅通无阻，各种细胞能得到微血管提供的营养，细胞也就衰老得慢，动作就更灵活；经常用脑，使脑神经细胞处于活跃的状态，也可以推迟神经细胞的衰老，保持生理年龄的年轻。

老年人进行运动锻炼的必要性

"生命在于运动。"老年人通过运动锻炼，可推迟人体各器官的老化与衰退，更好地保持它们的功能，保持身体健康。

现代医学研究证明：运动是在大脑指挥下进行的身体活动，同时大脑又接受来自肌肉、关节的神经末梢接收器的刺激，所以运动可以调整神经系统活动，增强大脑皮层的兴奋和抑制过程。运动不仅使心肌纤维粗壮有力，加强心肌收缩、改善心肌供氧，还能防止胆固醇在血管中沉淀，可以有效地预防血管硬化、高血压和冠心病的发生。

通过运动锻炼，可以使呼吸差加大，肺活量增加，使得气体充分交换，血中含氧量增加，加快新陈代谢过程。运动也可以加强消化道的蠕动和消化腺的分泌，并改善胃肠道的血液循环，有利于食物的消化和营养物质充分地吸收。经常运动还可以使老年人骨质坚强，能承担更大压力、拉力，并可加固关节，加强肌纤维，增进弹性、耐性和灵活性。

老年人锻炼身体的好处

有的老年人认为："年纪大了锻炼身体不会有什么效果。"

这种看法是完全错误的。前联邦德国著名运动医学家霍尔曼教授曾对20～30年不参加任何体育运动，也不从事体力劳动的60～70岁的健康男性，进行了为期8周的体育锻炼试验。结果发现，他们的心肺功能显著改善，工作能力增强，肌肉细胞内各种酶的活性也提高了。

我国也有不少例子，证明老年人通过锻炼完全可以提高身体素质。体育锻炼对防病抗老、延年益寿有不少好处。自然，事情是一分为二的，过分的、剧烈的运动，如快速的、负荷重的力量性活动，对老年人健康是有害的。所以，老年人锻炼身体要收到预期效果，事先应做全面的体格检查，并有医生指导。而且锻炼身体要遵循量力而行、循序渐进的原则，不能操之过急。只有根据自己的身体情况和具体条件，持之以恒地进行锻炼，才能收到效果。

体育活动与日常生活结合起来

"运动是健康之本"，为了维护老年人的健康，结合日常生活开展体育活动，是合理的，也是可行的。国外一位运动生理专家主张老年人应寓运动于日常生活，每天的运动要达到下列要求：最大限度地活动身体各关节；每天站立两小时，锻炼静立的能力，使骨骼承受纵的压力，从而积贮以钙为主要成分的矿物质，以防止骨质疏松；提几下重物，提起即放下；开展活动使心跳增至每分钟120次，保持3分钟；每天通过运动消耗1256千焦热量（步行5000米可消耗热量1256千焦左右）。为了达到上述要求，在家里也好，在户外也好，要找机会活动，能坐着时不要躺着，能站着时不要坐着，能活动时不要停着。可根据自己的实际情况选择或创造活动方式。

延缓衰老的秘诀——勤用脑

一些老年人离退休前精神饱满，离退休一两年后，便变得老态龙钟，判若两人。原因是离退休后无所事事，意志松弛，导致中枢神经系统传导受阻，各种生理功能失调。

美国一位研究衰老问题的专家认为，大多数上了年纪的人，都可通过积极生活的方式，保持旺盛的精力。

延缓衰老关键是延缓大脑功能的衰老。大脑是人体的中枢神经系统，大脑功能不衰退，也就是保持了生命活力。过去一些科学家认为，人从 30 岁以后，每天有 1 万个脑细胞死去；70 岁以后，脑细胞只剩 1/3。但是，一位美国心理学家最近发现，大脑里的神经细胞不仅不会死得那么快、那么多，而且旧的神经根还能在新环境的刺激下长出新的神经来。一位日本科学家用现代科学方法测量不同生活方式的人的大脑，发现勤于思考的人，脑血管经常处于舒展的状态，脑神经细胞得到良好保护，从而使大脑不会过早衰老。现实生活中不难发现，顽强奋斗的人，即使历尽千辛万苦，年老后仍保持着不可战胜的活力。

体育锻炼要经常坚持才有效

老年人参加体育锻炼对增强体质、抗病防衰效果是显著的。据测定，每天坚持长跑 5000 米持续 10 年以上的老年人，其运动能力相当强，比平时不参加体育锻炼的 40 岁左右的人的心肺功能还强。但是，参加体育锻炼切忌三天打鱼，两天晒网。因为人的组织器官是"用进废退"的，只有坚持经常锻炼，才能不断促进新陈代谢。健康的老年人，每周至少锻炼三四次或者每天锻炼，每次不少于一刻钟，强度要达到最高心率的 60%（最大摄氧量的 50%）以上，才能取得好的效果。研究数据表明，原来进行体育锻炼的人，如果停止锻炼两周，可发现其工作能力和效率明显下降；停止锻炼四周以上，其心肺功能将在原来增强的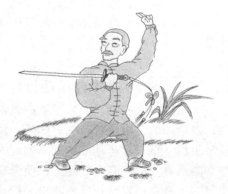基础上下降 50%。肌肉一旦停止锻炼，退化非常惊人。一个人 3 天不运动，他的肌肉的最大力量会丧失 1/5。实验表明，在 48 ~ 72 小时之后，一个人必须通过运动使他的肌肉再次"取得"合乎需要的物理效果，否则就会前功尽弃。

怎样判断运动量是否合适

首先看身体反应，锻炼后应该是心胸舒畅，精神愉快，感到轻度疲劳，但无气喘、心跳难受等感觉；饮食有所增加，睡眠有所改善；早晨脉搏比较稳定，血压正常；保持正常体重，肥胖者经过一段时期的锻炼后，可能因脂肪消耗而体重有所下降。

出现上述反应，表明老年人锻炼的运动量是合适的。要是出现以下情况：锻炼后感到头痛、恶心、胸部不适、食欲下降、睡眠变差、第二天早晨脉搏加快、疲劳感长期不能消除、体重下降等，表示运动量过大，需要进行调整。

也可用测定心率的方法，评定运动量的大小，有下列两种方法：① 170减年龄所得的数与心率数相近，表示锻炼强度适宜。②以运动后最高心率减去安静时心率（次／分）所得数小于每分钟60次，表示运动量适宜。

为何不宜参加剧烈的体育活动

老年人坚持参加适合本人身体条件的体育活动，对健康长寿好处很多。但一定要循序渐进，量力而行，切不可操之过急或过量。最好请医生检查，包括进行运动负荷能力的测验。有多种急性慢性疾病的人，锻炼时更应慎重。因为老年人各项生理机能都下降：肌肉力量下降、反应速度下降、血管弹性差并出现不同程度的硬化、平衡机能也下降，所以平时很少参加锻炼的老年人，开始时应选择强度小的运动项目，不适宜做速度快的、强度大的冲刺。跳跃、旋转、闭气、倒立、低头、翻滚或对抗性强的冲撞动作皆不宜做，以免发生脑血管意外及心脏疾病、骨折等伤害事故。

老年人锻炼的注意事项

老年人锻炼只要讲究科学性，注意量力而行，是不会发生什么危险的。老年人锻炼要注意以下事项：

1. 锻炼前要做全面身体检查，了解健康状况，以便合理选择运动项目，确定适宜的运动量，也便于进行自我医务监督。

2. 开始锻炼时运动量要小些，适应后再逐渐增加。每增加一级负荷，都要有适应阶段。在锻炼中如要增加速度，更应慎重。

3. 生活休息要有规律，按时锻炼，持之以恒。锻炼前要进行准备活动，锻炼后要做整理活动。锻炼要认真，无论练功、打太极拳，都要全神贯注。

4. 运动中要有间歇。慢跑锻炼或者步行锻炼，有个同伴更好，彼此间可以聊天，使锻炼气氛轻松活跃，锻炼后感到精神愉快，心情舒畅。

5. 不要在硬马路上跑步或步行锻炼。不要在饭后跑步。锻炼后不要马上大量饮水。

6. 不宜做引体向上、俯卧撑、举杠铃等有憋气动作的运动。也要避免手倒立和头倒立。

7. 在有病、感冒发热，或身体过累时，应暂停锻炼。

运动养生的有益环境

人们都需要有一个舒适、优美、和谐的工作及生活环境，这是不言而喻的。当人们进行体育锻炼时，无不例外地需要一个良好的运动环境。因为运动环境的优劣，不仅影响锻炼者的运动兴奋性，而且直接影响锻炼者的健康和运动效果。那么，什么样的环境有宜于运动呢？

1. 空气要清新

空气是人们天天接触的物质。空气中的氧气占空气体积的1/5，它跟人类关系很密切，是人的生命不可缺少的物质。在体育活动场的周围，最好没有工业废气、尘埃及吸烟出现的烟雾等，因为它们均能降低运动能力并有害于健康。尤其是吸烟出现的烟雾，危害甚大，烟雾中含有大量的一氧化碳，人体吸入后会与血液中一部分血红蛋白相结合，而丧失氧的正常运输作用。早晚选择空气新鲜的场所进行身体锻炼的效果最佳。

2. 无噪声干扰

噪声会影响锻炼者注意力的集中，使运动扩散，锻炼效果不佳，并可能引起意外事故的发生。实验证明，噪声降低运动效率，增加锻炼者的疲劳感；优美、动听的音乐，给人以艺术享受，不仅能使锻炼者心旷神怡，而且能提高锻炼的兴趣，加强动作节奏感和锻炼的效果。现在，音乐广泛用于体育竞技比赛和群众体育活动的伴奏，是不无道理的。

3. 温度和湿度

环境的温度和湿度对运动都是有影响的。气温过高，运动起来出汗过多，就可能发生脱水现象。如在烈日下进行耐力性项目运动，会使工作能力下降，过早出现疲劳状态。体温升高超过一定限度时，会发生中暑现象。在寒冷的环境中运动，要消耗很多热量，人体为了维持一定的体温，可能产生寒战和不适。温度太高，会影响汗的蒸发；低温度和高风速，能促进汗的蒸发。寒冷而潮湿的气候及发潮的衣服，都对运动有不利影响。人体对热环境的适应，要比对冷环境的适应快一些。热环境对人体的生理影响则比冷环境大。在适宜的温度和湿度下运动会感到舒适。人体要适应变化的外环境，适当地在不同温度或湿度的环境中进行运动，也是增强体质、改善对外环境适应能力的一个方面，但事先要采取预防措施，谨慎从事。

4. 防御传染病

在大运动量运动的影响下，有身体由于应急系统的超负荷，往往处在比较敏感的状态，对各种气候变化的适应性和某些传染病的抵御能力随之下降，周围各种病菌便乘虚而入，易于发生传染病。因此，除选择良好的运动作业环境外，注意保持饮食、住宿卫生，调节室温和通风，常洗澡、换衣服、晒被子等，也是保持创造良好运动环境不可忽视的重要方面。

科学锻炼好健身

1. 锻炼要符合科学性和整体性

要能使整个身体各个部分都参加活动，不宜采用局限于某一肢体或器官、局部负担很重的运动。特别应指出，不能以体力劳动来代替运动。因为体力劳动一般都具有专业的性质，动作单调、重复，无法使身体得到整体的锻炼，容易使身体的某些部分畸形发展，或导致局部过度疲劳或劳损。锻炼应使身体的力量、速度、灵敏性、耐力等项素质都得到全面的发展。这才是锻炼的科学性。

2. 锻炼要注意做到舒适自然、循序渐进

为健康而进行的锻炼，应当是轻松愉快的，是容易做到的和丰富多彩的。运动的速度和力量要适宜，不能要求过高。健身运动不应追求外在的成绩，而应注重内在的效果。这样在锻炼中，就消除了竞争心理，没有精神压力，不会因要求过高而产生运动过度的危险。效果的取得，需要点点滴滴，日积月累。因此，健身运动不要急躁贪功，要轻轻松松地渐次增加活动量，必须以生物学的适应定律为指导，按照循序渐进的原则来制订健身计划。要切记，在健身运动上，疲劳和痛苦是不必要的，盲目地增加强度是冒险的。

3. 行之有素、持之以恒

三天打鱼，两天晒网，不但会使锻炼的效果得而复失，而且还会因身体不能适应突然的运动造成意外损伤。健身运动本身，也需要锻炼自己的决心和毅力。中老年人每次能坚持 30 分钟的锻炼，每周坚持 3 ~ 5 次，坚持数月，必见成效；但也还要坚持下去才能保持、巩固和发展已经取得的成果。做到行之有素，持之以恒。天长日久，慢慢就会形成条件反射，那时偶有不去锻炼，总会感到若有所失，不锻炼反而不舒服了，但愿你能达到这种境界。当然，患病或身体不适时，也不要勉强自己。

4. 自我监护、注意适度

运动是否适度，这里有两个应该掌握的指标：第一，运动后的即时心率。在运动停止后 2 分钟立即数自己的脉搏。中年前期的人，可以通过运动使自己的心率增加到 110 ~ 150 次 / 分的范围；中年后期可以增加到 100 ~ 140 次 / 分的范围。如果运动量太小，心率加快达不到标准，则运动达不到预期的效果；相反，心率超过标准，说明运动量太大，心脏的负担太重，会造成损伤。此外同运动后即时的脉率相关的，是运动后脉率恢复到运动前的水平所需要的时间。若休息 3 分钟就恢复，说明运动量还可以增加；如果超过 10 分钟仍不能恢复，则说明运动量太大，应减小运动量。第二，运动后的自我感觉。运动后，应以不觉酸痛或疲乏为度，应觉得全身爽快才好。如运动后感到气喘、疼痛、无力，甚至头昏、恶心、吃不下、睡不好、精神萎靡不振、对运动厌倦冷淡等，那就是运动过度，就应停止运动，待身体情况好转，再从小量运动重新开始。如感到一切良好，那就按循序渐进的原则，逐渐递增运动量，直到适度为宜。

5. 老年人运动五忌

（1）忌做过于突然的活动。老年人不要做突然蹲起、低头旋转等难度较高的动作，以免脑动脉血压升高，而产生头晕、眼花等现象，或引起脑溢血等意外事故的发生。

（2）忌做憋气的运动。憋气运动会使肺泡内氧压突然降低，供氧减少，对身体健康不利，并容易造成呼吸肌受损，引起肺部和支气管出血等现象。

（3）忌做速度太快的运动。老年人因肺通气量减少，做快速活动时，易引起严重缺氧，导致头昏、昏厥等现象。

（4）忌做举重或负重活动。进行举重或负重活动，易使肌肉、韧带、关节损伤，如果用力不当，还容易引起骨折等情况。

（5）忌参加运动竞赛活动。因各种比赛容易引起中枢神经的高度兴奋，使老年人心跳加快，血压升高而发生意外。

抗衰老运动指南

长期坚持体育锻炼的人，有明显的抗衰老作用，这种作用能使衰老过程推迟 10 ~ 20 年，甚至更长的时间。科学的体育锻炼为什么能延缓衰老呢？据研究人员报道，由于体育锻炼有促进人体内物质代谢作用，并使合成和分解代谢趋于平衡；能提高细胞内各种酶的活性；能改善组织器官营养与机能；能改善神经组织的营养，提高神经激素的调节功能；能增强人体免疫抗病能力，它可以减轻体重、降低血压和胆固醇，减少其他使心脏病危险性增加的因素。体育活动可以使呼吸次数减少，而呼吸深度加大，且均匀、有节奏感，提高呼吸功能。

运动还会给神经系统带来好处，消除脑神经紧张状态，有助于睡眠和休息。运动还能增强消化系统的功能，以促进胃肠道的蠕动和消化液的分泌，使消化和呼吸的功能加强。运动还可使有疾病的人逐渐恢复健康与消除各种疾病。实践也充分证明，长期坚持适当体育锻炼的老年人，不仅能延缓衰老所引起的身体结构和功能发生的变化，而且还有利于促进精神和体力的统一，增强自身健康信心。长期坚持体育锻炼的老年人与不爱运动的老年人相比，更表现出精力充沛、身体健壮、工作能力高、抗病力强，外表显得比较年轻。

老年人体能和机能的衰退，多与全身的柔软度、肌力、心肺功能、平衡能力及心理等有很大关系。要真正达到延缓老化的目的，最好同时从这五个方面加强锻炼。

柔软运动

老年人关节及骨头的僵硬或不灵活，多因柔软度欠佳所致，要改善并不难，但需以渐进方式逐步增加运动量及难度。若从没有运动过，可先做些伸懒腰动作，自床上开始，采取卧姿，将双手伸直往头上方尽量伸展，再改坐姿到站姿继续做，慢慢拉、伸；下一步让膝盖弯曲，以双手紧抱膝，逐渐用力直到膝盖可碰下巴；最后可做床上扭动动作，让肩及膝分别往相反方向扭动。这些都是老少可做的最佳伸展操。平时多让关节有伸展的机会，则不会退化太快。

柔软度运动的注意事项：

1. 充分准备。先做深呼吸，让腹部鼓起，然后慢慢伸展身体。从头部开始，慢慢地转动身体各部位，动作缓慢轻柔。起床前可先用 2～3 分钟充分伸展身体，先伸伸臂抬抬腿，接着伸伸"懒腰"，全身伸展，以促使肌肉"苏醒"。

2. 循序渐进。不要期待立即见效，否则会损伤肌肉。要循序渐进，持之以恒，不要停停练练。动作贵在连贯协调，不可运用爆发力，否则也会损伤肌肉。也不要过度追求柔韧性，否则会影响肌肉的爆发力。

3. 强度适中。不注意身体的感受，若感到动作不灵活或疼痛难忍，则表明运动量已超过了自己的能力。

4. 温故知新。开始新动作前要反复练习前面的动作。平时注意保持优美的身体姿势，坐时身体挺直，站时收腹、平肩、紧臀，走时抬头、挺胸、目视前方。

5. 动静结合。静力性练习每次不要超过 10 秒钟。某部位韧带拉伸一定时间（数秒钟）后，紧接着该部位就要做动力性动作，这样可保持肌肉良好的弹性，增强中枢神经系统对肌肉活动的调节能力。还要注意结合健美技术动作的要求发展柔韧性，要多做动力性拉伸练习，不断变换姿势和拉伸部位。

6. 整体训练。不能孤立、片面地强调某一部位的柔韧性训练，而应重视身体各部位的柔韧性训练，唯此才能提高身体的运动能力。

7. 注意感觉。练习时不仅要调节好呼吸，注意力集中，而且要仔细体会动作姿势，"感觉"到动作准确到位了，效果也就出来了。

肌肉耐力和肌力运动

适于健康老年人的肌力训练，可常做仰卧起坐，从 10 次开始逐步增加次数，坐不起来时，可在背下加棉被，再逐渐减少厚度；另一项是可促进腹部以下肌肉收缩的运动。人躺在床上，膝伸直，先单脚抬高，脚掌向上翘，习惯后再双脚一起做。有通过对抗人力或器械的运动，如哑铃、沙袋和拉力器等。可通过肌肉收缩提高肌肉耐力和肌力。对老年妇女或伴有骨质疏松症或腹部脂肪堆积时，采用橡皮带和编排的动作，进行腰背肌、腹肌、臀肌和四肢肌肉练习。

老年人进行上述运动时，要以大肌肉群运动为主，运动中避免憋气和过分用力，以防止发生心血管意外。

有氧耐力运动

步行、慢跑、跳舞、踏车和游泳等运动均为有氧运动。参加这些运动有利于提高心肺功能，适于健康老年人和有心肺疾病的老年病人，以及预防"心血管代谢综合征"。

耐力锻炼究竟会给老年人带来哪些好处呢？

1. 耐力锻炼能增加老年人胸廓和肺泡的弹性，从而改善呼吸功能。

2. 耐力锻炼能提高心脏的工作效力。据研究，65 岁以上老年人的心输出量，比年轻人低 20% ~ 30%，因而身体负荷能力也随之下降，持久的耐力锻炼，可提高心脏工作效力，使运动后的心率、血压、心肌耗氧量及二氧化碳清除率等能较快地恢复至正常水平。此外，耐力锻炼还能加快身体的血流速度，降低血黏稠度，降低血压，预防中医所说的"气血两亏"。

3. 老年人经常运动，能够减轻骨质疏松的程度，延缓其发生的时间。这样既可减少因骨质疏松引起的骨折或伤残的机会，也能减缓随着年龄的增加而出现的肌肉软弱无力等。

4. 运动可降低老年人新陈代谢率和最大摄氧量，改善因年老而出现的葡萄糖耐量减退和血脂增高等，调节血脂，降低糖尿病、动脉粥样硬化的发病率和冠心病的危险性。

5. 运动能延缓衰老所引起的神经系统反应迟钝，使精神振奋，反应敏捷。

老年人因年龄、性别和兴趣的差异，选择的运动方式也不同，应减少或避免参加比赛和较剧烈的运动项目。步行和慢跑是适于老年人的运动，它简单易行，容易与日常生活活动相结合，尤其适于老年妇女。在超过 65 岁的老年人中，只有较少的老年人可以参加游泳和骑车运动。

除上述运动外，应鼓励老年人在日常生活中也要活动，如园艺、旅游、家务劳动、购物等。这些体力活动的积累作用与其他运动方式结合，可发挥加大能量消耗、减少脂肪沉积的作用，从而能预防和改善心脏代谢综合征。

但是，盲目、剧烈和不规则的锻炼，对老年人不但无益，反而会导致发生意外。故应提倡有规律的耐力锻炼，并在运动时注意以下事项：

要仔细检查健康状况和主要脏器功能，制订锻炼方案要个体化，以防因锻炼使原有疾病恶化或伤残。老年人进行耐力锻炼时，应循序渐进，做分级运动试验。适宜的运动量应是心率达到最高心率的 60%～80%（最高心率等于 220－年龄），并以不感到疲劳和气促为极限。老年人锻炼前应做适当的准备活动，如伸展运动，以避免因突然用力或快速动作而引起不必要的损伤。老年人应根据神经、肌肉和骨关节的结构与功能，以及个人的兴趣爱好，选择合适的运动，如太极拳、气功等。老年人因病用药者，在运动时要适当进行调整，如心脏病患者在活动时要慎用心得安，因其具有降低心功能和肌肉血流量的作用；而糖尿病患者在活动前要适当进食，并减少胰岛素的用量。老年人进行耐力锻炼时，可逐渐合理增加进食量。

灵活性平衡运动

以静坐生活方式为主的老年人，由于久坐，下背和大腿后部活动少，容易发生下背痛；上肢活动范围的减少，易发生肩周炎。通过关节活动度训练，即上肢、下肢、肩、臀和躯干部关节的屈伸活动，提高身体的灵活性。平衡训练需要早练，不要等到老得走路都摇摇晃晃时才有警觉，训练时可脚踩软物（棉被、沙发等），闭双眼，双手左右平举，单脚站立，至少持续 20 秒钟。

大家一起运动

单独及群体运动所营造的不同气氛，对运动者的心理也会有影响。群体运动较有归属感、参与感及舒畅感，只要避免强烈的竞争心理，对运动效率提高极有帮助。可以参加一些动作简单，便于学习和记忆的体操和舞蹈活动。

中国传统的运动对于老年人也是非常有益的，也是深受老年人欢迎的运动，如简化太极拳，动作舒展、柔和有节律、动作与呼吸相配合、思想集中，是调节老年人神经系统功能和肢体灵活性较理想的运动方式。

益寿防老，先练腿脚

有人说"人老先从头上老，白发多来黑发少"。这种说法不确切。科学家认为，人老先从腿上老。上了年纪的人由于腿部肌群力量逐渐减弱，韧带弹性变差，下肢负重能力降低而显得步履蹒跚，老态龙钟，走起路来踉踉跄跄，这是衰老的一大特征，许多老年人在入冬前腿脚很灵便，可当冬去春来，天气变暖之时，会变得步履沉重显得衰老许多。这是为什么呢，医学专家们认为除自然衰老的因素外，与老年人冬季腿脚活动少有直接关系。因此，在老年人保健中，腿脚的保养至关重要。

这里推荐一套锻炼腿脚的保健动作：

1. 卧位运动趾与踝。仰卧床上，双下肢平伸，双足屈旋转踝关节 20 次，这是整套运动的准备动作。

2. 位蹬滚子运动。弄一段长 40 厘米，直径 10 ~ 20 厘米的圆木或石滚子，放在地板上，人坐在床边，双足蹬在滚子上前后滚动 100 次，如果用中药药碾子代替滚子更好，这种有规律的蹬足运动，可以达到舒筋活血的目的，即使不能站立走路的人，也可以完成这项运动。

3. 踮脚走路练屈肌。踮脚走路，就是足跟提起，完全用足尖走路。这时你会感觉到足心和小腿后侧的屈肌群十分紧张，行走百步即可，不能一气呵成，可分段进行，这比一般行走时对屈肌的锻炼要强得多，从经络角度看，有利于通畅三阴经。

4. 足跟走路练伸肌。即把足尖翘起来，类似小脚女人样，用足跟走路，这样是练小腿前侧的伸肌，行百步，疏通三阳经络。

5. 侧方行走练平衡。人向侧方行走时，主要是锻炼内收、外展肌群、补充日常向前行走时运动量较小的肌群。另外，侧方行走可使前庭的平衡功能得以强化，有预防共济失调的作用，先向右移动 50 步，再向左移动 50 步。

6. 倒退行走益循环。人向前行走时，是足跟先着地，重心逐渐移向足尖；而倒退时，是足尖先着地，重心向后移到足跟，这样更有利于静脉血由末梢向近心方面回流，更有效地发挥双足"第二心脏"的作用，有利于循环。另外，倒退时，改变了脑神经支配运动的定式，启用了不少平时不常运用的神经结构，强化了脑的功能活动，可防因废用而脑萎缩，每次倒百步为宜。

7. 爬行能降压。用四肢爬行 50 米，不仅锻炼了四肢，使上下肢协调。爬行时，躯体变成水平位，减轻了下肢血管所承受的重力作用血管变得舒张松弛，心脏排血的外周阻力下降，有利于缓和高血压，这已为大量实践所证实。

8. 踩足与按摩。如果有 3 ~ 5 岁的小孩，你可趴在床上，双足背贴床面，足心朝上，让孩子赤脚踩压双足，让孩子的足跟对准大人的足心，做踏步动作 50 ~ 100 次，对促进血液回流大有好处；如没有孩子帮助，只好自己按摩。

老年人如能每天坚持一套上述锻炼，一定会推迟双腿先衰的到来，也有利于心脑脏腑的保健。

四季健身要点

春季健身要点

阳春三月，人体的功能活动逐渐进入高潮，冬季贮藏的脂肪和肝糖原等热能对外"敞开供应"，血流加速，新陈代谢加快等，给发达肌肉、降脂减肥、健美形体提供了有利条件。加之气候温暖，湿度大，利于提高神经系统的兴奋性，降低肌肉的黏滞性，最大限度地发挥肌肉的收缩力量，因而堪称锻炼的"黄金季节"。对讲究形体美的人来说，由于阳气上升，气温增高，食欲下降，喜欢清淡，加上昼长夜短，消耗增多，因而又是降脂减肥的大好时机。

夏季健身要点

锻炼后不要立即洗凉水澡。夏天天气炎热，体育锻炼时，全身的新陈代谢十分旺盛，体内产热量大增，需要释放，因而皮肤中的毛细血管也大量扩张。如锻炼后立即洗凉水澡，皮肤受到过冷的刺激，会使毛细血管骤然收缩，不利于体热的散发。凉水澡过后反而会使人感到热不可耐。同时，突然受到冷的刺激会使体表已张开了的汗孔骤然关闭，容易使人生病。

忌大量喝水。夏天进行体育锻炼出汗多，会感到口干舌燥。如果这时大量喝水，会给消化系统、血液循环系统，尤其是给心脏增加沉重的负担。同时，体内的盐分已随着排汗而大量丧失，如果这时再大量喝水，出汗会更多，盐分也会进一步丧失，从而导致抽筋、痉挛等现象。

忌大量吃冷饮。体育锻炼时，体内大量的血液会流向运动着的肌肉和体表，而消化器官则处于相对的贫血状态。如果这时大量吃进冰冻饮料，对于已经处于暂时贫血状态和胃酸浓度不足的胃刺激过于强烈，容易损伤其生理功能。轻者会使食欲减退，重者则会导致急性胃炎，甚至为今后发生慢性胃炎、胃溃疡等疾病埋下祸根。

忌在强烈的阳光照射下锻炼。阳光中有一种红外线在夏天格外强烈，人体如果长时间受到阳光的照射，它将会透过毛发、皮肤、骨骼而辐射到脑膜和脑细胞中去，容易使大脑发生病变，也会导致类似中暑的症状。因此，夏天进行体育锻炼，最好安排在早晨和下午4时以后进行，而且锻炼时间不宜太长，运动量也不宜过大。

秋季健身要点

为了减少寒冷季节易发的疾病，在秋凉的时节，应加强耐寒锻炼，逐步过渡到寒冷的冬季。

秋季在户外慢跑，吸进微冷的空气，可提高呼吸道和肺部的耐寒力。慢跑时吸入的氧气比安静时多7～9倍，这又可改善呼吸系统的功能和心肌的供血状况。此外还可进行爬山、打球、做操等活动。

秋凉后每天用冷水浸泡双脚，先从温水开始，逐渐降低水温，直至4℃左右。每次锻炼2～5分钟。然后按摩双脚掌，可防冻疮和感冒。

身体强壮的人可进行冷水浴锻炼，以增强皮肤弹性，促进全身血液循环，提高皮肤、心血管和神经系统的适应能力。开始可先用冷水洗脸、洗脚，继而用冷水擦身，然后用干毛巾擦至皮肤发红，再进行冷水淋浴。冷水浴的水温应由高到低，时间由短到长，只要坚持，即可大大提高耐寒能力。还有冷空气锻炼，秋天要晚添衣服，迟穿棉衣，做到"秋冻"。

冬季健身要点

1. 刚从室内到室外锻炼时，要穿厚一点，先做准备活动，如蹦跳、徒手操、慢跑、转腰等，身暖后再脱去厚衣服，进行正式锻炼。

2. 寒冷使四肢末端的血管处在收缩状态，血液循环缓慢，肌肉的黏滞性增加，关节韧带的弹性较差。所以锻炼前的准备活动要充分，防止肌肉拉伤和关节扭伤。

3. 冬季寒冷干燥的空气对呼吸道黏膜有很大的刺激作用。运动时要采取深而慢的呼吸节律，并尽量使用鼻子呼吸。因为鼻子里的血管丰富，对于寒冷空气能起到加温加湿的作用，可以减少对呼吸道黏膜的刺激。如果单用鼻子呼吸不能满足时，可以微微张开嘴巴，轻轻咬住牙，让空气从牙缝进去，千万不要张大嘴喘气。

4. 初参加锻炼的人，要根据自己的身体条件适当掌握好运动量，循序渐进。运动间隙和运动结束后，随时将衣服穿好。如果出汗多，浸湿了内衣，要及时将汗擦干，换上干内衣，不要穿着湿衣服让风吹，防止着凉感冒。

5. 在冰天雪地的环境中锻炼时，为了防止暴露部位发生冻伤和皮肤裂口，在锻炼前先进行按摩，使这些部位发红发热，还可以涂些凡士林、冷霜、蛤蜊油等，起到滋润和保护皮肤的作用。

交替锻炼法

不少人都知道"生命在于运动"的道理，可是尽管他们常在运动，却并未达到增强体质、推迟衰老的目的。原因就在于他们不懂得交替运动的重要性，使阴阳没有真正达到平衡的结果。一个体力劳动者劳动一生，而大脑的智力部分却并未充分开发；一个脑力劳动者，尽管伏案终生在劳作，可肌肉关节、呼吸、循环系统的功能往往相当低下，原因之一也是忽视了交替运动。那么该如何进行交替运动呢？

体脑交替

体脑交替是交替运动中的一个重要组成部分。经常从事体力劳动、体育运动，可以使神经、心血管、呼吸、消化、内分泌系统得到锻炼，使全身新陈代谢旺盛。但是这还不够，还需要同时进行脑力锻炼。人的大脑受训练越少，衰老也就越快。因此，从事体育运动和体力劳动的人，要经常学习多用脑，如下棋、写作、背诵诗词等，从事脑力劳动的人，必须经常参加体育运动。

动静交替

人们一方面不断进行体力和脑力的活动锻炼；另一方面每天又要抽出一定时间使体脑都静下来，全身肌肉放松，去掉一切杂念，将意念集中于肚脐，这样可以调节人的全身脏器活动。

上下交替

人类从猿进化到直立行走，手脚分工不同。手的活动增质多，动作敏捷、灵活；双脚的活动减少，动作显得笨拙，支配双足的大脑皮质的功能也相应退化。人由于直立极易发生脑血管疾病。如果经常改变习惯体位，就可以减少脑血管疾病的发生。对不同动物平均寿命进行比较，可以发现头位活动和寿命的长短是有一定关系的。鹤类、鹰类及蛇类等头位活动范围可达360°，它们可活到发育期的 10 倍以上。而人类头部活动的幅度只有 90°，其寿命只能活到发育期的 3 倍左右，只有长寿动物的 1/4。平常多做头低位运动是最有效的交替方式，如弯腰扫地、放低脸盆洗脸、弯腰运动、手摸足运动，等等。日本人的生活习惯多鞠躬、多席地而坐的爬行等，也是长寿的一个奥秘。此外多注意活动脚趾，有条件的做一些倒立动作，对于增强身体灵活性、减少脑血管疾病都是有益的。

左右交替

要求人们右侧肢体和左侧肢体做交替活动。如果你习惯于用右手，就应有意识地活动左手。手是外部的"脑"。如果你很少用左手，那么大部分右侧大脑皮层就会"荒芜"。可使两侧大脑半球都得到开发，有意识地让双手平均活动可保持大脑功能平衡，防止中风的发生。

前后交替

人们日常行走都向前，在大脑皮层运动区形成"定式"。长期向前行走的结果往往导致下肢及腰部骨骼的偏向性，产生髋关节、坐骨等疾病。实践证明，每天做一些向后行走的后退动作，不仅可以使下肢关节灵活、思维敏捷，还可以预防和治疗某些腿病，避免进入老年期后出现下肢活动不灵、行走不稳的现象。

下面是几则简单的交替运动：

交替运动之一：每天腹式呼吸 3 分钟，时间可安排在早晨醒来尚未穿衣起床之际，也可在晚上上床后或每天午睡前。锻炼方法为：仰卧，解开裤带，全身放松，吸足一口气，有意识地使肚子鼓足，憋一会儿再慢慢呼出去。每次呼吸要深而慢，憋气时间越长越好。

腹式呼吸是锻炼全身重要内脏器官的运动。由于呼吸时膈肌上下运动幅度增大，肺泡扩张，心脏及大动脉等胸腔内的器官活动增加，腹腔内的胃、肠、肝、脾、胰、肾及所有血管神经都得到缓和而有节奏的运动，有助于消食化痰。人睡前运动还可以帮助入眠。

交替运动之二：头低位运动。即在起床后或临睡前做一次八段锦中的"双手攀足固肾腰"。方法是：站立，弯腰低头，双手尽量俯身触地，一秒钟一次，一分钟可以弯腰 60 次。开始时可以少弯腰几次，由少到多，由浅入深，最后达到手掌摸到地面。这个动作就像鞠大躬，一鞠到地，主要目的是使头低下去。上下活动头部，可使头部得到更多的血液和营养，也可逐步增加脑血管的抗压能力，以预防中风。

头低位运动进一步发展就是头倒立，甚至头足倒置或倒挂。这在世界上比较盛行，著名小提琴家梅纽因每次演奏后都倒立10分钟，许多美国人在办公室内也穿上倒挂靴，倒悬休息。这种运动对脊柱疾病、胃下垂、下肢静脉曲张、痔疮都有好处。

血管硬化或有心脏病的人做这种运动必须征得医生同意，以免发生意外。开始时可先做小幅度的鞠躬运动，循序渐进，量力而进。

交替运动之三：每天洗冷水澡。早晨起床之后，或在晨练之后，冲个冷水澡，一年四季不中断。当然，视每人习惯，中午、晚上也可。

洗冷水澡首先要克服怕风怕冷的心理。可先让全身皮肤见见空气，晒晒太阳。一开始可以干洗，即用毛巾擦身，由双臂双腿到胸部、腹部以至全身，循序渐进。先用热水，再用温水，逐步达到用冷水冲洗。冷水浴者多长寿，马寅初先生活过了100岁，原因之一就是因为他每天洗冷水澡。

此外，还有心肺交替锻炼、冷热交替锻炼及"逻辑思维与形象思维"的交替锻炼等。根据本身情况和交替运动的原则，自己去设想创造，如能经常锻炼，调节能力将大大增强，身心将更健康。

拍拍打打好健身

中医按摩中有点、按、推、拿、抹、拍、揉、搓、捏、抖等多种治病手法。拍打，是其重要手法之一，它对于疏通经络、促进血液循环、提高身体各部位抗病能力，有着良好的效果。尤其是对治疗慢性病，效果显著，有患者练拍打功治愈了缠身多年的慢性胃病、肩周炎、头昏、失眠、出虚汗、关节炎等。

拍打功的方法是：觅一僻静处所，先转颈、环臂、压腿，稍事活动，然后面东而立，取自然势，以舌抵上腭，深呼吸3次。接着将右臂前伸，以左掌拍击右臂内外侧。内侧从内关穴起，到肩内穴止；外侧从外关起，到肩贞穴止，拍击时间以3分钟为宜。继而左臂前伸，以右手掌拍击左臂，其法亦然。两臂拍击毕，再分别以右手掌拍击左侧颈部风池穴，左手掌拍击右侧颈部风池穴，轮番拍击20次止。再改为胸式呼吸，双掌拍击位置亦由颈至胸至肋。拍击时，抬头、挺胸、收腹。拍击要领与颈部同，持续5分钟。转腹式呼吸，拍打腹部，双掌齐施15分钟。上腹拍击点重在中脘穴周围，下腹在丹田。气海、关元、中极、耻旁等穴内外，效果以局部的热、酸、麻、胀感及放屁为止。下肢拍击是由上而下，先内后外，再前再后，拍打时间以 10 分钟为限。终了，以背撞击墙体或其他建筑物 30 余下，深呼吸 3 次，此功即告罄。习功中，要自始至终，意守力点。轻击、重叩，按章按法，循序渐进。

另外，可根据不同疾病拍打不同部位，达到治病健身的目的：

拍头部

持空心掌，两手轻轻地从前额往后拍打至后颈部，如此反复 10 ~ 15 次，可防头昏头痛、失眠等疾病，增强记忆力。

拍两肩

持实心掌，左手拍打右肩，右手拍打左肩，用劲反复拍打 30 ~ 50 次，可防治两肩酸痛、肩周炎等疾病。

拍两手臂

持实心掌，左手拍打右手臂，然后换右手拍打左手臂，从上到下反复各拍打 10 ~ 15 次，可防治手臂酸痛，增强手劲。

拍胸部

持空心掌，胸内含、不挺胸。两手轻轻交替反复拍打胸部 30 ~ 50 次，可促进心胸血液循环，调节心律，预防呼吸道和心血管疾病。

拍腹部

持实心掌，挺着肚子，两手交替反复拍打 30 ~ 50 次，可防治腹胀、消化不良等疾病，增强肠胃功能。

拍两肋

持实心掌，先用右手拍打左肋，再用左手拍打右肋，各拍打 10 ~ 15 次，可防治腰部酸痛等疾病。

拍臂部

两肾持实心掌，稍弯腰，两手向后交替拍打背部的命门穴位（即两肾之间，第二腰椎棘突下），反复拍打 50 ~ 60 次，可防治肾炎，增强肾功能。

拍两腿

持实心掌，弯腰，用劲拍。先两手同时拍打左腿，再拍右腿，从上到下，里外左右各拍打 20 ~ 30 次。可防治腿部麻木、酸痛、关节炎等疾病，增强腿肌弹性，走路有力。

注意事项：一是拍打时要全身放松，精力集中，力量均匀；二是在早上进行，每天拍打一次，持之以恒；三是站着拍打，如年高体弱站立有困难时，也可坐着拍打；四是最好在室外空气新鲜的场地进行，天气不好时也可在室内进行。

倒退走步有哪些意义

一般情况下，走步总是向前走的，有些人练习向后倒退着走步，叫"逆步术"。据说，向后倒着走会使腰酸背痛的感觉消失。据练习者说，每日向前走 1 万步也不如向后倒走 100 步有效。因为倒退走步调动了平时不动用的肌肉而使血液循环得以改善。倒退走的姿势是：脚后跟要和头形成直线，膝盖不要弯曲。练倒退走时，要选择没有车辆来往的道路和开阔的安全地带，注意安全。

国外老年人如何锻炼

这里介绍美国老年人锻炼的点滴情况。美国每天有 59% 的成年人参加各种体育锻炼。1972 年美国老年人富兰克·肖特获得奥运会马拉松赛跑冠军后，"跑步热"席卷全美，大约有 3500 万人参加跑步运动。在美国有不少保健中心和健身房，许多老年人到那里去锻炼。锻炼的形式不少。如：①快走，慢跑。老年人在保健中心的跑道上进行快步走或慢跑锻炼。快步走每分钟 100 ~ 130 步，锻炼半小时以上。慢跑的时间可长可短，不少于一刻钟。②徒手操。有些老年人在快步走或慢跑后，还做徒手操。主要做两臂绕环、扩胸、弯腰、仰卧起坐等动作；一些老年体弱的人则坐在椅子上做徒手操。③倒退行走。有不少人练习倒退行走，据说可以改善血液循环，防治腰酸背痛。④爬行。一些老年人戴着手套在地上爬，据说经常锻炼可以减少冠心病、脑血管硬化、腰肌劳损、下肢静脉曲张等疾病的发生。⑤游泳。这既是一项锻炼活动，又是一种积极的休息。

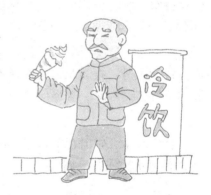

为何不宜跷"二郎腿"

有些人坐椅子或坐公共车辆时，喜欢跷二郎腿。其实，这种姿势容易使背骨（脊柱骨）弯曲，久而久之，背骨弯曲便定型化，紧接着还会出现腰痛、胃病和呼吸系统疾病。因此，应注意坐姿，即将腰部紧靠椅背，双膝并拢。

夏季运动后不宜多吃冷饮

夏季运动后最好喝温热饮料，因为人在运动时产热量增加，胃肠道表面温度也急剧上升，据测定，人在运动时 1 小时产生的热量能把 6 千克的水烧开，如果运动后吃大量的冰砖、冰汽水、冰淇淋等，强冷刺激会使胃肠道血管收缩，减少腺体分泌量，导致食欲减退和消化不良。有人以为喝冰冻牛奶、吃冰淇淋等，既消暑又增加营养。其实，骤冷的刺激会使肠胃发生痉挛，蠕动加快，产生腹痛或轻度腹泻，不仅影响营养物质的吸收，还会使肠炎等病复发。过冷的饮料食品还会刺激牙周、咽部组织，造成局部机能紊乱，容易发生牙齿过敏和咽喉炎。而温饮料却没有上述缺点，而且能较快地渗透到黏膜组织，既解渴又能消除暑热。

夏季人的体重会减轻

不少人到了夏季，体重减轻了。这是因为气温升高，人的身体热能消耗不像冬天那么多，但高热使身体食物中枢的兴奋减低，唾液、胃液等消化液的分泌减少，导致身体对食物的需要减低，特别不想吃油腻的东西。身体为了使热能的产生和消耗平衡，夏天身体的泌汗等散热作用加强。因此，一般人在夏季食欲减退，体重减轻。另外，夏天日照时间长，睡眠时间比冬天少。睡眠不足，使身体经常处于疲劳状态，天长日久，也会引起体重下降。

克服的办法是：生活要有规律，夏季可增加水或盐开水等饮料，增加一些含蛋白质和维生素的食物。同时，进行适当的体育锻炼，以增进食欲，增强体质，提高身体对外界环境的适应力。

为什么锻炼后不想吃饭

人在进行体育锻炼时，管理肌肉运动的神经中枢处于高度兴奋的状态，而管理内脏活动的副交感神经却抑制了消化系统的活动，人的全身血液处在重新分配的状态，以便供应肌肉、骨骼等系统的需要。在这种情况下，腹腔内的血液供应量显著减少，与此同时，肾上腺素的分泌量却有很大增加，肠胃的活动因此明显减弱，消化系统的功能下降，因而食欲减低。所以，有些人进行体育锻炼后不想吃饭是正常的生理反应，不必担心。但是，体育锻炼以后出现多天食欲不振，那就应该请医生检查原因了。

如何测定自己的心脏功能

办法之一：静坐5分钟，测出每分钟的脉搏数，马上做30次下蹲动作，再测出每分钟的脉搏数，静坐1小时后，再测出每分钟的脉搏数，把上述3次脉搏数总和减200，再将所得的差数除10，所得的商数就是测定的结果。商数为1～5者，表明健康状况良好；商数为6～10者，表明健康状况中等；商数大于10者，表明健康状况较差。知道自己的心脏功能后，就可在医生指导下，选择适合的项目进行体育锻炼，以增强体质。

办法之二：以检查上下楼梯后的心率数作为参考。目前新建的住房每层约高3.5米，以一般速度上4层楼，如果心率在每分钟100次以下，表示心脏机能良好；每分钟 120 次以下，表示心脏机能尚好；每分钟 140 次以下为中等；每分钟 140 次以上为差。用上述方法，还可在锻炼一段时间后测定心脏功能提高的情况。

出汗多是否代表减肥效果好

人的全身有 500 万条汗腺，像无数微型水泵分布在各个部位。汗腺由交感神经管理，不受意志支配，人们是无法控制自己发汗与否的。人不出汗体温要升高，体温如果不向外散发，每小时可升高 1℃ 以上，3 天下来全身血液要沸腾了。所以，出汗是正常现象。出汗可分生理性出汗、病理性出汗和情绪性出汗。生理性出汗，人们往往感觉不到，因为出汗量少，形不成汗珠就蒸发掉了。调节体温的汗大多从额部、腋下、胸部、腰部渗出。病理性出汗或无汗，往往是某些疾病的症状。甲亢病人为了排除多余的热量而大量出汗；糖尿病人体内的水分多从肾脏排出，出汗少；低烧病人睡眠时会出汗，叫"盗汗"；虚弱病人动辄出汗，叫虚汗。情绪性出汗，情绪激动时，由于高级神经的控制，汗水往往随着强烈的情绪变化而流出来。

出汗是人体调节温度、排出废物的生理活动，汗量多少并不一定同运动时能量消耗大小成正比。因为能量消耗是受体质、体重、气候、衣着等因素影响的，所以不能说体育活动时出汗多就是减肥效果好。衡量减肥效果，主要看通过体育活动是否消耗了过多的能量。

怎样做到积极休息

半个世纪前，生理学家们发现一种现象：在做一种工作感到疲劳时，如果换一种方式继续工作，比单纯静止的休息更能消除疲劳。人们把这样的休息称为"积极休息"。

当大脑中的一群细胞兴奋时，可使周围的细胞转入抑制状态，要是换一种方式活动，就使另一群细胞处于兴奋状态，使已经疲劳的细胞加深抑制，从而加速其疲劳的消除，使休息效果更好。

为此，老年人从事一种活动，特别是从事脑力活动感觉疲劳时，可以换一种活动方式来加快疲劳的消除。这种活动可以是看画报、听音乐、喝茶，而最有效的方法是进行适当的体育活动，例如打拳、做操、散步、到室外活动，这样能迅速消除疲劳。

如何进行正确的空气浴

什么是空气浴

空气浴是利用空气刺激来提高身体适应能力的活动，也是适合老年人的一种健身手段。它的作用是运用气温和皮肤温度之间的差异，锻炼和促进体温调节功能使其更完善，以适应环境的变化。平时，人们穿着衣服，皮肤和衣服之间空气层的温度一般在 27 ~ 33℃，衣服对人体起着保暖作用。进行空气浴时，脱去衣服，体温以传导、对流和辐射的形式散热。人的身体为了维持体温平衡，通过神经反射，体温调节功能立即活跃起来，产热过程加强，新陈代谢旺盛，散热过程减弱，体温消耗减少到最低水平。通过持之以恒的锻炼，体温调节功能逐渐加强，耐寒能力提高，就比较能适应突然变化的气候。

空气浴的锻炼方法

空气浴可有意识地结合日常生活来进行，从夏天开始，就有意识地尽量少穿衣服。入秋后也不要过早穿上秋装。从深秋进入初冬，气温逐渐降低，可在起床前用双手摩擦全身皮肤，使之发热，穿上单衣漱洗，然后到室外做操、打拳、跑步或进行其他体育活动。如仍在上班的老年人，可在上班走路、骑车的时间里，少穿衣服，接受冷空气的刺激。如果从事体力活动，可少穿衣服，进行空气浴。对一般老年人来说，可采取增加户外活动的时间，以及开窗睡眠等办法进行空气浴。如果作为一项专门的锻炼活动，最好是少穿衣服，早晨在空气新鲜的地方结合跑步、做操等进行锻炼。锻炼的时间可根据季节、气温的变化和个人的体质决定，气候寒冷，时间应缩短，如出现寒战、皮肤起鸡皮疙瘩时，应停止锻炼。

如何进行正确的日光浴

日光浴对老年人健康有好处

日光浴，就是有意识地使人体皮肤直接曝晒在日光之下，或按规定的顺序和时间进行系统的日晒。日光浴的好处有：日光中的红外线作用于人体组织，细胞分子的运动就加快而产生热量，使肌体组织的温度上升，表皮血管扩张，血液循环加快，促进新陈代谢和细胞增生；太阳射线，尤其是紫外线具有杀菌作用，日光浴可提高人体免疫力；日光中的紫外线能使皮肤中的麦角固醇转化成维生素 D，促进身体对氯化钙和磷质的吸收，有助于老年人保持和增强骨骼的弹性；日光照射能影响心脏活动，加速血液和淋巴液的活动，使呼吸加深，肺换气量增大；适量的日光照射可促进创伤的愈合，增强造血器官的功能，日光中的红外线有镇痛、消炎作用，有助于治疗风湿病、关节病。

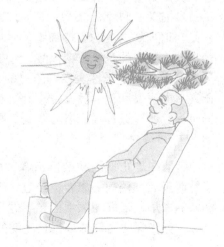

老年人怎样进行日光浴

日光浴，通俗地说就是晒太阳。方

法：一是结合生活生产、体育活动自然地进行；二是以一定方式，专门进行日光浴。日光浴的地点应选择在尘埃比较少、有较多阳光的地方。进行日光浴的时间应视季节不同而异。热天，最好在上午 8～10 点或下午 4～6 点。如果只有中午抽得出时间，则要避免日光直接曝晒。天气转冷后进行日光浴，气温不要低于 18℃，比较理想的时间是 11～14 点。日光浴也要循序渐进，开始时每次照射十来分钟，适应后再增加，一般以三四十分钟为宜。日光浴应尽量裸体进行，全身或部分身体裸露，但头部应该遮盖起来。一边锻炼一边晒太阳最为理想，这样可以避免热量过多积聚，加重心脏负担。

日光浴的注意事项

日光浴的地点最好选择在靠近江湖海滨、高山等处，这些地方的阳光中所含的紫外线量比较丰富。不要在空腹或刚吃饭以后进行日光浴。空腹时身体对外界温度变化的抵抗力低，容易受凉感冒；饭后立即进行锻炼，容易造成体内血液分配的紊乱。日光浴后也不要马上进食。日光浴前要做好准备活动，并摩擦腰、腿、肩等大关节部位，使之发热。锻炼时不能睡觉，也不要看书、吸烟。要经常变换体位，使身体各部位被照射的时间大致相等。隔着玻璃锻炼会影响效果。如果配合游泳或洗澡进行日光浴锻炼，则应在日光浴后休息几分钟，然后再游泳或洗澡。日光浴的刺激量要适当，应根据本人的身体条件掌握，刺激量过小，达不到锻炼效果；刺激量过大，超过身体耐受程度，会引起不良反应。如出现皮肤潮红，有烧灼感，或头痛、血压骤然升高、食欲不振、失眠等现象，应中止锻炼。

日光浴的时间不能太长

日光浴对人体健康是有益的，但进行日光浴要讲究科学的方法。在阳光灿烂的日子里，从上午 10 点到下午 2 点，晒的时间不要超过 20 分钟，早晨和下午可在阳光下躺半小时或稍多些时间。因为过度地晒太阳会引起视力减退、失眠，甚至引起皮肤癌变。国外资料表明，皮肤癌患者中不少人与日光浴过度有关。科学家认为，长时间曝晒，紫外线会通过两种途径损伤皮肤：一是辐射损伤真皮的支持细胞，使皮肤干燥、发硬，出现褶皱；二是辐射损伤皮肤细胞中的脱氧核糖核酸，使支肤细胞发生变异，生长失控而成皮肤癌。另外，阳光对于干性头发和染过的头发有不良影响，易使头发变脆和脱落。阳光对电烫发和化学烫发也不好，在阳光下还会使开始变白的头发加快变白的过程，所以进行日光浴时要戴草帽。

可用日光浴作为治疗手段

病情在静止期的肺结核患者，神经官能症、心血管系统疾病、关节炎、慢性肠炎、佝偻病等患者，经过日光浴锻炼都可收到不同程度的疗效。这些病人的锻炼，最好在医生指导下进行。

但有些疾病是禁忌进行日光浴的，如各种急性疾病患者，发热、皮肤有炎症者，过度疲劳、失眠的人，严重贫血和有出血倾向的人，都不宜进行日光浴锻炼。

如何进行正确的冷水浴

洗冷水浴有哪些好处

冷水浴被称为"血管体操"，能增强神经系统的功能。人体受到冷水刺激后，全身的血液循环和新陈代谢大大加强，更多的氧气被送到大脑细胞中，有利于消除大脑疲劳，同时，可提高感觉器官兴奋性。冷水浴能增强心血管系统的功能。人的皮肤受到冷水刺激，皮肤血管急剧收缩，大量血液被吸入内脏及深部组织，使内脏血管扩张，为了抗冷，皮肤血管很快又扩张，大量血液又从内脏流向体表。这样一张一缩，使血管受到锻炼，增强血管弹性（故称"血管体操"），它有助于防治动脉硬化等疾病。冷水浴能增强呼吸器官的功能。人体接触到冷水后会急促吸气，呼吸暂停片刻即转为深呼吸，然后恢复均匀而深长有力的呼吸，这种呼吸使肺组织的弹性大大提高，吸进更多的氧气，呼出更多的废气。冷水浴能改善消化器官的功能，由于呼吸加深，肠肌上下升降幅度加大，加快腹腔血液循环，加强肠胃蠕动，并对邻近内脏器官起到按摩作用。冷水浴对皮肤、关节、肌肉也有良好的锻炼作用。冷水刺激后，皮肤血管强力舒缩，皮下脂肪层肥厚，血液循环旺盛，营养充分，所以坚持冷水浴锻炼的人，皮肤红润光泽，富有弹性，身体健康，富有活力。

冷水浸脸效果好

坚持冷水洗脸或浸脸，能使上呼吸道黏膜血管的收缩和舒张变得准确、灵敏，血液供应良好，局部的抵抗力增强，不易发生伤风感冒。

冷水洗脸或浸脸，要持之以恒，时断时续，是没有多大效果的。锻炼的方法是：每天早晨起来，漱口刷牙，活动活动，使身体暖和起来。然后用冷水毛巾擦脸，或在脸盆里盛七八成满的冷水，吸一口气后俯身将脸部浸入冷水中（耳朵不能入水），缓缓将吸入的气通过鼻孔呼出，然后将脸部抬出水面，如此往复一二十次，再用温毛巾擦两颊、额头、颈部，直至皮肤发红发热。如果晚上再做一次，效果更好。原来没有锻炼基础的老年人，可逐渐过渡，不可急于求成。

老年人怎样进行冷水浴锻炼

冷水浴的方法多样，可根据本人的身体条件和锻炼基础灵活掌握。除简便易行的冷水洗脸外，还有冷水洗脚：在脚下水之前用手摩擦，浸入水后双脚相互摩擦，然后用干毛巾擦干并使脚发红；冷水擦身：可以从头颈、上肢、背胸腹、下肢，依次用冷水毛巾擦，擦四肢时应沿向心方向进行，促使静脉血液回流，擦身时把皮肤擦红，然后擦干；淋浴：用喷头或用盆把冷水往身上浇，用毛巾不断擦身，淋浴时要掌握好时间和水温；浸浴：把身体浸入冷水，这是冷水浴中刺激最剧烈的一种，老年人进行浸浴要谨慎；冷热交替浴：先从温水开始，使体表血管扩张后，再入冷水，使血管收缩，这种方法作用最大，是增强身体对寒冷抵抗力的有效手段。

体育锻炼后不能马上进行冷水浴

经过体育锻炼，人体新陈代谢增强，产生大量的热量，需要通过皮肤毛孔排汗调节体温，如果立即进行冷水浴，就会引起皮肤毛孔的突然闭塞和毛细血管的骤然收缩，不仅影响体内余热的散发，而且会促使体温调节功能失调而导致感冒，甚至诱发其他疾病。有些人在运动后满身大汗，他们以为洗个冷水浴，既凉快又清洁卫生，这种想法是不科学的，对身体健康是有害的。即使经常进行冷水浴的人，也应该在运动后休息一段时间，把汗水揩干，然后进行冷水浴。

进行冷水浴锻炼应注意什么

老年人身体的抵抗力较差，进行冷水浴要严格掌握，一定要循序渐进。开始时水温不要太低，时间要短，锻炼后自我测定一下身体的反应，如果感到精神振奋，食欲良好，睡眠也好，可以降低水温，延长时间。最好从夏季开始，使身体有个逐步适应的过程，而且尽量从冷水洗脸等简单项目开始，适应后可扩大到冷水擦洗上身，再从上身擦洗到下身，更进一步就可以进入淋浴或浸浴。冬季气候寒冷，很难保持室内有较高的温度，锻炼时更要注意，以免得病，如自我感觉不好，出现失眠、体重持续下降等现象，应停止锻炼，并请医生诊治。

如何进行正确的热冷水浴

什么叫热冷水浴

热水浴后紧接着进行冷水浴，就叫热冷水浴，它是很好的健身方法。热冷水浴可以促进人体的新陈代谢，增强神经系统和心血管系统的功能，提高人体对外界环境急剧变化的适应能力和对疾病的抵抗能力。

人在洗热水浴时，皮肤血管得以舒张，血流加速，皮肤内血容量增多，汗腺分泌加强，运动肌肉松弛，体内产热量减少，心跳频率增加，新陈代谢加快。当人从40℃以上的热水转到20℃以下冷水中时，肌肉紧缩，呼吸困难，但一刹那后，全身就会感到温暖和轻松。人

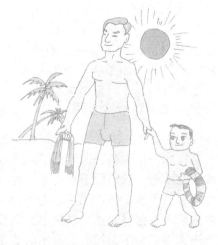

体在冷水刺激下发生一系列反应，有利于提高心血输出量，增强心脏功能。冷水刺激，血管收缩，可提高血管的弹性，有利于预防高血压和动脉硬化。

如何进行热冷水浴锻炼

老年人锻炼热冷水浴，特别要注意循序渐进，因为由热水转入冷水，温差比较大，身体一下子是不能适应的。初浴时，可先用热水—冷水洗脚，再用热水—冷水擦身，适应后再过渡到热冷水浴。冷水浴，可先由腿到胸腹部，再到全身的办法过渡。一般把 20℃以下的水称为冷水，把 20～22℃的水称为凉水，初浴时宜先适应凉水，然后逐渐降低水温。有锻炼基础、身体健康的人，可降到 13℃左右。冷水浴以不出现寒战为度。气候寒冷时，冷水浴的时间最好限制在 1 分钟内。热冷水浴每周进行 1～3 次。关键是持之以恒，时断时续，身体不适应，锻炼效果也差。患病者应在医生指导下进行热冷水浴锻炼。

三种沐浴健身法

什么叫沐浴健身法

沐浴，就是洗澡，洗澡不仅为了清洁，也是利于健康。根据不同要求，在不同时间，采取不同方式洗澡，叫沐浴健身法，它分为很多种。

清晨起来，睡眼惺忪，如果用 18℃冷水洗个澡，全身淋湿后用干毛巾把皮肤擦红，能使全身血液循环旺盛，精神振奋，情绪活跃，有利于迎接一天的工作、学习。

镇静浴

当你经过紧张的脑力劳动，或一时性的高度兴奋，难以入睡时，可以用 38～40℃的温水洗个镇静浴，悠然自得地泡在浴缸里。经过 15 分钟浸泡，你全身 1/3 的血液被调动到皮肤上去了，大脑的负担就大大减轻，全身的肌肉，特别是颈部肌肉得到放松。这时你会感到疲倦，就会很自然地迷迷糊糊进入梦乡。

镇痛浴

当你参加了紧张、繁重的劳动后，或经过体育锻炼，全身肌肉感到酸痛，可洗个热水澡，在 40℃左右的热水里泡上 10 多分钟。这样可以使经络疏通，气血流畅，肌群放松，浑身酸痛感顿然消失，轻松自如。如果再配合按摩，那么镇痛效果会更好。

怎样洗治疗浴

配合药物进行洗浴或浸浴，可以辅助治疗多种疾病，一般称为治疗浴。如把稻糠或麦麸加水烧开，滤取清水洗浴，有助于治疗慢性湿疹、牛皮癣、神经性皮炎、皮肤瘙痒等；洗浴水中加适量硫黄，可以治疗疮；洗浴水中加高锰酸钾，有助于治疗疖肿、毛囊炎、疥疮等；用中药荆芥、防风、苦参、威灵仙、赤芍等煎水浸浴，可以辅助治疗关节炎、牛皮癣、皮肤发痒；用草药椿树根须、大叶桉、乌柏、三丁苦、鸭脚本等煎水坐浴，对妇科滴虫或霉菌性外阴炎、外阴瘙痒有疗效。

怎样正确洗药浴

沐浴能清洁皮肤，促进皮肤和肌肉的血液循环，清除乳酸，消除疲劳。如在浴水中加入药物，通过皮肤吸收，还是一种治病保健的方法。用适量的贯众叶和防风叶浴剂洗浴，可以防治感冒。用适量的罗布麻叶、牡蛎、夜交藤、吴萸等煎汤沐浴，能治疗高血压；海带浴剂则能消毒，祛除疲劳，对失眠和关节酸痛也有一定功效。用盐汤沐浴，可消除长途行走和劳累过度引起的肌肉疲劳；丝瓜叶味甘性平，能清热解毒，用新鲜丝瓜叶煎汤沐浴，能防治痱子；用性凉芳香的桉树叶煎汤沐浴，能消炎解毒，对链球菌、葡萄球菌感染引起的丹毒有一定疗效；在浴汤中加少许醋，有消除疲劳及杀菌作用。

怎样正确洗强壮浴

常洗海水浴，让海浪温柔地为身体做机械性的按摩，能增强身体器官的功能，人们称之为强壮浴。因为海水中的多种无机盐有杀菌作用，还有助于治疗各种关节炎、多发性神经炎、皮肤病。没有条件到海滨去洗海水浴的人，可在洗浴水中加入 1.0%～1.5% 的食盐，进行浸浴，也有海水浴的相似作用。

怎样正确洗健身浴

健身浴方式不少，但不一定都适合老年人，下列几种可供老年人参考：

1. 气泡浴。在注满温水的浴缸中，放置 1 个气泡发生器，使之发出许多气泡。在温水气泡冲刷下，全身受到水流按摩，对一些疾病能起治疗作用。

2. 直喷浴。用水枪将温水喷射到身体上，可治疗腰肌劳损、腰椎间盘突出症，每次 2～5 分钟，15 次为 1 个疗程。

3. 刷浴。用刷子或干毛巾，遍擦全身皮肤，使皮肤组织细胞活跃起来，形成网状细胞，可以加强肌体免疫力，也可防治皮肤病、防衰老。

4. 风雨浴。在风里吹、雨里淋，可锻炼身体，增进人体抵抗风雨侵袭的能力。

5. 雪浴。用雪来擦身，能增强人体耐寒能力，抵御疾病。

如何利用气功延年

什么是气功

气功是我国优秀民族文化遗产，是有几千年历史的养生术，是医疗与体育结合的健身运动。

气功有硬气功和静功之分。静功，就是通常所说的气功气，按中医理论，就是指人们呼吸空气以及人体内在的"元气"。练气功，就是锻炼人体内在的"元气"，所谓"内练一口气"。练气功就是要增强人体对疾病的抵抗力、对周围环境的适应力和体内的恢复能力。

气功有一套独特的"自我锻炼"方法，包括调身（姿势）、调息（呼吸）、调心（神经）三方面。这三者相互联系、制约，练气功就要掌握这三方面的要领。采用"内向性"的锻炼方法，主动控制意识，掌握自身的内在行动，调动和增强身体各器官的机能，激发身体固有的潜力。

内养功

内养功的特点是讲究呼吸。练内养功有助于治疗胃及十二指肠溃疡病、肝炎、胃下垂、习惯性便秘等。具体做法：姿势以侧卧式和平坐式为主，也可用卧式。侧卧式：一般取右侧卧位，头略前弯，右臂在身旁屈曲，放在枕头上，离头7厘米，掌心向上。左臂自然舒展，放在左髋部，掌心向下，两腿自然弯曲，左腿放在右腿上。或不拘形式，以自然放松为主。呼吸：用停顿呼吸法，配合默念字句。鼻吸，鼻呼，腹式呼吸。每次呼吸之间稍做停顿，方式为吸气→呼气→停顿→抬舌→默念→落舌→吸气。停顿呼吸时，不要使劲闭气，只是把意识集中在小腹中，暂不呼吸，不要把气闭在上腹部或喉头。停顿的时间逐渐增长，以默念字句多少来控制，每秒钟数一个字，一般默念3～7字即停顿3～7秒。默念的字句要有自我暗示的意义，如"安静好""安静放松好"等。

放松功

放松功，是静功的一种，简单易行，适合一般慢性病人锻炼，可做为一种医疗健身手段。具体做法：姿势取仰卧、高枕卧位，头端正，肩背部用巾褥垫住。两臂舒展放在身旁，两腿自然伸直，两眼轻闭，口自然闭合，上下排牙齿轻轻接触，舌头自然抵住上颚。自然呼吸，鼻吸鼻呼，保持平时呼吸的节律和深度，但要求调整得细（呼吸时听不出声音）、匀（快慢深浅很均匀）、稳（不局促、不结滞）。入静方法：吸气时默想"静"字，呼气时默想"松"字，一边默想"松"字，一边有意识地放松身体的某一部位。每次呼吸放松一个部位，依次放松头、臂、手、胸、腹、背、腰臀、腿，最后放松足部。全身肌肉放松后，再默想血管、神经、内脏都放松。练功的时间和次数，根据病情和体质而定。如在家休养或住院治疗者，每天可练3～4次，每次30分钟。一边工作，一边养病者，每天可练1～2次，每次30分钟，一般练3～4月可见效。

强壮功

强壮功也是静功中的一种，它的特点是强调入静，对呼吸的要求较简单。

强壮功适用于治疗神经衰弱、高血压、肺气肿、心脏病。姿势，分平坐式、盘坐式、站式，以平坐式为主，身体太弱者亦可用卧式。

平坐式：端坐在宽平的方凳上，两足稳实踏地，两腿平行分开，距离与肩宽相等，膝关节屈成90°，身体端正，大腿和躯干亦成90°，两手掌面向下，轻轻放在大腿上，两肘自然弯曲，头端正，下颌微收，腰背正直，垂肩含胸，眼、口、舌要求与放松功同。

盘坐式：两腿交叉盘起，两足放在腿下，两膝不着床榻，臀部稍向后突，稳坐在坐垫上；腰背正直，两肩自然下垂，含胸，头端正，下颌微收；两手互握（叠放）置于脐下或小腹部，掌心向上，两拇指交叉。眼、口、舌要求与放松功同。

站式：以三圆式站桩最为实用，但只适合于体质较好者练习。姿势：两脚分开同肩宽，脚尖稍向内，两膝微曲，腰直，胸平，两臂抬起，手与肩平，肘比肩低，两臂圆曲做抱大树状，两手各指微曲做半握球状。自然呼吸或腹式深呼吸。自然呼吸，即用鼻自然呼吸，方法同放松功；腹式深呼吸，吸气时腹部自然隆起，呼气时凹下。呼吸之间不间断，逐渐加深，直至1分钟呼吸6～8次，但要自然轻松，切勿鼓劲用力，勉强追求深长。

强壮功可分三个阶段练，第一阶段（1星期），取卧式或平坐式，自然呼吸——稍深呼吸，每天做3～4次，每次15～20分钟，要求姿势正确，排除杂念。第二阶段（3星期），取平坐式或盘腿坐式，腹式自然深呼吸，每天做3～4次，每次30分钟，要求初步入静，呼吸较深长，气沉丹田。第三阶段，取坐式或站式，腹式自然深呼吸，每天3～4次，每次30～45分钟，要求完全入静，呼吸细、深、长、慢、稳、悠、匀。一个疗程约3个多月。

练强壮功要注意入静方法，意守小腹是强壮功的基本练习法，可先用数息法或随意法引导。数息法就是默数呼吸次数，一呼一吸算一次，从一数至十，周而复始。随意法就是思想随着呼吸升降，毫无杂念。然后再练意守小腹法，就是意想腹部脐下5厘米的地方，把思想轻微地系在这个地方，若即若离，似守非守，切不可过分用意。

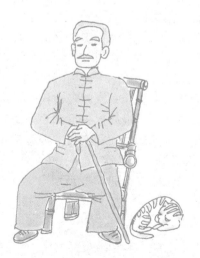

气功为什么能健身

气功之所以能健身，是因为气功有平衡阴阳、调和气血、疏通经络的作用，对呼吸、消化、循环和神经系统、内分泌系统的功能都有良好的影响。对高血压、神经衰弱、肠胃病等慢性病也有较好疗效。

气功是一种独特的全身性锻炼方法，它

对人体各系统和器官都可产生良好的作用。它作为一种自我调节和自我控制的锻炼方法，使人体各内脏器官和系统达到协调一致。气功特别重视对意念活动的锻炼，对高级神经中枢有特别良好的作用。

气功的保健作用是多方面的，它对呼吸系统的锻炼比较明显，最明显的变化是呼吸减慢和加深，呼出气体中的二氧化碳成分增高，氧减少，气体代谢率明显降低。气功对心血管系统机能也有良好的影响，并具有良好的降压作用。气功锻炼后，多数红血球、白血球有明显增高，特别是对白血球的吞噬作用影响明显，所以有提高身体防御能力的作用。此外，练气功可以加快胃肠排空，增加唾液分泌，增进肠胃功能，还能提高人体新陈代谢及内分泌系统的功能。

老年人宜练静坐功

气功可以健身，对老年人来说，宜练内养功里的静坐功，使身体里的14条经络畅通，这样就不易发生关节炎、动脉硬化等疾病。练静坐功安全可靠，不会出偏差，练功时间又不长，每天练20分钟即可，易于进行。而且静坐功运动量小，简单易学，适合老年人锻炼。老年人练静坐功，关键在于入静，要使自己安静下来。要是思绪纷繁，静不下来，可以用默数数字或默念诗句的办法使思想集中。同时要注意持之以恒，把每天20分钟静坐锻炼作为一种习惯坚持下来，这样才能收到成效，水到渠成，事半功倍。

气功锻炼注意事项

练功前，稳定情绪，停止原来的活动和思考；选择幽静的环境，避免练功时有剧烈的响声发生；练功场所光线不要太强，空气要流通，避免直接吹风；安排好练功用的卧床、座椅、盘坐的地方，力求舒适；排空大小便；松开衣领、腰带；病人如有局部疼痛，应由医生处理后，再练功。

练功中，保持情绪安定，如杂念多，可暂停静功，做几节辅助功，待情绪安定后再做；呼吸自然柔和，再逐步练各种呼吸方法，注意呼吸深、慢、细、匀，防止呼吸勉强拉长；不追求各种感觉，对练功中产生的感觉，或听到巨响，不要恐慌，泰然处之；唾液增多，可分口咽下，不要吐出；练静功结束，缓缓睁开眼睛，做几节保健功；练动功结束，应按收功要求做完动作，散步松动一下。

练气功会出偏差吗

练气功如无人指导，或没有掌握好练习方法，就有可能出偏差。练气功，呼吸要轻松自然，精神不能紧张，动作要平稳柔和，要努力做到松静自然（放松肌肉、排除杂念）、意气合一（控制意念与调整呼吸结合）、动静结合（静中求动、先静后动）、循序渐进（由易到难）。在练功前要停止阅读书报和文体活动。练功期间心情要舒畅，轻松乐观。如遇到突然的巨响或其他意外的干扰，应保持镇静，继续练功。如出现幻觉、幻听或恐怖感，应保持情绪稳定，排除杂念。如发生呼吸不畅、烦躁不安、头昏等情况，也不要着急，这往往是呼吸方法不对或杂念干扰所致，及时纠正就好。

如何利用气功辅助治疗溃疡病

老年人患溃疡病，在药物治疗的同时，练气功是一种比较理想的辅助疗法。练气功可以调整胃肠道运动和分泌功能，改善胃肠道的血液循环，增强消化及吸收功能，促进溃疡愈合，同时改善营养状态，为溃疡病的痊愈创造物质条件。

一般采用内养功。用腹式呼吸法，可分顺呼吸和逆呼吸。顺呼吸就是吸气时腹部隆起、呼气时腹部凹下，腹肌收缩。逆呼吸法与此相反，但逆呼吸法掌握不好会引起憋气、胸闷等，兼患高血压、冠心病者最好不用逆呼吸法。呼吸要细、匀、深、慢，要把意念集中在"丹田"。练气功的姿势或坐或卧均可，坐又分平坐和盘坐；卧有仰卧和侧卧。坐式，可坐在椅子上，腰直头正，下颌微向内收，鼻对脐，舒胸拔背，虚灵顶劲，沉肩坠肘，两眼垂帘式轻闭、口自然闭合。上下牙齿若即若离，舌尖轻抵上颚，两脚平行分开约与肩同宽，不要八字形，脚跟与脚尖平实着地，躯干与大腿的角度约为90°，两脚平行，两手放在大腿上，两肘弯成圆形，使两腋分开。卧式时，眼、口、鼻、舌等要求与立式同。仰卧时要高枕平卧，头端正，双臂与身体平行，双手手心内向双腿。两下肢伸直，两脚相距约15厘米。侧卧时，一般取右侧卧位，颈略向前弯，右手在枕上，距头约6厘米，掌心向上，左臂自然放松，左手放在髋部，掌心向下，两腿自然弯曲，左腿可屈120°放在右腿上。气功每次练15分钟至1小时，每天两三次。

防治慢性气管炎操

防治慢性气管炎操，又称气功呼吸操。它要求全身肌肉放松、排除杂念，大脑入静、意守、领气、气沉丹田。

1. 提足翻掌主要是锻炼膈肌，加强肺功能。口诀：跷足端臂，静心运气；细吸微呼，切勿用力。练法：两腿站立，同肩宽，两手从大腿根部上托，同时足跟翘起，两手托到下颌，顿时翻掌下压至腿根部，足跟轻轻落地。连做20次。做时呼吸轻微，缓慢自然，防止大喘气、喘粗气。

2. 升降膈肌加强横膈运动，提高肺活量和肺通气能力。口诀：手放下颌、足跟提起；吸升呼降，平均着力。练法：两腿站立同肩宽，两手指背放置下颌处，足跟提起，吸气时升膈肌，呼气时降膈肌。连做20次，要求动作轻柔，吸气呼气自然深长。

3. 开阔心胸加大呼吸量，调理心肺。口诀：弓步展臂，调理心肺；震颤两下，将腿收回。练法：自然站立，左腿先迈出，呈弓步，右腿后蹬，两臂分开，前后弹展两下，再将左腿收回，左右轮换交替进行，连做20次。练时动作要柔和缓慢，呼吸匀畅。

4. 伸手勾肩加强两肋骨和胸外肌压力，扩大肺活动范围。口诀：两腿直站，一呼一吸；屈臂勾肩，动作自然。练法：双腿站立同肩宽，两臂向外，手掌平伸，然后两小臂尽量弯曲，手指勾肩。连续做 20 次，做时动作稍快，动静自然。

5. 弓步推手活动脊背增加小腹压力，使膈肌上下充分运动。口诀：弓步探身，前推后搅；尽收小腹，腰脊不弯。练法：自然站立，左腿先迈出，呈弓步，两手从腿根部向前推送出，然后两手呈现虚拳收回，反复进行，做 20 次，要求收小腹，腰脊后挺不弯。

6. 扶腰上望有意锻炼腰腹肌力，活动胸膈。可矫正桶状胸、扩大胸廓活动范围。口诀：扶腰挺胸，二目望天；姿势复原，右看左看。练法：双腿站立同肩宽，双手扶腰挺胸上望，当姿势复原时，扭头左看右看。做 20 次，做时呼气用口，吸气用鼻，呼长吸短，速度宜缓。

7. 托头转体活动胸膈，扭动心肺，加强血液循环和肺的通气量。口诀：两手托头，轻轻转体；呼时经口，吸时经鼻。练法：两腿站立同肩宽，两手托于头部枕骨，轻轻左右转体，配合好呼吸。做 20 次，练时呼气吸气，柔和细微，轻松自然，不可用力。

8. 两臂平伸使全身肌肉、骨骼、关节放松，心肺、胸膈复原。口诀：两臂伸直，回手臂曲；先吸后呼，做好收势。练法：两腿站立同肩宽，双臂平伸，回收屈臂，双手掌按压置腿根部，做好先吸后呼收势动作，做 20 次，做时松体静神，先吸后呼，缓慢深长。

如何做周身活动功

周身活动功对于高血压、半身不遂、神经衰弱、习惯性便秘、慢性气管炎、老年性腰腿疼、功能性及器质性心脏病等都有较好疗效。可根据个人的身体情况，做全套或选做其中的几节，但一定要坚持不懈，方可收效。具体做法如下：

预备功

深呼吸。直立分腿同肩宽（以下各节前的预备姿势均同此）。动作：挺胸、沉肩、伸掌，掌心紧贴大腿。吸气时，慢慢向上提胸收腹。微微吸气，下肢不动。呼气时，周身放松，慢慢向下运气，气沉丹田。作用：吐故纳新，气贯周身，扩张胸怀，加速气血流通。

揉搓功

1. 摩头顶。用两手掌（指头并拢）紧抚头皮，从发际向后微微用力抚送，直至脖尽处。呼吸要自然，做 8 ~ 12 次。作用：降低血压，祛虚热，治头脑昏晕、闷胀。

2. 搓鬓角。用左手从右眉梢向鬓角斜着来回摩擦，再用右手照做，呼吸要自然，左右各做 12 次（往返为一次）。作用：活血润肤。

3. 搓面。用双手掌（手指向上、指尖与发际同高）紧贴面颊，五指靠拢上下搓。呼吸要自然。反复搓 12 次（上下为一次）。作用：活血润肤。

4. 搓鼻。双手合十，用大拇指下部，从泪囊向鼻准头两侧下搓（只向下搓入），呼吸要自然，做 12 次。作用：预防感冒，疏通泪囊。

5. 运揉耳膜。用两手中指（指心）紧紧接在耳门上，同时用食指尖点住耳后翳风穴（在耳后骨缝中间），闭目静心，默记次数，用心揉搓耳门 60 ～ 100 次。作用：预防耳聋。

6. 搓双目。两手掌（掌下方）相对摩擦。发热后按在眼上（静心会神，默记次数）轻轻揉搓，由大眼角向小眼角推送。呼吸自然，做 20 ～ 40 次。作用：提高视力，防治昏花，消除困乏。

7. 搓腿。左腿向前迈半步，撩起裤腿（超过膝盖）。双掌（指尖向下）紧贴膝盖用力向下推送，直至脚踝骨；然后转手向后抱后踝骨，向上回搓至腿窝处，上下为一次；再换右腿，做法同上，做 8 ～ 16 次。作用：加速下部气血流量，防止腿肚抽筋、静脉曲张，解除困乏。

上肢功

1. 旋首直立分腿，两臂贴后腰。尽量向后屈项向上望，吸气，再低头向下看，呼气，然后，头向左倾，从左肩向前俯颈屈项，慢慢绕弧转向右肩，屈项后仰，再慢慢转到左肩。眼随头动，呼吸自然；头向右倾，动作同上，方向相反。还原，望天地各做 8 次，旋首左右各做 8 次。作用：活动头项，治颈背酸疼、颈项扭伤和落枕。

2. 单举挺胸直腰，右手握拳紧贴后腰部，同时左手松拳成掌，手心向下，目视手背，慢慢经体左侧上举，身体勿倾（吸气），然后向左折腕，掌心向上。稍停，左臂慢慢下落，还原。目视左手（呼气），稍停，再换右臂，做法同上，还原，做 4 ～ 8 次。作用：防止胃脘胀满、食管梗塞、颈肩腰痛、关节强直、胃痛胃垂。

3. 托天沉肩、伸臂、屈腕，两手掌托于脐下，手心向上，屈肘慢慢向上托举，挺胸收腹，微微吸气，稍停，松掌分别向左右划弧，经体侧慢慢下落，呼气，还原，做 4 ～ 8 次。作用：防治头部强直，肩肘酸痛，脊柱不正，疏通三焦，运润食道，调和脾胃，祛积化瘀。

4. 转臂左手握拳，左臂向前平直。目平视（右臂不动），然后向下、向后、向上、向前轮转，再反向轮转，呼吸自然，再双掌着地，然后呼气，稍停，松掌，回扶脚脖。

双手握拳，分别向左右划弧，再向脚前并拳，双拳着地，然后收拳到两脚中间。起立，呼气，还原，做 8 次。作用：防治脊椎变形，腰背酸痛。

周身功（三禽戏）

1. **虎扑**预备姿势：分腿直立，间距三拳，目平视。体前屈，两拳下垂着地（呼气）。稍停，上体直起，松拳成掌，双臂直臂上举（先吸后呼，再吸）；仰身向后，约30°，稍停，还原成直立式。两臂上举，向右侧屈20°，同时，双手不同程度右摆，目侧视左手虎口，稍停，向左侧屈20°，同时，双手不同程度左摆，目视右手虎口，稍停，自左向右后绕成体后曲，双臂上举，直臂前屈、双掌变拳着地，同时呼气，还原，做4～8次。作用：防治腰胯酸麻，周身不和。

2. **熊经**预备姿势：分腿直立，与肩同宽；两手握拳于腰间。

左臂由腹侧经胸前向右方冲拳，并将左拳收回腰间。沉肘屈膝、垂臀，并随冲拳转动，左右冲拳各8次，然后再直立，斜垂双臂，手握拳，由右向左转动8次，周身随之晃动。依上述方法重复一个循环。全部过程呼吸要自然，每个循环共做32个动作，可做1～2个循环。作用：活胃健脾，有助消化，祛积化瘀，强腰固肾。

3. **猴行**预备姿势：屈肘，五指相掇成钩手，手心向下，高与肩平。

左手下沉至胁下，弧形向右方伸出，同时屈膝，垂臀，点右脚尖；周身随之尽量摆动。依法再换右手向左方伸出，做法同上，左右两手互相换做。动作要轻巧灵活，勿紧张、拘束。做30～60次。作用：活动周身，舒展关节，运润气血，并可防治头晕目眩。

如何正确进行全身保健按摩

什么叫保健按摩

保健按摩是我国传统的健身法之一，常与呼吸、意念活动和肢体运动相结合，用于疏通经络、调和气血、促进新陈代谢、增进身体健康和治疗某些慢性病。保健按摩以穴位按摩为主（如擦涌泉、擦丹田等）；重视头部、腹部及腰部的自我按摩；常用捶击和拍打性手法（如捶双臂、拍双腿等）；强调按摩时排除杂念，思想集中，放松安静。保健按摩流派多，方法也多，可分为全身按摩和面部按摩两种，姿势不拘。

哪些保健功适用于老年人

保健功，又称辅助功，可在练气功前做，也可单独做。保健功操作简便，既可保健，又可治病，行之有效，现介绍若干种如下：

耳功:用两手分别按摩两侧耳轮，做 18 次，然后用两手鱼际处掩住耳道，手指放在后脑部，用食指压中指并滑下轻弹后脑部 24 次。可以听到咚咚响声，称鸣天鼓。按摩耳轮可使听力增强，防治耳鸣、耳聋及冻疮；鸣天鼓可使大脑及心肺功能改善，并有助于解除头昏、头痛。

叩齿：思想集中，上下牙齿轻叩 36 次，不宜用力撞碰。叩齿可以改善牙齿和牙周围的血液循环，保持牙齿坚固。预防牙痛的发生。治疗牙痛、牙齿过敏及牙龈萎缩。

舌功:用舌在口腔内上下牙齿外侧运转，左右各 18 次，产生唾液暂不咽下，接着漱津。将舌功所产生的唾液鼓漱 36 次，分 3 次咽下，意想到唾液慢慢降到丹田。舌功和漱津可防治齿龈萎缩，改善消化功能，增进食欲。

擦鼻：两手大拇指指背互相擦热，然后夹鼻，以迎香穴为中心，轻轻地上下擦鼻翼两侧 18 次，以增强上呼吸道抵抗力，预防感冒和治疗慢性鼻病及变应性鼻炎，治鼻塞效果显著。

目功：轻闭两眼，拇指微曲，用两侧指关节处擦两眼皮 38 次，再用两个大拇指背轻擦眼眉各 18 次，再轻闭两眼，眼球左右旋转各 18 次，能防治眼炎，增进视力。

擦面：将两手掌互相摩擦发热，然后用两手掌由前额经鼻两侧往下擦，直至下颌，然后反方向擦至前额。如此反复进行 36 次，能使脸色红润光泽。

项功：两手指相互交叉抱后颈部，仰视，两手与颈争力。能治肩痛，目昏。

揉肩：以左手掌揉右肩 18 次，再以右手掌揉左肩 18 次。可防治肩周炎。

夹脊功：两手轻握拳，两前臂弯曲 90°，前后交替摆动各 18 次，能促进肩关节和胸大肌的活动能力，增强内脏机能活动能力。

搓腰:先将两手互相搓热，以热手搓腰部两侧各 18 次，能消除腰肌疲劳，防治腰痛。

搓尾骨：用两手食指和中指搓尾骨部，两侧各搓 30 次，能改善肛门的活动功能，防治脱肛及痔疮。

擦丹田：将两手搓热，先用左手掌沿大肠蠕动方向绕脐做圆圈运动，即由右下腹至右上腹，至左下腹而返回至右下腹，周而复始做 100 次；再将两手搓热，用上法以右手擦丹田（脐下 10 厘米）100 次。擦丹田能增强内脏功能，特别是帮助肠胃蠕动，可解除便秘、腹胀。如有遗精、阳痿、早泄，可一手兜阴囊，一手擦丹田，左右手各擦 80 次（青年人不可做）。

揉膝：用手掌揉膝关节，两手同时进行，各揉 100 次，可防治关节炎，并增强腿力。

擦涌泉：用左手食指、中指擦右足心 100 次，再用右手食指、中指擦左足心 100 次。能调节心脏功能，治疗头晕目眩。

织布式：正坐于床，两脚伸直并拢，足尖向上，手掌向外，两手向足部做推动姿势。同时躯干前俯，配以呼气，推尽即回复原式，此时手掌向里，配以吸气，往复30次。可活动全身，特别是腰部活动范围大，能治腰痛、腰酸。

和带脉：自然盘坐，两手胸前相握，上身旋转，自左而右转16次，再自右而左转16次，后仰时吸气、前俯时呼气。能强腰固肾，增强肠胃活动。

哪些功法可以保护视力

这里介绍一套保护视力的功法。

摩面：用单手摩面，按摩重点在眉眼部位，面部皮肤有微热感即可。

搓头：用单手五指或双手十指的指肚搓揉发根，可使头脑清醒、眼目明亮。

击鼓：用双手十指的指肚敲打从前额至脑后发际，日久对恢复视力功能会起较好作用。

闭目：闭目养神几秒钟至1分钟，可较好保持视力和减轻视觉疲劳。

远眺：利用休息间隙，注视窗外蓝天白云、青山绿树或室内较远墙壁上的斑点，可起调节作用，避免因眼球变形而导致视力减退。

眨眼：眼睛眨动几下，紧紧闭目片刻，再突然睁大眼睛，重复几次。

顾盼：头部不动，眼珠向左右眼角滑动，极目顾盼几次。

虎视：扭颈回头，左右交替，各向后面看5次，坚持这样做，可提高视力、防治颈椎病。

瞪目：瞪目注视室外或室内某一与眼平而稍低的目标，然后闭目瞬息，暗想留在脑际的视觉印象，重复做3次，坚持日久，有明目和增强记忆力的功效。

轮睛：清早醒后，闭目转珠，顺、逆各5次；再睁目转5次。

熨目：两掌相合摩擦，至手心发热。以掌熨帖两眼，并轻轻按抑眼部若干次。晚上睡后，先睁目后闭目转珠若干次。

点穴：以食指或拇指指背第一节的曲骨，重按眉目及眼周各穴位，每次轮换取穴一两对，按数下，以有明显酸胀感为度，然后轻轻抚摩一会儿。

掐眦：闭目，以拇、中两指掐住近耳两眦（眼角），以食指点按在两眉中间的印堂穴，把气闭住，然后三指同时操作，连点带掐，连续按掐至微红同时吐气。做1次即可。

抹项：以一手掌全掌用力按住脑后颈部上端发际，自上而下抹几次。

舒脊：吸气扩胸收腹，同时，头部向上顶去，带动脊柱尽量向上伸拔，然后呼气，还原。

揉肋：以两掌根各自缓慢有力地刮两肋十多次，同时左右耸动两肩胛骨十余次。

广播体操益寿

广播体操适合老年人做

广播体操是经过专家认真研究，由国家有关部门制定后在全国推广的。通过认真做操，可使身体各部分、各器官不同程度地得到运动，有利于促进身体健康。多年来的实践证明，坚持做广播体操是很有成效的。

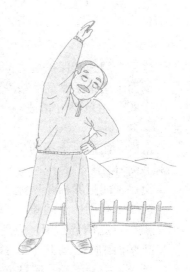

广播体操同样适合老年人锻炼身体。做广播体操最好在早晨，也可以在午间做，中央人民广播电台每天清晨播放体操乐曲，有些老年人起得早，可跟着乐曲做操。早晨做操可使人的大脑兴奋起来，使身体各器官的活动从低水平活跃起来。早晨空气新鲜，在公园、林间、绿化地带做操更好，可以吸入更多的氧气。

在午间做操，是一种积极的休息，可以使疲劳的脑细胞、肌肉和关节得到休息，有利于人们以饱满的精神投入到工作和学习中去。

只做广播体操，运动量够不够

做广播体操、工间操要认真，姿势要正确，肢体该伸直的一定要伸直，该屈曲的一定要尽量屈曲，这样才能收到锻炼的效果。如果形似做操，很不认真，身体器官都得不到真正的锻炼。

广播体操的运动时间比较短，运动量较小。作为锻炼身体的运动项目，仅做广播体操运动量还不够，要根据各人不同劳动和体质情况，选择不同的体育活动项目，原则是使劳动、工作中很少活动的肌肉得到锻炼，使在劳动中特别紧张的肌肉得到舒展。

办公室健身操

长时间坐办公室如何伸展背肌

坐办公室的人，长时间伏案工作，致使腰部特别疲劳。久坐使臀部受压，影响下身血液循环。经常做背肌伸展运动和适当的体操，不仅可以消除疲劳，而且可以使身体其他部位也得到活动，促进血液循环。

使背肌得到充分伸展的办法有多种。可根据身体等条件选择合适的锻炼办法。年纪不太大的人，可两人同做，办法是两人背靠背，胳臂相挽，一人将对方背起,慢慢弯腰,然后对方也按此法背起同伴。老年人则宜做广播体操,特别是其中的四肢运动、体侧运动及背腹运动等节;也可打几节可使背肌得到伸展的太极拳,目的是加快周身血液循环,消除由于伏案造成的腰部疲劳。

坐位健身操

坐位健身操适合常坐办公室的人练习,可促进血液循环和新陈代谢,舒展身体,消除疲劳。做法是:①仰头挺胸运动。双臂上举仰头。挺胸吸气,动作还原呼气。做8次。②屈肘运动。双臂侧平举吸气,用力屈肘呼气。做8次。③转体运动。双手叉腰,向左、右转体。左右交替做4~6次。④伸腿运动。两手抚膝,伸直左腿,还原;再伸直右腿,还原。交替做8次。⑤体侧屈运动。双手叉腰,左臂侧上举过头,上体向右侧屈,还原;右臂侧上举,上体向左侧屈,还原。每侧做4~6次。⑥扩胸运动。双手握拳,屈肘于胸前,右拳放在左肘上方,左拳在右肘下,然后两臂用力向两侧后振扩胸。做8~12次。

站位健身操

站位健身操也是为常坐办公室的人编的,做法:①臂后举挺胸运动。双手体后互握,两臂后举,仰头挺胸,同时双脚跟离地。做8~12次。②左右转腰运动。两脚分立与肩同宽,双手叉腰,腰部向左、右交替旋转。做8次。③击拳运动。分腿站立,两手握拳屈肘于体侧,左、右拳向前方交替出击8次。④下蹲运动。双手叉腰,两股屈曲往下蹲,还原。做4~6次。⑤头后仰抗阻运动。两手手指相互交叉置于后枕部,头后仰,同时两手给予一定的阻力。做4~6次。⑥高抬腿踏步运动。双手叉腰,左右腿交替用力上抬,原地踏步一分钟。

这种操可促进全身血液循环,使更多的氧气进入身体组织。同时带走代谢废物,还可使神经细胞进入兴奋状态,消除疲劳,振奋精神,并能预防颈椎病和肩周炎。

单侧体操

单侧体操的原理及方法

单侧体操也叫左手体操,是近年来国外一些学者根据人脑左右半球的不同功能而编排来增进记忆力的体育活动,尤其适用于从事脑力劳动的中老年人。其原理是:人脑的右半球支配着左半身的活动,左半球支配着右半身的活动。一般左脑是掌握读、听、写的,右半球仅起协助作用。

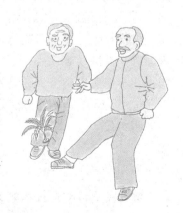

而大部分人却习惯于用右手工作，因而大脑左半球常常超负荷"运转"，造成疲劳，甚至引起记忆力减退或神经衰弱。为了减轻左脑的过重负担，加强右半球的协调作用，改变"忙闲"不均的状态，学者们创编了左手体操，共五节：①左手握拳，曲臂，上举，还原。②仰卧，左腿上举，放下，上举，放下。③左臂侧平举，用力上举靠近头部，侧平举，放下。④直立，身体向左侧倒，左臂伸直扶地，用左手和左脚支撑身体，使左腿弯曲，还原。⑤俯卧，右脚支撑，左脚向上高举，还原。以上各节动作反复做 8 ~ 10 次。如果你是"左撇子"，那么，就要做"右手体操"了。

单侧体操可以开发智能

人的智能、记忆力等高级神经活动是经过大脑来实现的。

大脑的两半球分别支配着对侧肢体的运动和感觉。肢体运动和感觉又不断传入对侧大脑，给脑的发达提供信息和条件。运动可增强脑细胞功能。

现实生活中，多数人以右手活动为主，从而为左半脑的开发创造了有利条件，使左半脑比右半脑发达。两半脑"劳逸"不均，左半脑因而"负担"过重，易疲劳，记忆力减退。而右半脑经常处于"空闲"状态。科学家认为，如果能"均衡"负担，充分挖掘右半脑的潜力，那么可开发的智能将是巨大的。人们为此创编了单侧体操，让以右手活动为主的人做左侧体操，并坚持用左手写字、拿筷子、玩健身球，逐步养成左右手都能"活动"的习惯，这样，人的聪明才智就能大大地开发出来。

"一反常态"能健身

现在时兴一种倒立健身法，"一反常态"，头朝下脚向上。科研资料表明，经常站立的人易患内脏下垂、脑供血不足、脚肿、腰酸等病症。倒立锻炼，就能改善血液循环和身体的血液分配，增强内脏功能，同时能改变肌肉群的紧张和松弛状况，因而可达到健身的效果。悬身倒挂，也能收到同样的效果（老年人不宜做这两种活动）。

四肢着地行走，即爬行，是国外发明的，名曰爬行健身法，适宜于老年人锻炼。有的学者认为，人类的不少疾病是与直立时间过多有关，"一反常态"爬行，不但可以健身，还能治疗腰肌劳损等疾病。

此外，倒退走步、赤脚走路等，都是"一反常态"健身法，许多人的实践证明有效。

防止人体老化体操

防老操是目前在日本颇为流行的健身活动之一，是日本长野县佐久综合医院研究制定的，包括三个部分：①深呼吸；②肌肉与关节的屈伸、转动及叩打肌肉的活动；③以正确的姿势进行活动，共二十一节。坚持每天早晨、工间、睡前做这套操，可以防止身体老化。

深呼吸：两手由体前向上举，同时深吸气，手从两侧放下，同时呼气，重复两次，呼、吸气要缓慢。

伸展：两手手指交叉握，向头上高举，掌心向上，背部尽量伸展。重复数次。

高抬腿踏步：大腿高抬，两臂前后摆动，同时踏步数十次。

手腕转动：两手半握拳屈至胸前，向内、外转动各 4 次，重复 2 次。

手腕摆动：两手自然微屈，手腕放松，上下摆动 8 次。

扩胸：两脚稍开立，两臂由前向上举至肩平，向两侧屈，同时用力扩胸。放松，还原。重复做 4 ~ 8 次。

转体：两脚开立，手臂向外伸展，身体向外侧转，左右交替，反复进行。

侧体：两脚开立，左手叉腰，右手由体侧向上摆动，身体向左侧屈 2 次。左右交替，反复进行。

叩腰腹：两脚并拢，身体稍向前倾，两手叩打腰部肌肉数十次。

体前后屈：双足开立，体前屈，手心触地面，还原。再将手叉腰，体后屈。做 4 ~ 8 次。

体绕环：双足开立，从身体前屈的姿势开始，大幅度向左、后、右做绕环运动；然后向反方向绕环。重复 4 次。

臂挥摆、腿屈伸：两脚并拢，两臂向前、向上摆，同时起蹲再向下向后摆，同时下蹲。重复 4 ~ 8 次。

膝屈伸：两脚微开立，两手置于膝部，屈膝下蹲。还原。重复 4 次。

转肩：坐在凳上，两肘微屈，由前向后，由后向前各绕 4 次，绕动时转动双肩，重复 4 次。

上下耸肩：两脚开立或坐在凳上，两臂自然下垂，用力向上耸肩，再放松下垂，反复多次。

转头部：两脚开立，叉腰，头部从左向右，再由右向左，各绕几次。

叩肩叩颈：右（左）手半握拳，扣左（右）肩 8 次，重复 2 遍，然后，手张开，用手掌外侧分左右叩颈部各 8 次。

上体屈伸：两膝跪立，上体向后屈，然后身体向前屈，将背缩成圆形，同时呼气，臀坐在脚上。重复 4 次。

腿前屈：坐在地上，两腿伸直；两臂于体后支撑，两腿交替屈伸。重复 4 ~ 8 次。俯卧，放松。休息几分钟。

腹式呼吸：仰卧，两腿伸直，使横膈膜与腹肌同时运动，进行深呼吸，然后用手压腹部进行呼气。

医疗体操

什么是医疗体操

医疗体操就是专门用来防治疾病的体操。它在临床上被广泛应用，对创伤、手术后及瘫痪的功能恢复及很多内科疾患具有良好的作用，是医疗体育的重要内容之一。医疗体操的特点和作用有：①根据各种疾病的性质与病情，可有针对性地选择运动内容，既可做用于全身，也可做用于局部；②医疗体操中的准备姿势、活动部位、运动幅度、速度、运动的复杂性和肌肉收缩用力程度等，都可根据需要来选择；③医疗体操的动作多样，可提高病人的情绪。

医疗体操常用的方法有：被动运动，即全靠外力帮助来完成的运动；助力运动，即病人患肢尚无足够的力量来完成主动运动时，由医务人员、本人的健康肢体或利用器械提供力量来协助患肢进行运动；主动运动，即患者主动完成的一种运动；抗阻运动，即是肢体在主动运动中克服外部给予的阻力来完成动作。

医疗体操有几种

医疗体操可分：①矫正运动，它是用来矫正身体畸形的一种运动；②协调运动，是用于恢复和加强动作协调性的运动，比如上肢与下肢的运动协调、四肢与躯干的运动协调等；③平衡运动，这是锻炼身体平衡功能的一种运动；④呼吸运动，它在医疗体育中被广泛应用；⑤器械运动，即借助器械进行主动、助力、阻抗或被动运动。

旅途保健操

这是国外有人专门创编的，可供乘坐火车的老年人试做。如果坐卧铺，可仰卧平躺在铺位上：①轮流将双腿的膝盖屈向胸前，以活动肌肉，促进血液循环。②用肩胛和脚跟撑着卧铺，把身子拱起来，坚持2～3秒钟，反复做几次。身子下落时，用力压床垫。然后，全身肌肉放松，浑身抖动一会儿。③躺在铺上，双腿微屈，做几个模仿蹬自行车的动作。

如果是坐硬座，可做下列活动：屈伸一会儿手指；活动活动肩膀；半握拳，两臂从肘关节处弯曲后侧平举，做顺时针方向绕动肘关节；坐一段时间后，可在车厢里走动走动。

老年人爬楼梯需慎

老年人防止和减缓衰退的办法是坚持体育活动。爬楼梯是一种简便易行，可以和日常生活结合起来进行的体育活动，但老年人爬楼梯不宜太快。

运动医学家认为，爬楼梯可使身体的许多部位得到锻炼。上下楼时，不仅下肢不断地活动，腰、背、颈也要相应地活动，双臂要用力摆动，这样，肌肉就要有节奏地收缩、放松，肺活量随之增大，血液循环畅通、加速，促进肌体的新陈代谢和心肺功能增强。据测定，在时间相同的情况下，爬楼梯所消耗的热量比游泳多 1 倍以上，比跑步、骑自行车、走路所消耗的热量都要高。爬 10 分钟楼梯的能量代谢比静坐多 10 倍。爬楼梯对肥胖者减肥，对防止血管硬化也有好处。

老年人适合踢毽子

踢毽子是一项以腰、下肢为主的全身运动，运动量可大可小，任凭锻炼者自己掌握。踢毽子不要什么设备，自己制作一个毽子，有几平方米场地，就可以踢起来。中老年，特别是身体健康、年岁不太大的老年人可以以此作为健身活动项目。

踢毽子可以一个人踢。踢的花样很多，不过老年人不适合做跳踢、悬空脚尖踢等剧烈动作，而以锻炼腰、下肢为主要目的。

踢毽子游戏，则可邀集几个老年人一起踢，也可以有多种踢法。这种游戏可以提高兴趣，活跃身心。

踢毽子，上肢活动量较小，老年人在踢毽子的同时，还可以做一些上肢锻炼活动。

拍打健身

什么是肢体拍打法

老年人身体衰老，肌肉多有不同程度的萎缩、酸软疼痛或无力。肢体拍打法是用拍打肢体的方法来达到锻炼目的。

拍打肢体可以用拳头、手掌或三合板裹以薄棉拍打臂、腿、腰、腹等部位，每日拍打数次，每次 10 ~ 15 分钟。通过拍打锻炼达到活血通络、舒筋定痛的作用。

全身拍打健身法

这是一种把健身与治病结合起来的、适合中老年人练习的简易功法。通常用自己的手掌或握拳拍打全身，也有用蝇拍似的钢丝拍子或沙袋拍打全身。

拍打后，使人感到全身轻松、头脑清醒、精神愉快、动作敏捷。这种功法灵活、机动，随时随地可以做。坚持拍打，有助于强筋壮骨、活动关节、促进血液循环、增强内脏功能和新陈代谢，增进身体健康。

进行全身拍打健身活动

拍打的部位是与防治某种疾病联系在一起的。

拍打头部。可防治头晕、头痛、脑供血不足。预备姿势：站立，全身放松，垂肩坠肘，面带微笑（拍打其他部位，都用此预备姿势）。方法：用左手掌拍打头部左侧，右手掌拍打头部右侧，自头前部拍打至后头部，来回左右拍打 50 下。然后左、右掌分别拍打头侧部左、右各 50 下。可以原地拍打，也可边走边拍打。拍打时精神凝静，心中默念数字，呼吸自然。

拍打两上肢。可预防或缓解上肢肌肉发育不良、肢端紫绀，上肢麻木感、半身瘫痪等。方法：用右手掌或握拳从上而下拍打左上肢的前后左右四面，每面打 25 下。然后用左手同法拍打右上肢。

拍打双肩。可防治肩周炎等。方法：先用右手掌拍左肩，再用左手掌拍右肩，交替各拍打 50 ～ 100 下。

拍打背部。可防治背痛、慢性支气管炎、肺气肿等。方法：先用右手握拳拍打左侧背部，再用左手握拳拍打右侧背部，左右各 100 ～ 200 次。

拍打胸部。可预防冠心病、肺气肿等。方法：先用右手掌或握拳拍打左侧肺部，再用左手拍打右侧，或交叉拍打，由上往下拍打，再由下往上拍打。左右各打 100 ～ 200 次。

拍打腰腹部。可防治腰酸、腰痛、骨质增生、消化不良、腹胀、便秘等。方法：用两手掌或握拳，以腰为轴，前后转动带动双手，左右手交叉拍打上、中、下腰部和腹部，左右各拍打 100 ～ 200 次。

拍打臀部。可防治臀部肌肉发育不良等。方法：两手掌或握拳，交替拍打左、右侧臀部，各拍打 50 ～ 100 次。

拍打下肢。可防治腿部发育不良、偏瘫、下肢麻木感、下肢无力等。方法：站好，先抬起左下肢，大腿和小腿成直角，脚跟放在树杈或栏杆上，用左手掌或握拳拍打大腿、小腿，从上往下拍打，1 次 5 下。上、下、内、外四面，每面打 5 ～ 10 次，共 100 ～ 200 下。拍打时先轻后重，然后用同法拍打右下肢。

进行悬胸锻炼对身体有好处

悬胸是一种简单的体育锻炼活动。如果没有现成的锻炼设备，可以因地制宜，就地取材，比如在屋梁上架绳棍或利用门框、树枝等进行锻炼，两手拉横档，两脚离开地面，让身体在空中悬起来，在空中停留 1 ～

2 分钟。每天早晚各一次。悬胸时，全身肌肉伸直肌纤维拉长，促进血液循环，改善局部营养，增强肌肉、关节、骨骼的生理功能。可预防和治疗肩周炎、腰背酸痛等疾病。

做悬胸锻炼，设备要牢固，身体离地高低，视各人情况而定，悬空时间也要从实际出发。作为健身运动，除练悬胸外，还可选择其他活动，以便身体其他部分的肌肉及器官组织也得到锻炼。

八分钟健身操

1. 站立，右手上举，左手后摆，两臂交替上下抬摆（每两拍交换一次），做 4 ~ 8 次。

2. 两脚开立同肩宽，两手叉腰，头部绕环旋转，两侧各重复 10 ~ 20 次。

3. 两脚开立同肩宽，两手叉腰，臀部向两侧各绕旋 10 ~ 15 次。

4. 两脚分立空隙一脚宽，两臂垂于体侧，原地深蹲，两手扶膝，重复 8 ~ 12 次。

5. 力量练习。男性可做举杠引身向上或原地俯卧撑，女性可选坐姿或仰卧式的两脚模拟蹬自行车的动作。或在桌椅旁练俯卧撑。老年人应从自身条件出发，不要勉强。

6. 两臂摆动，原地踏步 20 ~ 30 秒钟。

7. 站立，两脚并拢，两手用力上举——吸气；上体前屈——呼气。重复 5 ~ 7 次。

8. 做头、颈、眼部的保健按摩：①两手拇指放在耳侧，四指按前额上方，向两侧按"梳" 8 ~ 10 次。②两手拇指放耳后，四指紧贴前额，从正额向耳侧做轻缓按摩 8 ~ 10 次。③两手手指并拢放于颈后，用指腹往下推摩，再从颈后发际向肩部做螺旋状摩擦。重复 8 ~ 10 次。④两眼闭合 3 ~ 5 秒，睁开双眼，再闭合。重复 6 ~ 8 次。⑤两眼盯视书桌 5 ~ 10 秒，再眺望远处 5 ~ 10 秒，重复 4 ~ 5 次。

八段锦

什么是八段锦

八段锦是我国古代的防老保健操之一，经过精心选编，行之有效，流传至今已 800 多年。八段锦共有八节动作，它的运动量可稍大或稍小于简化太极拳（区别在于是否用力练及用力的程度）。动作姿势有立、屈、马步三种，主要是上肢、头颈、躯干运动。其优点是加强臂力和下肢肌力，发展胸部肌肉，并有助于防治脊柱后突和圆背等不良姿势。八段锦易记易学，每节动作练 8 ～ 16 次，适合于中老年人及慢性病患者练习，既可强身，又可防病。

如何锻炼八段锦

八段锦的具体操作方法如下：

1. 两手托天理三焦。预备姿势：立正，两臂自然下垂，眼看前方。①两臂慢慢自左右侧向上高举过头，十指交扣翻掌，掌心向上，两足跟提起，离地一寸。②两肘用力挺直，两掌用力上托，两足跟再尽量上提，维持这种姿势片刻。③两手十指松开，两臂从左右两侧慢慢降下，两足跟仍保持提起。④两足跟轻轻落地，还原至预备姿势。

2. 左右开弓似射雕。预备姿势：立正，两脚脚尖并拢。①左脚向左踏出一步，两腿弯曲成马步，上身挺直，两臂于胸前十字交叉，右臂在外，左臂在内，手指张开，头向左转，眼看右手。②左手握拳，食指向上翘起，拇指伸直与食指成"八"字撑开，左拳缓缓向左推出，左臂伸直，同时右手握拳，屈臂用力向后平拉，做拉弓状，肘尖向右侧挺，两眼注视左手食指。③左拳五指张开，从左侧收回到胸前，同时右拳五指张开，从右侧收回胸前，两臂十字交叉，左臂在外，右臂在内，头向右转，眼看左手。④右手握拳，食指向上翘起，拇指伸直与食指成"八"字撑开，右拳缓缓向右推出，右臂伸直，同时左手握拳，屈臂用力向左拉平，做拉弓状，肘尖向左侧挺，两眼注视右手食指。

3. 调理脾胃单举手预备姿势：立正，两臂自然下垂。①左手翻掌从左侧上举，五指并拢，指尖向右，掌心向上，左臂用力挺直。同时右手指尖向前，掌心向下，用力下按。②左手从左两侧落下，掌心下按，指尖向前。同时右手翻掌从右侧上举，五指并拢指尖向左，掌心向上，右臂用力挺直。

4. 五劳七伤望后瞧。预备姿势：立正，头正直，两臂下垂，两手掌心紧贴大腿旁。①挺胸，两肩稍向后引，同时头慢慢向左转，眼向左后方。②头肩还原至预备姿势，眼看正前方。③为④的相反方向。④同②。

5. 摇头摆尾去心火。预备姿势：两腿分开，相距约三脚长，屈膝成马步，两手扶膝，虎口向上，上身挺直。①上身向左前方俯深屈，头随而垂下，并向左侧做圆形摆动（摇头）。同时臀部略向右摆（摆尾），然后复原至预备姿势。②上身及头从左后方做圆形摆动而停止于伸位，然后复原至预备姿势。③、④向①、②的相反方向动作。

6. 两手攀足固肾腰预备姿势：立正。①上身缓缓向前深屈，腰挺直，小腿不打弯，同时两臂垂下，两手能摸足尖，头略抬起。②复原。③两手放在背后，以手掌抵住腰骶部，上体渐渐向后仰。④复原。

7. 攒拳怒目增气力。预备姿势：两腿开立屈成马步，两手握拳放在腰旁，拳心向上。①左拳向前方缓缓用力击出，臂随而伸直（臂伸直时拳心向下），同肘右拳用力紧握，右手向后挺，两眼睁大向前虎视。②左拳收回腰旁，复原。③、④同①、③，换右拳。

8. 背后七颠百病消。预备姿势：立正，两脚尖并拢，两掌心贴于大腿外侧。①挺胸，膝绷直，头用力向上一顶，同时两脚跟尽量离地提高。②脚跟放下，复原。

练功十八法

什么是练功十八法

练功十八法是上海的医务人员根据中医、武术遗产，结合临床实践经验创编的医疗健身体操。它由六套练习组成，分为防治颈肩、腰背、臀腿、四肢关节痛、腱鞘炎及脏器功能紊乱的练功法。练功十八法有严格的针对性，既可防治疾病，又可健身。练习时动作要做得缓慢有劲，患有上述疾病的人，不能像健康人那样用快速有力的节拍做动作。动作缓慢可以预防新伤，动作连贯有劲，能改变肌肉内部和肌群之间的不正常关系，同时也改变肌肉供血与氧化代谢的条件，从而达到滑利关节、松解肌肉痉挛或粘连的治疗目的。练功十八法对于提高人体各器官系统的功能，克服局部器官的病变也有良好的作用。

练功十八法能防治哪些疾病

练功十八法对防治颈、肩、腰、腿痛等疾病疗效显著。有关部门对坚持进行练功十八法锻炼的近 2000 人进行调查，证明有不同程度治疗效果的达 90% 以上，它对其他一些慢性病也有一定疗效。

练功十八法为什么能防治疾病呢？这是因为练功十八法的动作有很强的针对性，这些动作使肌肉的力量和弹性得到调整，使原来松弛的得到加强，原来痉挛的恢复弹性，还可促进血液循环，使受伤的肌肉得到充分的养料，促进新陈代谢，消除肿胀。

练功十八法的练功要领

本法共分六套，每套六节，现分别介绍如下：

第一套 防治颈、肩痛的练功法

这套练功法主要是由头部和肩带的活动所组成。通过头部和上肢的活动，使颈、肩、肘和手指关节滑利，改善软组织的血液循环和神经体液调节功能，松解上述软组织的粘连及痉挛，提高和恢复颈、肩、臂和手指的活动功能。

此外，通过这套练功法，还能舒肝利气，帮助消化，调节大脑功能。

第一节　颈项争力

预备姿势：分腿直立（稍宽于肩），两手叉腰（大拇指向后）。动作：①头向左旋转至最大限度（眼视左前方）。②还原成预备姿势。③头向右旋转至最大限度（眼视右前方）。④还原成预备姿势。⑤抬头望天。⑥还原成预备姿势。⑦低头看地。⑧还原成预备姿势。做2～8个八拍。

说明：头左右旋转及抬头与低头时，上体正直，低头时下颌触胸骨。

得气感：颈部肌肉要有酸痛感。

适应范围：颈部急性扭伤（如落枕）、慢性颈部软组织疾病（如颈项强直）。

第二节　左右开弓

预备姿势：分腿直立（稍宽于肩），两手虎口相对成圆形（掌心向前），离面部约30厘米。眼视虎口。

动作：①两手左右分开至体侧，同时掌变空拳（拳心向前）。头向左转，视线过空拳望远处（肘关节下垂）。②还原成预备姿势。③、④的动作同①、②，但方向相反。做2～4个八拍。

说明：分手时不能耸肩，肩胛骨向脊柱靠拢，两肘须保持在同一水平。

得气感：当挺胸眼视空拳时，颈项、肩、背部肌肉有酸胀感，并可以放射至两臂，同时胸部有舒畅感。

适应范围：颈项、肩、背部酸痛、强直，手臂麻木，胸闷等。

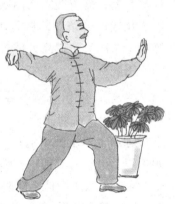

第三节　双手伸展

预备姿势：分腿直立（稍宽于肩），两臂肩侧屈；手握空拳，拳高于肩，拳心向前。

动作：①两拳松开，同时两臂上举（掌心向前，头抬，眼视患侧手指）。②还原成预备姿势。③、④的动作同①、②，但方向相反。做2～4个八拍。

说明：两臂上举时，挺胸收腹，不能憋气。

得气感：当抬头眼望手指时，颈部有酸胀感；收腹挺胸时，腰部亦有酸胀感。

适应范围：颈、肩、背及腰部酸痛，肩关节功能障碍，如上臂提举不便等。

第四节　开阔胸怀

预备姿势：分腿直立（稍宽于肩），两手交叉于腹前（患侧手在前，掌心向内）。

动作：①两臂交叉上举（眼视手背）。②两臂经体侧划弧下落还原成预备姿势（掌心先向上至下方自然翻掌，眼始终看患侧手）。做 2 ～ 4 个八拍。

说明：两臂交叉上举时要抬头、挺胸、收腹。

得气感：两臂上举时，颈、肩、腰有酸胀感。

适应范围：肩关节强直，功能障碍，以及颈、背、腰酸痛。

第五节　展翅飞翔

预备姿势：分腿直立（稍宽于肩）。

动作：①两臂屈肘经体后侧成"展翅"，肘高于肩，手下垂，手背相对，头向右转。②两臂下落时，两手在脸前成立掌（掌心相对），徐徐下按还原成预备姿势。做 2 ～ 4 个八拍。

说明：做动作时不要耸肩，手腕放松。

得气感：肩部有酸胀感，两肋也有酸胀感。

适应范围：肩关节强直及上肢活动功能障碍等。

第六节　铁臂单提

预备姿势：分腿直立（稍宽于肩）。

动作：①左臂经体侧上举成托掌（眼视手背），同时右臂屈肘，手背紧贴腰后部。②还原成预备姿势。③、④的动作同①、②。但换右臂做。做 2 ～ 4 个八拍。

说明：上举时手臂伸直，眼跟手动。

得气感：当手臂上举托掌时，同侧腰、肩部有酸胀感，并觉胸部舒畅。

适应范围：肩关节强直，活动不便，颈、肩、腰痛及胃脘胀满。

第二套　防治腰背痛的编动法

这套练功法主要是由腰部和髋部的活动所组成。它通过腰、髋及腿的活动，使腰段脊柱和髋关节滑利，改善腰部软组织的血液循环和神经体液调节功能，松解上述软组织的粘连及痉挛等，提高腰腹肌力量，恢复腰腹肌的活动功能。通过这套练功，还能起矫正脊柱畸形、调理脾胃、消除胸腹胀满、固肾养精等作用。

第一节　双手托天

预备姿势：分腿直立（稍宽于肩），手指交叉于上腹（掌心向上）。

动作：①两臂上提至脸前，翻掌上托；抬头，掌心向上。②两臂带动上体向左侧屈一次。③再侧屈一次。④两臂经体侧下落还原成预备姿势。⑤～⑧同①～④，但方向相反。做 2 ～ 4 个八拍。

说明：翻掌上托时，肘要伸直，上体正直。

得气感：颈和腰部产生酸胀感，并放射至肩、臂、手指。

适应范围：颈腰强直、肩肘关节及脊柱活动不便、脊柱侧弯等。

第二节　转腰推掌

预备姿势：分腿直立（稍宽于肩），双手握拳于腰部，拳心向上。

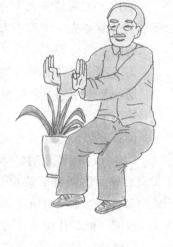

动作：①右手立掌向前推出，掌心向前。同时上体向左转，眼视左后方，左肘向右后方，顶与右臂成直线。②还原成预备姿势。③、④的动作同①、②，但方向相反。做2～4个八拍。

说明：转腰时，两脚不动，两腿伸直。

得气感：当推掌转体时，腰、肩、颈、背有酸胀感。

适应范围：适用于颈、肩、背和腰软组织劳损，如颈、腰痛伴有麻木，肌肉萎缩等。

第三节　叉腰旋转

预备姿势：分腿直立（稍宽于肩），两手叉腰（大拇指向前）。动作：①～④，两手依次用力推动骨盆，做顺时针方向绕环一周。先做顺时针方向两个八拍，再做逆时针方向2～4个八拍。

说明：绕环时由小到大，逐步达到最大限度。两腿伸直，两脚不动。骨盆向前，上体后仰时，两手向前用力以减少骶棘肌紧张。

得气感：腰部有明显酸胀感。

适应范围：腰部急性扭伤及慢性腰痛，某些因工作关系，身体长期伛偻或某种固定姿势而形成的腰骶部酸痛等。

第四节　展臂弯腰

预备姿势：分腿直立（稍宽于肩），两手于腹前交叉（掌心向内）。

动作：①两臂向上举，挺胸收腹（眼视手背）。②两臂经体侧下落至侧平举（掌心向上）。③两手翻掌同时上体挺腰前屈。④两臂体前交叉，接做第一势或还原成预备姿势。做2～4个八拍。

说明：两腿伸直，手指尽量触地。

得气感：两臂上举眼视手臂时，腰部有酸胀感；双手触地时，两腿后肌群有酸胀感。

适应范围：颈、背、腰酸痛。

第五节　弓步插掌

预备姿势：直立分腿一大步，双手握拳于腰部。

动作:①上体左转成左弓步,同时右拳变掌向前上方插掌,掌心向侧方。②还原成预备姿势。③、④的动作同①、②,但方向相反。做 2 ~ 4 个八拍。

说明:弓步时做到臂直、腰直和腿直。

得气感:腰腿有酸胀感。

适应范围:颈、腰、背及四肢酸痛、麻木。

第六节　摇双手攀足

预备姿势:立正。

动作:①手指交叉于上腹前(掌心向上)。②两手经脸前翻掌上托(眼视手背)。③上体挺腰前屈。④还原成预备姿势。做 2 ~ 4 个八拍。

说明:体前屈时,臀部后移,两膝伸直,手掌尽量触脚背。

得气感:两臂上举时,颈、腰部有酸胀感,当弯腰手掌触脚背时,腰腿部有酸胀感。

适应范围:腰、腿软组织劳损,转腰不便,脊柱侧突,腰部酸痛麻木及屈伸不便等。

第三套　防治臂腿痛的练功法

这套练功法主要是由臀部和腿的活动所组成。通过髋、膝和踝等关节活动,滑利上述关节,增强腰腹肌、臀部肌和腿部肌力量,松解臀腰部分软组织粘连和痉挛,以及提高上述软组织活动功能。此外,通过这套练功,还能矫正脊柱和骨盆的畸形等。

第一节　摇左右转膝

预备姿势:立正,上体前屈,两手扶膝(目视前下方)。

动作:①两腿弯曲,做顺时针方向绕环一周(腿向后伸直)。②还原成预备姿势。先做顺时针方向 1 ~ 2 个八拍,后做逆时针方向 1 ~ 2 个八拍。做 2 ~ 4 个八拍。

说明:两膝绕环时,幅度尽量要大。

得气感:在转膝时,膝、踝关节有酸胀感。

适应范围:膝、踝关节酸痛、无力等。

第二节　仆步转体

预备姿势:直立分腿一大步(脚尖内扣),双手叉腰(大拇指向后)。

动作:①左腿成仆步,同时上体右转45°。②还原成预备姿势。③、④的动作同①、②,但方向相反。做 2 ~ 4 个八拍。

说明:仆步时,膝固定,上体正直。

得气感:仆步时,伸直之腿的内侧肌群等有酸胀感。

适应范围:腰、臀、腿痛,髋、膝、踝关节活动不便。

第三节　俯蹲伸腿

预备姿势：立正。

动作：① 上体前屈，两手扶膝，腿伸直。②屈膝全蹲，两手扶膝（指尖相对）。③两手掌先贴脚背，再两腿伸直。④还原成预备姿势。做 2 ~ 4 个八拍。

说明：上体前屈时膝关节伸直，手掌尽量贴脚背。

得气感：全蹲时大腿的前肌群及膝关节有酸胀感；伸直时，大小腿的后肌群有酸胀感；手掌贴脚背时，腿后肌群酸胀感加重。

适应范围：因髋、膝关节活动不便，下肢屈伸困难而引起的下肢肌肉萎缩。

第四节　扶膝托掌

预备姿势：分腿直立（与肩同宽）。

动作：① 上体前屈，右手扶左膝。②上体左转，左臂经体侧上举成托掌（虎口朝前，眼视手背），同时屈两膝，重心在两腿之间。③上体前屈，两腿伸直，左手扶右膝。④还原成预备姿势。⑤ ~ ⑧的动作同① ~ ④，但方向相反。做 2 ~ 4 个八拍。

说明：如连续做时，第④势同第②势，但方向相反。转体时，两脚不能移动，上体保持正直。

得气感：当抬头眼视手背时，颈、肩、腰、腿部均有酸胀感。

适应范围：颈、肩、腰、腿部酸胀痛及活动功能障碍。

第五节　胸前抱膝

预备姿势：立正。

动作：① 左脚向前一步，身体重心移至左腿，右脚跟提起，同时两臂前上举（手心相对，抬头挺胸）。②两臂经体侧下落，同时提右膝，双手紧抱右膝于胸前，左腿伸直。③还原成① 势。④还原成预备姿势。⑤ ~ ⑧的动作同① ~ ④，但方向相反。做 2 ~ 4 个八拍。

说明：第① 势时重心站稳。抱膝时紧贴胸部，支撑腿伸直。

得气感：当抱膝时，支撑腿后肌群及抱膝之前肌群均有酸胀感。

适应范围：臀、腿酸痛及屈伸功能障碍。

第六节　雄关漫步

预备姿势：直立，两手叉腰（大拇指向后）。

动作：① 左脚前进一步，足跟先着地，右脚跟提起，重心移到左腿。②右脚跟落地，稍屈右膝，重心后移至右腿，左脚跟着地。③右脚前跨一步，重心移向右腿，左脚跟提起。④左脚跟落地稍屈左膝，重心移向左腿，右脚跟着地。⑤重心前移至右腿，左脚跟提起。⑥重心后移左腿，左腿屈膝，右脚跟着地。⑦左腿伸直，右脚后退一步，稍屈右膝，重心后移至右腿。⑧还原成预备姿势。做2～4个八拍。

说明：上体保持正直，向前迈步时要挺胸抬头。

得气感：重心在左腿时，左腿及右踝酸胀；重心在右腿时，右腿及左踝有酸胀感。

适应范围：下肢酸痛，关节活动不便。

第四套　防治四肢关节痛的练功法

这套练功法主要是由四肢关节活动所组成。通过四肢关节活动，滑利肢体关节，消除肢体关节疼痛，改善全身血管系统活动和神经调节功能，有助于增长四肢肌肉力量，维持肢体正常形态，松解肢体软组织的粘连和痉挛。所以，这套练功法几乎是全身活动，不仅仅能提高肢体活动能力，而且也能提高躯干活动能力，它对人体有全面的影响。

第一节　马步推掌

预备姿势：两腿直立（稍宽于肩），两手握拳于腰部。

动作：①分腿成马步。同时两臂内旋向前推掌（掌心向前，指尖相对）。②还原成预备姿势。做2～4个八拍。

说明：两掌前推时要尽量向内翻手腕，两臂伸直。

得气感：腕背及两腿股四头肌有酸胀感。

适应范围：四肢关节酸痛，特别适应膝关节酸痛。

第二节　歇步推掌

预备姿势：分腿直立（稍宽于肩），两手握拳于腰部。

动作：①上体左后移成"歇步"，右手侧方推掌（眼视左臂）。②还原成预备姿势。③、④的动作同①、②，但方向相反，做2～4个八拍。

说明：歇步时，身体要保持正直，重心要稳。

得气感：膝、腿、臂有酸胀感。

适应范围：四肢关节酸痛，颈、腰、背酸痛。

第三节　上下疏通

预备姿势：直立，两手半握拳于腿部。

动作：①右手上托（掌心向上，眼视手背）。②上体向左转90°。③右手左下至左腰部，上体前屈，同时右手掌心摸至左脚外侧。④上体右转，同时右手掌抚摸两脚背，沿右腿外侧，还原成预备姿势。⑤～⑧的动作同①～④，但方向相反。做2～4个八拍。

说明：体前屈时不能屈膝。

得气感：肩、臂、腰、腿酸胀。

适应范围：肩、腰、背、腿酸痛。

第四节　转体回头

预备姿势：直立分腿一大步，两手握拳于腰部。

动作：①上体向左后转成弓步（眼视左肩），同时右手向前上方推掌（右臂与右腿成一直线）。②还原成预备姿势。③、④的动作同①、②，但方向相反。做 2～4 个八拍。

说明：弓步时后腿要直，脚跟着地。

得气感：颈、肩、腰、腿有酸胀感。

第五节　左右蹬腿

预备姿势：分腿直立（与肩同宽），两手叉腰（大拇指向后）。

动作：①左腿屈膝上提（勾脚尖），然后向右前下方蹬腿。②还原成预备姿势。③、④的动作同①、②，但方向相反。做 2～4 个八拍。

说明：腿要用力蹬直，用脚跟发力。

得气感：腿部有酸胀感。

第六节　四面踢毽

预备姿势：直立，两手叉腰（大拇指向后）。

动作：①提左膝同时内脚背上踢。②提右膝同时内脚背上踢。③左外脚背屈膝上踢。④右外脚背屈膝上踢。⑤提左膝前踢。⑥提右膝前踢。⑦屈左膝，脚跟后踢臀部。⑧屈右膝，脚跟后踢臀部。做 2～4 个八拍。

说明：后踢腿时，大腿与地面保持垂直。

得气感：腰部有酸胀感。

适应范围：髋、膝关节酸痛，下肢无力。

第五套　防治腱鞘炎的练功法

这是以上肢活动为主的一套练功法，专为活动肩、肘、腕和手指关节，达到上述关节的滑利，改进上肢软组织的血液循环和神经体液调节，松解肩带、手臂、手指部分软组织粘连和痉挛，特别是对网球肘、腕指腱鞘炎等疾病的防治有一定疗效。

第一节　四面推掌

预备姿势：分腿直立（稍宽于肩），两手半握拳于腰部。

动作：①两手翻掌上托（指尖相对，虎口张开，眼视手背）。②还原成预备姿势。③两手向侧推掌，同时上体向左转。④同②，⑤同③，但方向相反。⑥同②。⑦两手向体侧推掌（两手成立掌，掌心向外）。⑧同②。做 2～4 个八拍。

说明：转体时，上体正直，两脚不移动。

得气感：颈、肩、肘、腕、指部有酸胀感。

适应范围：网球肘、腕指腱鞘炎及颈、肩、腰酸痛。

第二节　拉弓射箭

预备姿势：立正。

动作：① 左腿向左跨一步，同时两手成立掌交叉于胸前（两臂微屈）。②两腿成马步，同时左手向左侧立掌推出（掌心向外，眼视左手背），右臂前平屈后振（半握拳，拳心向下）。③两手变掌下按（掌心向下），同时两腿伸直。④还原成预备姿势。⑤～⑧的动作同①～④，但方向相反。做2～4个八拍。

说明：做②、③势时挺胸，尽量使肩胛骨靠拢脊柱。

得气感：前臂、腕、指部有酸胀感。

适应范围：网球肘、手指腱鞘炎。

第三节　伸臂转腕

预备姿势：分腿直立（稍宽于肩），两手握拳于腰间（拳心向上）。

动作：① 两拳变掌屈臂上举（掌心相对，同时抬头）。②两手握拳（拳心转向外），两臂经体侧下落成预备姿势。做1～2个八拍。③两拳变掌，两臂向下伸直（掌心向外）。再经体侧上举（掌心相对，抬头）。④两掌变拳屈腕（拳背相对），屈臂经体前下落还原成预备姿势。做1～2个八拍，也可以重复一遍。

说明：两臂上伸时要挺胸。

得气感：腕、肘、肩、臂有酸胀感。

适应范围：漏肩风、网球肘、腕、指腱鞘炎。

第四节　前后展臂

预备姿势：分腿直立（稍宽于肩），两手握拳于腰部。

动作：① 左拳变立掌向斜上方推出（掌心向前，虎口敞开），同时右拳内转后伸（拳心向上，眼看拳心）。②还原成预备姿势。③、④的动作同①、②，但方向相反。做2～4个八拍。

说明：两臂上下成直线，肩要拉开。

得气感：肩、臂、肘、腕、指及胸部有酸胀感。

适应范围：除同第三节外，尚能防治腰背酸痛。

第五节　马步冲拳

预备姿势：分腿直立（稍宽于肩），两手握拳于腰部。

动作：① 两腿成马步同时，向前冲左拳（拳心向下）。②左拳翻掌还原成预备姿势。③、④的动作同①、②，但换右手做。做2～4个八拍。

说明：挺胸、冲拳要有力。

得气感：臂、腕、指有酸胀感，两腿酸胀。

适应范围：网球肘、腕指腱鞘炎以及颈、肩、腰酸痛。

第六节　松臂转腰

预备姿势：分腿直立（稍宽于肩）。

动作：① 右手虎口触左肩（掌心向外，眼视左肩），左手背贴于腰后，同时上体向左后转。②还原成预备姿势。③、④的动作同①、②，但方向相反。做 2～4 个八拍。

说明：虎口触肩时，肘不能抬起，两脚不移动。整个动作要缓慢，转腰幅度要大。

得气感：颈、肩、肘、腕及腰部有酸胀感。

适应范围：漏肩风、网球肘、腰背酸痛。

第六套　防治内脏器官功能紊乱的练功法

这套练功法包括按摩穴位及四肢和躯干运动。通过练功能改善全身血液循环，疏通经络，提高神经体液调节功能，并有助于增强大脑及内脏器官活动的能力，提高新陈代谢的水平。所以，这套练功法对心、肝、肠、胃等器官功能紊乱都有一定的治疗作用。

第一节　摩面揉谷

预备姿势：分腿直立（与肩同宽）。

动作：① 两中指从地仓穴往上经迎香、鼻通、睛明等穴至前额发际后，转用全掌贴脸往下做环绕按摩 8～16 次。②两掌向上擦脸至发际，沿百会至风池穴，转入耳根到脸，做环绕按摩 8～16 次。③左手掌紧贴上腹部，眼视前方，舌舐上腭，用右手大拇指按揉左手睡眠穴（第二掌骨上 1/3）24～36 次，然后换左手揉右睡眠穴 24～36 次。

说明：两手揉睡眠穴时，闭眼，思想集中；按摩头面时手掌要贴紧。

得气感：揉睡眠穴时局部有酸胀感，按摩面部时有发热的感觉。

适应范围：神经衰弱、失眠、头晕、心悸、肠胃功能紊乱等。

第二节　按摩胸腹

预备姿势：分腿直立（稍宽于肩），两手相叠（左手掌面覆盖右手背面）于上腹部。

动作：先在上腹部做小圈按摩 8 次，然后由下腹部再扩大至胸部做大圈按摩 8 次，再反方向由大圈到小圈各按摩 8 次。

注意事项：按摩时手掌要紧贴腹部，目视前方，腹部略挺、放松。

得气感：腰部感到温暖，当引起噫气时，感到畅通舒服。

运应范围：胃肠功能紊乱兼有腹背痛者。

第三节　梳头转腰

预备姿势：分腿直立（稍宽于肩）。

动作：① 右掌根紧贴头顶（四指向前），同时屈左臂，手指紧贴腰部。②右掌沿头颅中线往后梳至枕骨，同时上体左转。③右掌根转向前经头颅右侧（耳廓上方）至左额前，上体还原，头向右转。④还原成预备姿势。⑤～⑧的动作同①～④，但方向相反。做2～4个八拍。

说明：全手紧贴头部，转头与转手时都要用力；动作要缓慢连贯。

得气感：头部感觉舒松，腰部有酸胀感。

适应范围：头晕、眼花、失眠、心悸。

第四节　托掌提膝

预备姿势：立正，两手握拳于腰部（拳心向上）。

动作：① 重心转至左脚，左臂上举时翻掌上托（指尖向内，虎口张开，眼视手背），右拳变掌下按（指尖向前），同时提右膝。②还原成预备姿势。③、④的动作同①、②，但方向相反。做2～4个八拍。

说明：提膝时上体保持正直，两臂尽力拉开。

得气感：颈、肩、臂、背、腰、腿有酸胀感。

适应范围：脾胃虚弱，消化不良。

第五节　转腰俯仰

预备姿势：分腿直立，两手握拳于腰部。

动作：① 两手翻掌上托（指尖相对，虎口张开，眼视手背）。②两臂经体侧下落，两手叉腰（大拇指向前，中指相碰）。③上体向左后转（眼视左后方）。④上体向右后转（眼视右后方）。⑤还原成动作②。⑥上体前俯。⑦上体后仰。⑧还原成预备姿势。做2～4个八拍。

说明：转体时两脚不动。上体前俯后仰时两膝要伸直。

得气感：颈、肩、腰有酸胀感。

适应范围：体虚肾亏、腰酸背痛。

第六节　转臂舒胸

预备姿势：分腿直立。

动作：① 两臂经体前交叉后斜上举，抬头提脚跟（吸气）。

②两臂下落经体前交叉还原成预备姿势（呼气，脚跟落地）。做2～4个八拍。

说明：呼吸要均匀自然，眼轮换看左右手。两臂斜上举时要用上臂发力。

得气感：胸部舒畅，颈、肩酸胀。

适应范围：慢性呼吸系统疾病及消化系统疾病。

如何进行正确健身跑步

健身长跑对身体有好处

健身跑步，又叫慢速长跑，是适合中老年人祛病延年的体育活动。它可以提高心肺功能。随着两腿持续而有节奏地运动，心脏搏动次数增加，血液循环加快，呼吸加深，吸入氧气量增加（据测定慢跑时吸入的氧气比静坐时多8倍），心肺协调地工作，呼吸和循环功能得到充分发挥，身体的有氧代谢过程进行得比较完善，大大有利于改善、增强身体各组织和器官的功能。坚持锻炼可以预防、延缓或减轻动脉的粥样硬化，减少心绞痛的发作，有利于心血管疾病的康复，还可以防止超重和减肥，对体弱者可增进食欲，对血清胆固醇过高者可以降低血脂。据测定，26分钟跑5000米的一次运动可降低胆固醇35～55毫克。此外，慢速长跑可以消除脑力劳动的疲劳，预防神经衰弱。

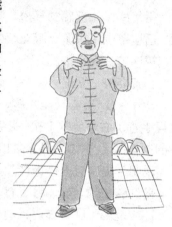

健身跑步的几种形式

健身跑步被视为"最完美的运动"，已风靡全球。它简便易行，效果明显，成为人们健身防病的一种手段。跑步方法多样，大致分以下几种：

1. 慢速放松跑。快慢程度可从本人的体质情况出发来定。老年人跑的速度不宜太快，一般以比走步快一点为宜。跑步时呼吸要有节奏，做到深、长、细、缓，呼吸与脚步配合，可两三步一呼，两三步一吸，要用腹式深呼吸，吸气时鼓腹，呼气时要吐尽。步伐要轻快，肌肉要放松，双臂要自然摆动。运动时间每天半小时左右，跑步时心率每分钟不要超过120次，以皮肤出汗而不气喘为度。

2. 变速跑。就是慢跑与中速跑交替进行。中速跑比慢速跑快，要求上体更前倾些，双臂摆动幅度更大。双腿的跨幅更大、频率更快些，总之运动强度比慢跑更大。可根据本人的条件来确定和调整慢跑、中速跑的距离。

3. 定时跑。可分两种。一种是不限速度和距离，只规定时间；一种是有规定的时间和距离，这种跑法有利于提高老年人的耐力和体力。随着耐力、体力的提高，还可以调整时间和距离。

4. 原地跑。这种锻炼方法不受场地、气候的限制，可用加大动作的难度，如小步跑、高抬腿跑、踢腿跑等办法增加运动量和运动强度。

慢跑适合老年人锻炼

慢跑，又称健身跑。慢跑简单易学，无须场地器材，对增强体质很有帮助。

慢跑也适合健康的老年人锻炼。通过慢跑锻炼，使身体能吸进更多的氧气，增强心肺功能，并能预防心血管疾病，从而起到增强体质、延缓衰老的作用。

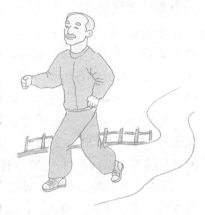

老年人长期坚持慢跑锻炼，还可以保持头脑清醒、精力充沛、精神愉快。有些老年人离、退休后，由于失去了紧张工作的节奏和某些社会交往，易产生孤独、抑郁的精神变化，慢跑对消除这些变化会起到良好作用。

有的老年人体弱多病，不适合慢跑，可用步行代替慢跑进行锻炼。步行锻炼能增强下肢肌肉及韧带的活动能力，保持关节灵活，促进四肢及内脏器官的血液循环，对于调节神经系统，加速新陈代谢过程，也有良好作用。

老年人怎样练跑步

跑步是最常见的老年人体育运动形式，坚持跑步，对增进老年人的健康也确有成效。但是，一般地说，老年人年龄大了，体质弱了，而且都不同程度地患有慢性疾病，其中不少老年人患有心血管、脑血管等疾病。因此，不适宜进行过量的运动。通常的情况，年老的人采取散步的形式为好，配合进行肢体各关节的活动。体质好的老年人可以采用散步—慢跑—散步—慢速长跑—散步的方式，运动时要"循序渐进"，即不要一下子追求运动量和运动持续时间。可根据个人的身体健康状况及运动基础，灵活掌握，避免突然性的剧烈长跑和其他运动。老年人锻炼的运动量以自我感觉能够忍受为度。

为什么长跑会感到气短、乏力

原来缺乏锻炼基础的老年人，跑了一段路后，会出现气短、胸闷、恶心等现象，这是正常的短暂的生理反应，原因是支配肌肉、关节等运动器官的神经兴奋性加强，而心脏、肺等器官的神经兴奋程度不能马上适应，输送的血液和吸入的氧气不能满足身体运动的需要，乳酸等代谢物在血液中堆积，刺激呼吸中枢和血液循环系统而引起的。只要有意地加深呼吸，坚持锻炼，经过一段时间后，上述气短等现象就会自然消失。同时老年人跑到终点后不要马上坐下来，要放慢步子继续跑一段路，并做些深呼吸，放松腿部。如果患有心血管系统疾病的老年人出现胸闷等现象，则要请教医生后才能继续锻炼。

健身跑步应注意

健身跑步的姿势要正确：两手握拳，两臂肘关节保持在90°左右，很自然地前后摆动；呼吸深长而均匀，与步伐有节奏地配合，鼻吸口呼；速度开始时宜慢，待身体各组织各器官协调适应后，可放开步伐，以均匀的速度行进，以跑时不喘气、不吃力，以两人同跑可以轻松对话为适宜。

跑的距离远近，一是要逐步递增；二是要从个人的健康及体力的实际情况出发。每天跑20～30分钟，健康状况好的，每次20分钟跑三四千米；健康状况差一点的，每次30分钟跑完三四千米，或略少一点。

跑步前要做准备活动，使处于相对静止状态的人体各器官、四肢关节等逐步转入较紧张的运动状态，以防止跑步时发生关节韧带肌腱扭伤。不要在饭后立即跑步，也不要在跑步后立即进食，以免引起胃液分泌减少，影响消化。晚上临睡前也不宜长跑。

脚跟不宜着地

跑步时应用脚掌向后蹬地，脚跟不能向后蹬地。因为脚跟着地时产生的反作用力是向上向后的，而脚前掌着地所产生的反作用力是向上向前的，所以用脚前掌着地跑得快。此外，脚跟着地对人的震动，容易引发头晕、肚子疼、膝关节疼和脚跟疼等。胸前掌着地因能得到脚弓的缓冲，就可以防止身体受到震动，不会发生头晕等现象。老年人健身长跑时，最好穿松软的胶鞋。

跑步会损伤关节吗

有人认为跑步会损伤关节，使许多练跑的人疑信参半。其实，这种说法是没有科学根据的。

美国斯坦福大学的研究人员对41名长跑运动员和41名业余跑步的人进行了对比研究，结果两组人患骨关节炎或骨变质的情况并无差别。相反，50～72岁的长跑者，其骨质密度比同年龄对照组的人高40%。妇女的情况更好。一般认为，妇女在绝经期后容易患骨关节炎。佛罗里达大学的研究人员对17名年龄在50～74岁的男性长跑运动员与18名长跑爱好者做了对比研究，得出的结论同斯坦福大学一样，他们认为正常的关节做正常范围的运动，不但无害，而且有益于身心健康和延年益寿。

四阶段健身跑

四阶段健身跑计划是苏联医学博士、健身跑专家英特良斯卡娅和副博士叶鲁萨林姆斯基提出来的。这个计划对跑的距离、速度等提出了比较科学的指标，特别适合于过去没有经过系统体育锻炼的中老年人。这个计划为期一年，分四个阶段。第一阶段是快步走，可从走 300 ～ 500 米开始，走时的心率以不超过走前的 50% 为宜，然后再延长 250 ～ 500 米。开始时每分钟走70 ～ 80 步，逐渐增加到 90 ～ 100 步。一天两次，每周休息一天。据测定，经过几个月锻炼，一天可走 8 ～ 10 千米。50 ～ 60 岁的人，第一阶段为期1 个月，每次走 2000 米，每千米走 14 ～ 15 分钟，心率应在每分钟 80 ～ 84次。第二阶段是结合跑的快步走，为期 4 个月。每次走 900 ～ 2000 米，跑100 ～ 800 米，速度为每千米 11 ～ 14 分钟，心率每分钟 106 ～ 110 次，第三、四阶段都是持续跑。第三阶段为期 3 个月，每次跑 2000 ～ 3500 米，速度每千米 9 分 20 秒 ～ 11 分钟，心率每分钟 120 ～ 125 次。第四阶段为期 4 个月，每次 2000 米以上，速度每千米 9 分 20 秒 ～ 11 分钟，每分钟心率 120 ～ 125 次。根据身体情况，个人可以修改计划，如果运动量与身体情况适应，那么自我感觉良好，心率与上述指标也相符合。妇女采用此计划，运动量应减少20% ～ 25%，心率每分钟可比男人高 5 ～ 8 次。

怎样测定跑步的合适运动量

衡量快速慢跑的运动量是否合适，有下列办法。一是年龄减算法，即以170 减年龄的公式计算。如果你 60 岁，跑步时每分钟脉搏数 170 － 60，应为 110 次。如果超过此数，说明跑速嫌快，可适当减速；如果不足此数，表明可以适当加速。此法适用于身体健康者。二是净增心率计算法，即按锻炼者的体质分强、中、弱组，根据不同情况控制运动量和强度。具体办法是：跑步后的最高心率减去安静时的心率，即是净心率。强组每分钟不超过 60 次，中组不超过 40 次，弱组不超过 20 次。此法适用于有心血管疾患的老年人。三是运动量分级法，即求净心率的百分比。具体计算方法是：跑步后心率减去跑步前心率，再除以跑步前心率，再乘 100%。按百分比大小划分运动量等级，30% 以下为小运动量级；30% ～ 50% 为中运动量级；50% ～ 80% 为较大运动量级；81% 以上为大运动量级。此法适用于患高血压、冠心病的老年人，其特点是每个人可根据自己的脉搏变化的百分比，确定运动量和控制速度。

十二分钟跑步测验法

这是对体质情况进行衡量的一种方法，并不是一种锻炼身体的方法，它是由美国一名军医库珀经过 14 年研究创编成的。其测定方法是：40 ~ 49 岁者，凡 12 分钟内只能慢跑 1.3 千米以下者，其健康水平显然很不好；凡能慢跑 1.3 ~ 1.6 千米者，不及格；凡能慢跑 1.7 ~ 2.1 千米者，及格；凡能慢跑 2.2 ~ 2.4 千米者，身体好；凡能慢跑 2.5 千米以上者，身体很好。50 岁以上老年人，凡是 12 分钟跑不到 1.2 千米者，其健康水平显然很不好；凡能慢跑 1.2 ~ 1.5 千米者，不及格；凡能慢跑 1.6 ~ 1.9 千米者，及格；凡能慢跑 2 ~ 2.4 千米者，身体好；凡能慢跑 2.5 千米以上者，健康水平很好。

散步也要讲究

什么是普通散步法

普通散步法，一般以每分钟 60 ~ 90 步的速度行进，每次走半小时到一小时，开始锻炼时，可以每天走或隔天走，每次走一刻钟，等身体适应后，再逐步增加。作为经常的锻炼活动，每次最好不少于半小时，否则会影响锻炼效果。

什么是快速步行法

这种步行可增强心脏功能和减轻体重，适宜于相应的中老年人锻炼。要求每小时步行 5 ~ 7 千米。练习快速步行，必须循序渐进，逐步增加运动量。开始练习时，持续时间以半小时为宜，走 2.5 千米，身体条件适应后可有计划地增加运动时间和步行速度。但必须注意运动时的心率，每分钟应控制在 120 次以下，有心血管疾病的人尤其要严格掌握这一点。

什么是定量步行法

定量步行法，又叫医疗散步。这是日本神户增进健康俱乐部针对中老年人出现发胖和高血压等心血管疾病而制定的运动处方。这个为期 3 个月的运动处方，是以每次消耗 1256 ~ 2093 千焦的热量为标准进行安排的。运动强度以脉搏为尺度。40 岁者每分钟 120 次，60 岁者每分钟 110 次。实行时可按本人的条件做适当调整。具体定量方法是：40 岁以上的人，开始时以 1 分 30 秒走 100 步为尺度进行练习，每隔 3 日，一次增加 50 步，到第 18 次时，要求在 10 分钟内走 1000 步，到第 23 次时，要求在 12 分钟内走 1250 步，到第 30 次时，要求在 15 分钟内走 1600 步，到第 37 次时，要求在 18 分钟内走 1950 步。每次锻炼的时间是 30 ~ 60 分钟，可根据个人的身体条件来掌握。据测定，坚持这种步行锻炼，可减少腹壁脂肪垫，降低血压。

什么是摆臂散步

摆臂散步，适用于有呼吸系统慢性病的患者锻炼。步行时两臂用力向前后摆动，自然呼吸，锻炼时间及运动量可根据个人的具体情况掌握。时间太短或时断时续，不能达到预期的效果。坚持锻炼，可增进肩带和胸廓功能，促进血液循环，改善病情。

什么是摩腹散步

摩腹散步法，是防治消化不良和胃肠道慢性疾病的中医传统保健法，散步时用两手不断地按摩腹部，既可锻炼身体，又可促进胃液的分泌和胃的排空，以防治消化不良。

如何正确进行负重步行锻炼

步行时，系上负重腰带或腿、腕带圈，以增加体力负荷，叫负重步行。

腰部负重采用装满沙子的腰带，带重为 1.0 ～ 2.5 千克，腕带和腿带圈重量分别为 250 ～ 500 克和 500 ～ 750 克，系在腕部和踝部上端。腰带负重步行，可提高运动量，训练耐力，增强背肌和腹压肌也能影响肠胃和身体其他器官。腿带圈可增强下肢肌肉力量。

老年人一般不宜进行负重步行锻炼。中年人和刚进入老年期的健康老年人，可以试行，但宜循序渐进，带重要轻一些，步行时间要短一些。同时进行自我监督，即运动后每分钟心跳不要超过 110 次。

教你散步的正确姿势

散步，是一种适合老年人的良好健身活动。但散步不是随便走走，每一种体育锻炼，都要讲究正确的动作和姿势。散步时，应该抬头挺胸收腹，眼向前平视，臀部肌肉保持紧张，双腿交替前摆，要自然而放松，两臂随之自然摆动，并配合有节奏地呼吸。步速要均匀，避免时快时慢或走走停停。

为什么慢步闲逛比快步走乏人

这里有一个科学道理：人的心脏跳动和全身肌肉收缩活动密切相关。长时间卧床不走动，或者走路时慢悠悠的，软弱无力，那么静脉血管得不到肌肉收缩的有力挤压，血液回流就很困难，心脏得不到血液的补充，每次搏动挤出的血液就减少。身体各组织器官也因此供血不足，缺乏足够的氧气和养料，人就容易感到疲乏了。一个健康人如果静卧一星期，心脏排血量就要比原来减少 7%。科学家认为，乏累不是工作多了，而是不善于快步走时，下肢肌群有节奏地收缩，促使静脉血液有力地加速回流，使心脏搏动挤出的血液增加，身体各组织器官就能及时得到较多的氧气和养料供应，人也不容易感到疲乏。

医疗体育好处多

什么是医疗体育

医疗体育就是运用各种体育运动方法治疗创伤和疾病的一门学科，是运动医学的一个组成部分。医疗体育不仅能治疗疾病，而且还能促进人体各种脏器机能的恢复。既对全身有积极影响，又对局部器官发生强有力的作用。医学界把用体育运动治病的方法称为体育疗法，在临床医学及康复医学中占有重要地位。

我国是世界上最早应用医疗体育的国家。早在公元前700多年，已有舞蹈、导引、按摩治病的记载。我国医疗体育的特点是肢体活动与意识、呼吸、按摩等相结合进行。人们将以意识和呼吸锻炼为主的方法称为气功，将以肢体运动为主的方法发展为八段锦和各种体操，将以按摩为主的方法发展成各种现代按摩和保健按摩，等等。

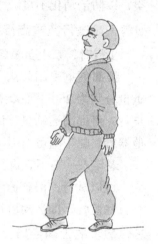

肝脏病人如何进行医疗体育

医疗体育是指导病人进行科学锻炼、治疗疾病的一种有效方法。医疗体育对保护肺脏功能有明显功效，主要有以下几方面：

医疗体育可纠正病人错误的呼吸方法。一般病人呼吸是采用胸式呼吸。老年病人胸部肋软骨钙化，胸部活动范围不能增加，为弥补呼吸量不足，必然动用辅助呼吸肌。这样呼吸频率较快，气体在肺内不能充分交换。同时呼吸肌工作又消耗一定量的氧气，会加重人体缺氧。这种方法不能有效地缓解气短症状。而医疗体育是进行平静的腹式呼吸，使呼吸正常有效。

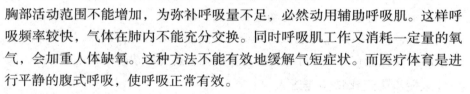

医疗体育能疏通呼吸道的阻塞，有助于呼吸道内分泌物的排出，以利于气体的流通，增加肺通气量。

医疗体育能改善全身情况，增强防病能力，提高心脏功能。如进行鼻和脸部的按摩，再结合耐寒锻炼，可提高人体对寒冷的适应性和抗病能力，减少感冒的机会。通过锻炼，可以改善心肌收缩力，增加心搏量。提高心功能，增强身体对体力负荷的耐受性。

医疗体育可改变患者的精神状态。人们主动积极参加锻炼。可反射性引起各种神经中枢包括愉快中枢的兴奋，活跃各种代谢过程，有助于恢复健康。

肺气肿病人如何进行体育医疗

研究资料表明，80%的支气管炎是由感冒引起的，如不及时治疗，就会变成慢性支气管炎。而肺气肿80%是由慢性支气管炎发展而来。目前，尚无治疗肺气肿的有效方法，医疗体育乃是重要的治疗手段。首先，纠正不合理的呼吸方式，病人要学会放松紧张的呼吸肌，进行平静不用力的腹式呼吸。改善肺通气量。其次，通过医疗体育，提高心肺功能。慢性支气管炎病人的细支气管因炎症而肿胀，加上痰液增多使通道变狭窄，呼气时易发生堵塞。医疗体育可促进气管内痰液排出，减轻炎症，改善肺的通气性，提高心肺功能。医疗体育还可增强身体的抗病能力，改善物质代谢，提高对体力活动的适应性。常用的方法有：平静腹式呼吸、助力呼吸（呼气时用双手压胸）、全身活动（如医疗步行等）及预防感冒的锻炼。

慢性腰腿痛宜用何种体育疗法

慢性腰腿痛是一种多发病，由腰椎间盘突出症、腰臀部筋膜炎、腰臀部软组织损伤及长期强迫体位工作而造成的腰部劳损等疾病所引起，选用体育疗法有一定疗效。

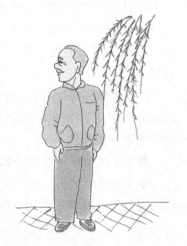

体育疗法对慢性腰腿痛所起的作用是多方面的，如可使突出的腰椎间盘组织回纳，改变神经与周围组织的关系，从而解除对神经根的压迫；可促进腰臀部筋膜炎的炎症吸收，松懈组织粘连，牵伸挛缩组织；可改善腰髋部活动度，增强肌肉力量，从而使病变造成的腰臀部力量平衡失调得到改善或纠正。腰椎间盘突出症，早期可用按摩和牵引，后期可用按摩、自我按摩和医疗体操等疗法。

肩周炎如何进行医疗体育

肩周炎是由于受凉、劳损、缺乏功能运动引起，体育疗法是治疗肩周炎的一种有效方法。

医疗体育对肩周炎的治疗作用有以下几点：

①早期应用医疗体育能改善肩关节周围软组织的血液循环，疏通经络，减轻和消除疼痛。②肩周炎后期患者，应用体育疗法和按摩能松解和软化关节周围的粘连，改善和恢复肩关节的活动能力，消除由于活动受限引起的疼痛。③可以逐渐恢复生活自理能力和劳动工作能力。

胃下垂如何采用体育医疗

老年人由于胃肠道平滑肌松弛，蠕动减弱，韧带弛缓，加上腹肌无力，容易发生胃下垂。治疗的原则是改善全身营养状况，增强体质，同时增加腹壁肌肉，使腹腔保持一定的压力。可用气功疗法，取卧式内养功。全身状况较好的病人也可取坐式。具体方法，通常取仰卧位，臀部可稍垫高，使内脏上移。意守"丹田"或"中院"穴，用顺呼吸法，每次一刻钟到一小时，每日1～2次。可配合按摩和医疗体操同时进行。通过活动，调节中枢神经系统和植物神经系统的功能，改善胃肠道的紧张度，增强胃肠道的蠕动能力，改善消化吸收功能，改善全身营养状况；还可增强腹壁和腰背部的肌肉，矫正腹部松弛下垂的状况，使腹腔内脏恢复正常位置。

医疗体育对颈椎病有哪些治疗作用

颈椎病是老年人的常见病。体育疗法是治疗颈椎病的一种有效方法，医疗体育对颈椎病的治疗作用有：

牵引治疗可以增宽颈椎间隙，增大椎间孔，减轻增生的骨质对神经根或椎动脉的压迫或刺激的程度，对肿胀的神经根及其周围软组织有消肿止痛的作用，因而有助于恢复神经的正常支配功能，消除或减轻麻木、疼痛症状。

医疗体操和按摩可以减轻或消除颈部患侧的肌肉痉挛，平衡颈部两侧的肌张力，恢复颈椎的生理曲线，避免颈椎某一部分受力过大，从而防止骨质增生的进一步发展。

推拿手法治疗可以使错位的小关节得到复位。

体疗和按摩的另一个主要作用是改善颈、肩、背部肌肉的血液循环，增强肌肉力量，改善颈部活动能力。

防治老年颈椎病的运动处方

老年颈椎病人可选择下列几种简单易行的运动，坚持不懈地活动，必有疗效。

1. 哑铃运动。手持1～2千克的哑铃向前方、上方和侧方击出，并做直臂前上举、外展等运动。

2. 耸肩运动。两臂自然下垂，两肩用力向上耸起，再后旋，放下。这样反复运动，对肩关节周围肌肉有很好的锻炼作用。

3. 头后仰抗力运动。两手互握置于后枕部，头用力后仰，同时两手给予一定的阻力。这种运动对后颈部肌肉有很好的锻炼作用。

4. 头各方向运动。两手叉腰，缓慢又逐渐用力地进行头前倾、后仰、左右侧屈、左右旋转等牵伸运动，以锻炼和运动颈部肌肉。

心血管疾患者可用的运动处方

先查清心率、血压等，然后做柔软运动、呼吸运动或简易体操15分钟左右，再从排球、羽毛球、网球、乒乓球中任选一项进行锻炼，可根据各人的具体情况，活动半小时到一小时，然后再做15分钟左右的放松活动，结束后再做一次心率、血压检查。运动时的心率基准为：运动心率减安静时心率加225减年龄减安静时心率乘以0.65。体育运动可与淋浴、温泉浴结合起来，以消除疲劳。锻炼宜在病情稳定及恢复期进行，运动量要循序渐进，量力而行。坚持锻炼，可使冠状循环、心肌组织形态和机能得到改善，可提高身体适应环境的能力，有利于调节脂肪代谢；可增强对生活的信心。

手足冰冷症如何进行体育医疗

手足冰冷症患者，是由末梢血管的血液循环差造成的。有这种症状的人，与便秘、肩酸痛、胃下垂患者一样，一般都很少参加体育活动，而且，往往一个人并患几种症状。如果经常参加一些体育活动，良好地刺激血管的反射性活动，促进血液循环，症状就会好转。下面三节体操，是日本医学界提倡的。①足冰冷，可以一只脚跟敲打另一只脚跟，两脚交替敲打，共打100次，即使严冬，足也会感到暖和。②手足冰冷，可取仰卧位，将手臂和腿举起，用力做手、足屈伸动作，直至手足感到疲劳或手足暖和。③进行全身运动，在原地做抬腿和两臂大幅度摆动动作。

失眠症如何进行体育疗法

失眠大多是因神经衰弱或一时性的情绪波动、紊乱引起的。失眠症，单靠服安眠药，不是好办法。通过体育锻炼，使过度兴奋的大脑皮层逐渐进入比较抑制的状态，才是积极的办法。所以美国著名心脏病学家怀特说："运动是世界上最好的安定剂。"据科学测定，15分钟轻快的散步所收到的放松神经肌肉的效果，胜服400毫克的眠尔通。

医疗体育的方法是：①临睡前打一套太极拳，或散步十来分钟，等情绪安定后上床睡觉。②临睡前，取仰卧位或盘坐位，进行自我全身按摩，叫作"干浴"。用双手轻轻按摩面部，然后左右手交替按摩左右臂，再用双手轻轻又慢慢地抚摩胸部和腹部，最后按摩足心，即擦涌泉穴。一般10分钟左右，便出现倦意和睡意。

患失眠症者可做三种中的一种，也可全部做。

高血压、冠心病人应如何锻炼

高血压、冠心病人能参加体育锻炼吗

高血压、冠心病是当前影响老年人健康的主要疾病之一。有人把这种因运动不足而引起的疾病叫"运动不足病"，而在医生指导下开展适当的体育活动，是高血压、冠心病综合治疗方法之一。

对冠心病患者来说，体育活动可以使冠状动脉血液循环改善，吸氧量增加，改善心肌的供血。还可改善脂质代谢，减轻高脂血症。体育运动使人体胆固醇降低，高密度脂蛋白浓度上升，这对老年人的健康十分有利。对患高血压病的老年人来说，体育运动可以改善大脑皮层中枢的功能，调节皮层与内脏的联系，改善各系统器官机能的协调性，使血管扩张，血流加速。统计资料表明，经过医疗体育手段治疗，冠心病人有80%以上改善了症状，减少了心绞痛发作；高血压病人有60%以上血压下降或稳定。

高血压、冠心病人宜参加哪些体育活动

散步：对体质弱、肥胖的高血压、冠心病患者是一种较好的锻炼项目。散步是一种全身性周期性运动，对神经系统、呼吸系统、血液循环系统、消化系统、肌肉，特别是下肢和腹背肌都有益处。

体操：它能使全身重要肌肉和关节都得到锻炼。老年人做体操时，动作要缓慢、有节奏，要和呼吸配合起来做。有一种专门为高血压、冠心病患者编排的体操，坚持锻炼，必有效果。

慢跑：适合于体力较好的病人锻炼。长期坚持慢长跑，可促进冠状动脉的侧支循环，增加冠状动脉血流量，改善心肌营养，同时还可降低胆固醇，增加高密度脂蛋白含量。体质较差的病人，可以采取走和跑交替的办法进行锻炼。

老年高血压、冠心病患者进行体育活动，应避免长时间静止站立、闭气用力、过分低头，更不要做强度大、快速激烈的活动。

老年冠心病人如何掌握运动量

一般人认为老年冠心病人不宜参加体育运动，因为冠心病是心脏缺血性疾病，如果进行体育运动，心脏工作量加大，氧气消耗量增加，会加重心脏缺血。这种担心不是完全没有根据的。但是，在医生指导下，老年冠心病人参加适量的体育活动，可使营养心肌的血管增加侧支循环而改善缺血状况。老年冠心病人要选择适当的运动方式和适当的运动量。病情稳定、

病程在三年以上者，可选择散步、快步走、慢跑、打太极拳等运动。可根据心率的变化及运动后的自我感觉来测定运动量。运动后的适宜心率，60岁为每分钟120次，65岁为每分钟108次，70岁为每分钟104次，运动后的心率超过此数，表明运动量过大。如果运动后感觉异常，就要查清原因。

冠心病人不宜在早晨进行锻炼

国外的研究材料表明：早晨是冠心病发作的高峰期，所以，冠心病患者的体育锻炼不宜在早晨进行。

为什么冠心病的发作高峰期在早晨？这个问题目前还不清楚。最近，美国哈佛大学的研究人员对4000名曾有冠心病发作史的病人做了调查后，发现上午9点钟冠心病发作机率比晚上11点钟高3倍。他们认为，这种现象可能是由于刚起床几小时内，血管内特别容易形成血栓，造成冠状动脉的栓塞所致。

一般认为，冠心病人在晚上7～9点钟进行体育锻炼较好。如果晚上没有时间，一定要在早晨锻炼，那么只能做些轻微活动，如散步、保健按摩等。

为什么说体育运动是"减肥剂"

肥胖老年人之所以肥胖，是因为体内堆积过多的脂肪，参加体育运动，就能增加身体对脂肪的消耗量。从这个意义说，体育运动是"减肥剂"。但是，肥胖老年人一般伴有冠心病、高血压等心血管系统疾病，加上身体肥大，行动迟缓，所以，肥胖老年人参加体育运动，应有医生指导，运动量要适中。更不可急于求成，希望通过体育运动一下子把体重减下来。据测定，坚持每天散步5000米，约消耗1256千焦热量，而消耗14653千焦热量，大约可消耗脂肪0.5千克，坚持不断锻炼才能巩固成果。而且，减肥还要与节制饮食等结合起来。如果一边运动，一边不断通过饮食增加过量的脂肪，那么，即使坚持运动也很难达到减肥的要求。肥胖老年人宜参加太极拳、散步等运动量不大的活动，而且要严格注意运动后的心率（每分钟以90～120次为宜），如有异常感觉，应请医生检查。

体育锻炼能减少患癌的可能性

美国哈佛大学的罗斯·弗里希博士领导的研究小组，对1925年至1981年期间毕业于美国十所大学的5398名妇女做了调查研究，他们发现，年轻时就参加体育锻炼的妇女，患乳腺癌和生殖系统癌症的比不参加运动的妇女少一半以上。这是因为长期的体育锻炼，使她们建立了一种独特的生活方式，这种生活方式使她们大大减少了患乳腺癌和生殖系统癌症的可能性。

据认为，坚持长期参加锻炼的妇女之所以比活动少的妇女患癌症机会少，是与雌性激素的分泌有关，因为经常锻炼的妇女身体比较瘦，因此，她们分泌的雌性激素比身体肥胖的妇女少。雌性激素过高被认为是患癌症的因素之一。

糖尿病人的体育活动

糖尿病是老年人常见的慢性病之一，它是胰岛素分泌不足引起的疾病。参加适当的体育活动，不仅是维持身体健康的必要途径，而且也是治疗糖尿病的一种重要手段。因为进行经常的体育活动，一是可以减肥，肥胖是促成糖尿病发生和发展的重要因素之一，减肥后，体内许多组织细胞对胰岛素的敏感性增加，使胰岛素的需要量减少，可使病情稳定。二是促进肌肉利用血糖，使血糖降低。三是肌肉利用脂肪酸增多，从而使血脂降低。四是增强体质，改善新陈代谢和心肺功能，可减少心血管的并发症。

糖尿病人的体育运动，应根据本人的健康状况、爱好来选择，散步、打太极拳、打乒乓球等项目都可以。每天两三次，每次不要多于 30 分钟，不能做剧烈的活动，不要过分疲劳，否则反而加重病情。体育锻炼的时间，以早、午饭后一小时进行为宜，因为这时血糖较高，通过运动可降低血糖。注射胰岛素的病人，最好在胰岛素作用发挥以后进行活动，以免发生低血糖现象。

肺气肿病人宜做的体育活动

肺气肿是老年人的常见慢性病。病人由于肺泡过度膨胀和充气，致使肺组织弹性减退，肺容积增大，肺功能减低。肺气肿患者除了进行药物治疗外，可以锻炼腹式呼吸运动。肺气肿病人的胸廓形状如桶，并经常处于吸气状态。肋骨已没有活动余地，因此不能用增加胸式呼吸来改善气短的症状。通过腹式呼吸运动，可以增大膈肌的活动范围。根据测定，膈肌每下降 1 厘米可吸入 300 毫升左右的空气。坚持腹式呼吸锻炼 3 个月，膈肌的活动范围一般可增加 2 ~ 3 厘米，吸入的氧气量和呼出的二氧化碳量可大为增加，从而能明显地改善气短的症状。

老年人怎样练习腹式呼吸

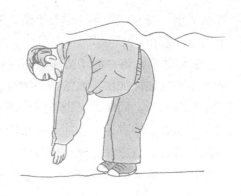

老年慢性支气管炎、肺气肿病患者可进行腹式呼吸锻炼，其要领可总结为32个字：思想专一，放松肩背；先呼后吸，吸鼓呼瘪；呼时经口，吸时经鼻；细呼深吸，不可用力。

具体做法：取安静、舒适体位，排除杂念，放松紧张的呼吸肌群。练习从呼气开始，初练时可先用诱导呼吸法——手按上腹部，呼气时上腹部慢慢下陷，并用手轻轻加压；吸气时，上腹部对抗手的压力徐徐隆起。呼出的气要经口，嘴唇收缩成吹笛状，将气体通过缩小的口慢慢吹出。吸气时，气应经鼻，空气经过鼻腔内曲折的鼻道黏膜的吸附和鼻毛的过滤，以减少低温和灰尘对气管的刺激。要有意识地细呼深吸。为使支气管保持通畅，改善通气功能，呼气时不可用力，以防气道过早闭塞。

腹式呼吸的特点是深长缓慢，以增加肺泡通气量，有利于气体的交换。

有人主张练腹式呼吸时，采取立位，体稍前屈，以减小腹肌张力，有利于腹部的鼓瘪。

老年人如何锻炼呼吸肌

老年人由于呼吸肌退化，呼吸功能降低，所以常感气力不足。如能坚持进行呼吸肌锻炼，就能延缓呼吸功能的减退。

呼吸肌锻炼，主要指对膈肌的锻炼。正常呼吸主要靠膈肌运动，通过锻炼，可增强膈肌的收缩力和耐力。而膈肌每升1厘米可呼出或吸入300多毫升气体。

锻炼的方法有：①呼吸操，其原理是将深慢呼吸与适度的肢体活动结合起来。有的医院实验证明，经过一年锻炼，75%的参加者的膈肌活动幅度平均增加4.9厘米。②深快呼吸锻炼法，用力吸气到自己的最大肺活量时，屏气10秒钟左右，再呼气，每天进行20次，10～15分钟，坚持锻炼定可提高呼吸能力，从而延年益寿。

如何防止老慢支气管炎

老年人患慢性支气管炎的不少。患者长期咳嗽、咳痰，抗病能力较差，如果着凉感冒了，原来存在于支气管黏液中的病毒或细菌就会大量繁殖起来，症状加重，畏寒、发热、全身不适，咳脓性痰，痰量增多。这种状况，医学上叫急性发作。

坚持体育锻炼，能增强体质和抗病能力。因为运动能加强全身的肌肉活动，使呼吸加深加快，血液循环加快，丰富的氧气和营养物质随着血液输送到全身各脏器。同时，又把新陈代谢的废物排出体外，这样就可以保持旺盛的生理功能。体育运动还能提高皮肤血管的舒张和收缩功能。加强身体对外界温度变化的适应性。坚持进行体育活动，增强身体的抗病能力，就可以防止慢性支气管炎的急性发作。

为什么下棋有益长寿

"善养者长寿"，是古人经过长期实践所总结的经验之谈。

下棋对老年人来说，不仅是友好的智力竞赛，而且是有助于身心健康、延年益寿的文体娱乐活动。离、退休老年人有比较充裕的时间，邀集棋友，对弈不但可使生活充实、丰富多彩，而且使老年人多了一个精神寄托之所。弈棋时心平气静，运兵谋局，在笑谈之间决胜负，在横车跃马之中养性，有益于老年人健康。下棋是一种饶有兴趣、颇有意义的脑力劳动，两军对峙，是智力的角逐；行军布阵，是思维的较量。老年人下棋可以锻炼思维能力，防止脑细胞衰退，又是一种积极的休息，有利于延年益寿。老年人下棋，切不可计较输赢，胜负乃兵家常事，友谊是长存的。老年人下棋，重在修身养性，健康长寿。

怎样练习提肛运动

反复使肛门周围的肌肉收缩、放松，叫提肛运动。这是防治肛肠疾病的有效方法。

长久坐着或长久站着工作的人，因为缺乏相应的活动，造成局部血液循环障碍，有些人因而患肛瘘、痔疮。提肛运动可以增强肛门括约肌的功能，加速静脉血回流，降低静脉压，提高肛门周围抵抗疾病的能力。既可防病，也可促使病灶消失。

提肛运动的具体做法：有意识地收缩肛门周围的肌肉，使劲地往上提，然后放松肌肉，如此不断反复地做就能收效。初学时，可蹲成马步提肛，有些人可能有提不上来的感觉，不要着急，反复多练就学会了。学会后可站着提肛。经过一段时间的锻炼，就能在坐、立以至行的情况下练习提肛。提肛运动可在每天早晚各做一次，时间可以自定，见效就行。

治便秘的秘诀

便秘是中老年人的一种常见症状，可用自我按摩的办法，以清理肠胃积滞，调节肠胃植物神经功能，增强肠胃蠕动，推导排便。

具体按摩办法：① 右手中指置中脘穴，其他手指贴在腹部，稍用力做顺时针揉动50次；②两手中指置天枢穴，其他手指贴在腹部，稍用力由外向内揉按50次；③右手掌按于脐部，左手掌按在右手背上，稍加重力做顺时针揉动30次，然后由脐部逐渐扩大到全腹，再揉动30次；④用左手掌的内侧面在左下腹部自上而下用力推按30次。

自我按摩每天做两遍。按摩后有便意，即如厕排便。排便时左手握拳置于左侧大腿和腹壁之间，以增加腹压。

要养成定时排便习惯，平时要多吃水果蔬菜，服泻药是不足取的。

肺结核病人怎样进行体育锻炼

体育锻炼对肺结核病人的康复有明显的作用。在医生指导下，进行适量的体育锻炼，能改善大脑皮层活动过程，改善情绪，提高心肺功能，增加肺活量，减轻体内缺氧状况，促进新陈代谢；体育活动还能增进食欲、改善睡眠，增强抗病能力。体育活动应在户外、空气新鲜的地方进行，可以呼吸新鲜空气，得到阳光照射。

肺结核病人根据不同情况，可选择太极拳、医疗体操、散步等项目进行体育锻炼。体育活动的时间、强度、活动量，最好由医生指导。一般讲，运动量应由小到大逐步增加。

老年人怎样正确进行球类活动

老年人如何打乒乓球

乒乓球是老少皆宜、大众性的球类运动项目，经常打乒乓球，能增强四肢、腰部、背部和胸部肌肉群的力量，提高耐久力，还可有效地增强内脏器官的功能，延缓身体的衰老，有益于身体健康。

老年人打乒乓球重在健身防老，而不是比赛的胜负。特别要避免过分剧烈的动作，如果能与技术熟练的对手打球，则更为理

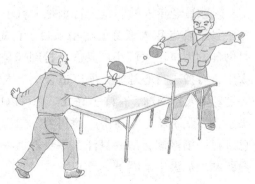

想。技术熟练的对手可以为你创造锻炼身体各部位的条件。老年人打乒乓球，要根据各人的体质情况确定运动量。有心血管、脑血管系统疾病的老年人参加打乒乓球等运动，最好有医生指导。

老年人如何打排球

排球是深受群众喜爱的球类运动项目，打排球等于进行全身锻炼。打排球时，要求参加者随时做出跑动移位、跳跃以至倒地救球等动作，这对发展人的身体功能，增强体质，锻炼人的灵敏度、速度、弹跳力、力量和柔韧性等身体素质有着良好的作用。排球比赛又是集体运动项目。通过打球可以培养团结协作、机智勇敢、灵活顽强、积极果断等优良品质。

老年人的体力、灵敏度、弹跳力等都已有程度不同的衰退，再不能像青年人那样进行剧烈的对抗性排球比赛，把排球作为活动筋骨、调节身心、促进新陈代谢的健身活动，还是很合适的。办法是年龄相当的老年人之间进行友谊比赛，倒地救球、跳高拦网等动作，只能量力而行，最好尽量避免。老年人打排球，目的在于健康益寿，如果做倒地救球等动作，很可能引起意外事故，那就违背了锻炼身体的初衷。

老年人如何学打网球

网球是很适合老年人锻炼的体育活动项目，它球速慢，节奏感强，运动强度比较缓和，既能活动全身，锻炼臂力，提高反应能力，又能不断增强运动兴趣，使锻炼活动持之以恒。

老年人学打网球，首先要学好基本动作，把姿势学好，入门也快了。打网球用球拍击球，也就是通过球拍——手的延长部位与球接触，所以，运用科学方法驾驭球拍是入门的关键。握拍法有东方式、西方式和混合式，各人可自行选择。不管什么式，原则是把球拍垂直立在地面，手掌根与球拍顶端平行，用虎口对准球拍一角。握着感到手腕转动自如，发力不感障碍即可。虽是手臂打球，但要讲究步法。即整个身体以腰为枢纽，带领手臂挥拍向前。要侧身以肩对网，待球进入击球点时，掌握时机，手臂后挥使劲击球。

网球是老年人的朋友，特别是大城市中，打网球的老年人很多，打网球是一种适合老年人锻炼的运动项目。首先，隔网相持，人和人不直接碰撞，打网球的力量可大可小。其次，打网球是一种户外活动，空气新鲜，晒得到太阳，有益于身心健康，所以适合老年人锻炼。

老年人打网球，有许多好处。一可以保持身体健康，常打网球的老年人，头不昏，眼不花，吃得下，睡得着；二可以心情愉快，打网球是一种积极休息，打一场网球，出一身汗，浑身舒坦；三可以联络感情，通过打网球，结交朋友，扩大生活圈子。

老年人不适宜哪些球类运动

　　老年人经历着一个身体生理功能减退的过程，经常的体育锻炼可以延缓这一过程，保持较高的活动能力，防止过早衰老。但是体育运动毕竟不能阻止衰老，随着年龄的增长，各系统器官的功能还是有所下降。例如老年人心血管和呼吸系统吸收和输送氧气的能力减弱，不能满足剧烈运动时肌肉对氧气的需求。在很多球类运动中运动的强度不易控制，剧烈的跑、跳，高度的精神兴奋都可引起心血管的异常反应，甚至造成意外。

　　老年人的运动器官也有明显的功能改变。如神经系统变得反应迟钝，不能适应球场上瞬息万变的形势。老年人肌肉萎缩，肌力减弱，肌腱、韧带缩短，关节僵硬，骨骼变得疏松脱钙，比较脆弱，在复杂的球类运动中容易因失去平衡或碰撞而跌倒，以致损伤肌肉、关节，甚至造成骨折。

　　所以，一般老年人的健身运动不宜采取剧烈的球类运动，而应采用比较平稳可控的运动，以走、跑、游泳及拳、操等项目为宜。当然，如一直从事某项球类运动，而且身体对这种运动方式能很好地适应，那么年龄增长时仍可酌情继续进行这项球类运动，但要注意控制剧烈程度，不要和青年人争短长。此外，一般的打打羽毛球、乒乓球，练练篮、排、足球的某些基本动作，如传球、投篮、射门等，不进行正式的比赛，也还是可以的。

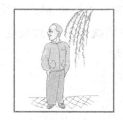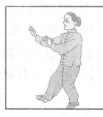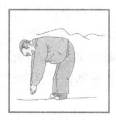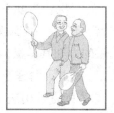

第六章

自我治病小偏方

蒜瓣、葱白等可减轻感冒

【荐方由来】

在过去漫长的岁月里，我几乎每年的夏秋两个季节总要患上几次感冒，每次都伴有严重鼻塞，特别是进入花甲之年后更为频繁。饮食起居等方面只要稍有疏忽，病魔就乘虚而入，而且还常常碰到"封冻性"的鼻塞，双鼻孔完全受阻，使得我终日张着嘴巴呼吸，非常难受。

一次，为联系一件小事到老友家串门，只见满头白发的老友把剥好的蒜瓣、葱白、鲜姜放进一个小罐里，用一根小擀面杖把三物捣拌得烂如泥浆。一问方知其奥秘，原来老友正在制作治疗感冒鼻塞的偏方。

从此，每逢感冒鼻塞，我就用老友传授的方法自我治疗。

【配方及用法】

蒜瓣 25 ～ 30 克，葱白 25 ～ 30 克，鲜生姜 25 ～ 30 克。分别洗净晾干后放入一个合适的器皿里，捣研成糯糊状（切成片或块亦可，但效果稍差），加水 250 毫升煎煮，煎好后将成品分成 3/5 和 2/5 两份。首次温服 3/5，服后需注意保暖，用不了 1 小时，即会满身大汗湿透，立感两鼻畅通，全身舒爽，时隔五六小时后再服 2/5。两份为 1 剂，一般连服 2 剂即可痊愈；初患者服 1 剂即可解决问题。此方一般无副作用，服后如有短暂的不适感，喝些醋或冷开水即可缓解。

【验证】

湖北罗春莲，女，51 岁，工人。她说："我一年要患好几次感冒，经常到职工医院打针抓药，不但给我带来了病痛，还耽误了我许多宝贵时间。用本方治疗后，已过去两个季节，未再患感冒。"

核桃、银花等可减轻感冒鼻塞

【荐方由来】

1989 年冬，我患感冒咳嗽半月有余，就医吃药花钱不少，而病情无减。后来，我根据药物性能自配一方试治，服用 2 剂病就好了。1990 年冬，我将自配的方剂介绍给 6 位患感冒咳嗽的患者试用，皆收到了良好效果。

【配方及用法】

核桃 10 个，银花 10 克，生姜 20 克，冰糖 30 克。将核桃去壳取仁，与银花、生姜、冰糖一起加水煎熬，熬至冰糖全部溶化为止，然后取药汁服用。每日

1剂，分2次服，连服1～2剂。

【验证】

重庆市邓明材，男，81岁，退休教师。他说："邓经于（51岁）患重感冒，用本条方只1剂就治好了。"

【出处】

广西科技情报研究所《老病号治病绝招》。

冬青汁可减轻感冒

【荐方由来】

我曾患重感冒，服感冒药疗效甚微。无意间，我喝了一勺冬青汁，感冒稍轻。于是我连服3天，感冒基本痊愈。

【配方及用法】

取冬青叶少许榨汁，每次饮用3毫升，日服3次。

大白萝卜汁可减轻感冒头痛

【配方及用法】

大白萝卜。将大白萝卜洗净，捣烂取汁。滴入鼻内，治各种头痛；饮用治中风。

【功效】

治感冒头痛、火热头痛、中暑头痛及中风头痛等。

【验证】

据《新中医》介绍，本方曾治愈感冒患者23例，收效良好。

鼻内水疗法可预防感冒

【荐方由来】

德国《快报》曾刊登了一个预防感冒的"鼻内水疗法"。具体方法：用手心捧起一些水放在鼻孔前，用两个鼻孔同时吸水（不要让水吸入喉咙），然后让水自然流出。如此重复3～5次。接着用手指按住一鼻孔，用另一鼻孔使劲呼气3次，将余水喷出。再换另一侧鼻孔同样呼气3次。最后用擤鼻涕的方法将鼻孔内的余水用力擤出。此时嘴巴应微张，以免水进入耳中。

德国慕尼黑一名叫巴约格的医生已坚持使用此法30年，从未患过感冒、咳嗽、流鼻涕。

我从1988年年底即开始用此方法，每天早晨坚持洗鼻子，养成了习惯。

在这期间从未患过感冒、咳嗽、发烧和头痛，积数十年不愈的变应性鼻炎也明显好转。此法简便易行，也容易养成习惯。

我的体会是：

（1）可以在早晚洗漱前，先用香皂洗净手，然后低头弯腰双手捧水，使水漫过鼻孔，稍用力将水吸入鼻孔，再使水自然流出或稍用力喷出。

（2）开始用此法时，鼻内"呛"得有点不舒服，时间长了就不呛了。

（3）吸水时不要过于用力，同时要弯腰低头，这样吸入鼻孔内的水就不会进到喉咙里去了。有时可能吸到嘴里，不要过于担心。

（4）在自来水龙头下洗鼻子最为理想。如用脸盆，则应先撩水在盆外洗净手，然后再捧水洗鼻子，而擤鼻孔余水时可擤在盆外边，以免鼻涕污染净水。

"鼻内水疗法"之所以有预防感冒的作用，我认为有以下原因：

日常生活中，空气中的灰尘、细菌、病毒不断吸入鼻腔内滞留在鼻黏膜上，洗鼻时借流出的水，把鼻腔内的灰尘及附在灰尘上的细菌、病菌随水和鼻涕喷出，就减少了病菌和病毒在鼻腔内繁殖的机会，间接预防了细菌和病毒的传染。

常用冷水刺激鼻黏膜，就会使鼻黏膜产生耐冷的抵抗力，若天气发生变化或受冷空气刺激，也不至引起反应，从而达到预防感冒的目的。

西瓜、番茄汁可预防夏季感冒

【配方及用法】

西瓜、番茄各适量。西瓜取瓤，去子，用纱布绞挤汁液。番茄先用沸水烫，剥去皮，也用纱布绞挤汁液。二汁合并，代茶饮用。

【功效】

清热解毒，祛暑化湿。预防夏季感冒，症见发热、口渴、烦躁、小便赤热、食欲不佳、消化不良等。

【验证】

据《卫生报》介绍，本方预防感冒可获良效。

喝茶加洗脚防感冒

【荐方由来】

从1991年3月开始，经过3年12次实践，我探索出一种"感冒不用药，喝茶加洗脚"的预防和治疗良方。

【方法】

当天气突变，双足冰凉、身体不适时，马上喝一大杯热茶（茶叶 10 ~ 15 克，热开水 50 毫升左右，浸泡 10 分钟以上），接着用 50 ~ 60℃的热水泡脚 15 ~ 20 分钟，水量以浸过踝关节为度。隔 2 小时后，再如法重复 1 次。

【验证】

福建吴鹏飞，男，70 岁。他说："我经常感冒，自从坚持按本方法做，现已有 2 年多未患感冒了。"

板蓝根、金银花等可预防感冒发热

【配方及用法】

板蓝根 20 ~ 30 克，金银花、黄芪各 10 克，连翘、桔梗、黄芩各 12 克，蒲公英 30 克，芦根 40 克，虎杖、玄参各 15 克，甘草 6 克。将上药用温水浸泡 20 分钟，煎 2 次共约 40 分钟，滤得药液 200 毫升，分 3 次 1 日内服完。

【验证】

用本方预防流行性感冒患者 324 例，其中 24 小时内服药 1 剂，体温降至正常者 45 例，服药 2 剂体温降至正常者 105 例，服药 3 剂体温降至正常者 174 例。1 个疗程为 1 ~ 3 天。

搓手防感冒

【荐方由来】

我用搓手方法防治感冒，坚持一年之久，疗效明显。双手拇指根部有一个穴位叫大鱼际，伸手时，由于肌肉丰富，明显突起。大鱼际与呼吸器官关系密切，每日搓搓，对改善易感冒的体质大有益处，且对咽喉疼痛、打喷嚏等感冒早期症状有明显效果。

【方法】

对搓双手大鱼际穴，直至搓热为止。搓法似双掌搓花生米的皮一样，一只手固定，另一只手搓动，两手上下交替，搓 2 ~ 3 分钟，至整个手掌发热。此法可促进血液循环，加快新陈代谢，增强体质，故而不易感冒。此法也可叫搓手保健操。不受时间、地点限制，随时可做，简便易行。

按摩防感冒

【荐方由来】

我不易感冒，我的诀窍是：在平常或受点凉稍感不适时，即将食指和中指并拢，按摩鼻下人中穴和脑后颈正中的风府穴，各按 200 下左右，就可免除感冒之苦。

【验证】

云南李世云，男，57 岁。他说："以前我平均每个月至少得一次感冒，自从我用本条方按摩后，再也没患过感冒。有时天气突变，我就及时按摩，感冒从未发生。"

大青叶等可预防感冒

【配方及用法】

大青叶、板蓝根、紫草各 50 克。将上药用温水浸泡半小时后，用文火煎，煮沸后 3～5 分钟即可，忌煎时间过长，每日 1 剂，分 2 次服。

【验证】

用本方预防流行性感冒患者 156 例，均获痊愈。一般服药 2 剂而愈，少数服 3～4 剂痊愈。愈后观察，未发现反复和不良反应。

蒸醋气法可预防感冒

【配方及用法】

如一家人都感冒，坐在室内关闭窗和门，把一碗食醋（约 200 毫升）放入容器内置于电炉或煤炉上，让它的水蒸气散发于全室，每个人要猛吸醋的水蒸气，15 分钟后，涕水不流，鼻塞通畅。

【备注】

醋蒸气在空气中能杀菌，在鼻内和肺部也同样杀菌，因此可达到治疗的目的。

贯众可预防流感

【配方及用法】

贯众 30 克，加水 600～800 毫升（水位平药）煎至 300 毫升左右过滤，加入糖精 0.15 克，或加入适量糖，装入瓶中（备用汤剂须加防腐剂，服用时加热）。每天 3 次，每次 100 毫升左右，连服 2 天。

考证 100 例，均收良效。

【出处】

《新中医》（1976 年增刊第 2 期）、《单味中药治病大全》。

山楂可减轻痢疾

【配方及用法】

取市售糖水山楂罐头或生山楂 30 ～ 50 克，水煎加食糖适量。每次少则可服 150 毫升，多则可服 500 毫升。一般 1 次即可止痛止泻。孕妇慎用，泻止则停服。

【功效】

温脏止痛、止泻，对多种原因所致的腹泻及菌痢均有奇效。

【验证】

贵州李元发，男，52 岁，工人。他说："我叔叔李龙义患痢疾，日泻 8 次，吃了很多药也不顶事。后来用本方治疗，吃过几剂便见效了，痢疾停止了。"

【出处】

《四川中医》（1990 年第 12 期）、《单味中药治病大全》。

用扁眉豆花可减轻红白痢疾

【配方及用法】

扁眉豆花、黄砂糖各 50 克。将扁眉豆花捣成汁，用白开水一碗冲沏，再将花渣滤出，然后加上黄砂糖，半温可服用。

【备注】

若是白痢疾，可用扁眉豆白花；若是红白痢疾，可用扁眉豆的红白花各半。

葡萄汁、红糖可减轻赤痢

【配方及用法】

鲜葡萄 250 克，红糖适量。将葡萄洗净，绞取汁，放入红糖调匀。顿服，数次即愈。

【功效】

消炎止痢。治赤痢疾。

【验证】

据《食物疗法精萃》介绍，某人患血痢日夜十余次，里急后重，身有微热，食欲不振，服用此方1剂而愈。

红枣汤可减轻久痢不止

【配方及用法】

红糖60克，红枣5枚。煎汤服。

【功效】

本方健脾温中，大建中气，并有活血之功。用此方治久痢不止的虚寒痢甚效。

烧大蒜可减轻痢疾

【配方及用法】

将紫皮大蒜埋在柴炭火中，烧熟扒皮吃饱，1次即愈。用其他蒜蒸食也可。

鲜桦柏树皮可减轻细菌性痢疾

【配方及用法】

鲜桦柏树（又名马尾松树）树皮去上层粗皮，取第二层白皮30～60克，切碎，加水煎至半碗，加糖少许，每天早、晚空腹各服1次，连服2～4剂。

【出处】

广西医学情报研究所《医学文选》。

用醋蛋可预防痢疾

【配方及用法】

将250毫升左右的食用醋（米醋用低度的，9°米醋应用水稀释）倒入铝锅内，取新鲜鸡蛋1～2个打入醋里，加水煮熟，吃蛋饮汤，1次服完。

鱼腥草可预防痢疾

【配方及用法】

取新鲜鱼腥草一小把，洗净，用木棍捣烂，放入洗净拧干的纱布或毛巾中包好，拧汁服用。白痢在汁中加适量白糖，红痢在汁中加适量红糖，3 小时服 1 次，连服 3 次见效。

【备注】

平日就餐时，将鲜鱼腥草用调料凉拌食用，可消胀化食，预防腹泻和痢疾。

枣茶可减轻久泻难止

【配方及用法】

大枣 5 枚，绿茶 3 ~ 5 克，红糖适量。先把绿茶、大枣放入锅中，加清水 200 毫升，煎沸 5 分钟，加红糖搅匀，分 4 次温热饮用，每隔 6 小时 1 次，对久泻难止者有良效。

【备注】

菌痢初期不宜使用。

【出处】

《辽宁老年报》（1996 年 6 月 5 日）。

单味大黄可减轻肝痛

【荐方由来】

我曾遇见一乙肝病人，病程有七八年，每晚肝区刺痛不已，难以入眠，晨起头昏、乏力，影响工作、生活。曾在一老中医处求治，药用逍遥散加桃仁、红花、川楝、玄胡，疗效不佳，每晚仍痛。我建议他用生大黄 4 克，洗净泡开水代茶饮，3 日换一块大黄。其将信将疑，按法服之，不久即减轻疼痛。

根据现代医学的研究，肝病日久，多属中医“症瘕”范畴。现代药理研究认为，大黄主要成分是蒽甙，所含大黄素、大黄酸有抗肿瘤、保肝、利胆的作用。大黄味苦性寒，寒则胜热，能下瘀血，破症瘕，清瘀热，并借通便作用使热毒下泄，而达止痛之效。

【出处】

《健康报》（1996 年 1 月 24 日）。

百合、蜂蜜可减轻结核病

【配方及用法】

鲜百合、蜂蜜各适量。百合与蜂蜜共放碗内蒸食。每日 2 次，可常服食。

【功效】

清热，润肺，生津。能抑制结核病菌扩散，促使结核病灶钙化。

南瓜藤汤可减轻肺结核病

【配方及用法】

南瓜藤（即瓜蔓）100 克，白糖少许。加水共煎成浓汁。每次服 60 克，每日 2 次。

【功效】

清肺，和胃，通络。用于肺结核之潮热。

【出处】

《卫生报》。

玉米须冰糖可减轻肺结核之咯血

【配方及用法】

玉米须、冰糖各 60 克，加水共煎。饮数次见效。

【功效】

利水，止血。

用鸡蛋、鲜姜可减轻肺气肿

【配方及用法】

取鸡蛋 1 个打入碗中，鲜姜 1 块（如枣大小）切碎，把鲜姜放在鸡蛋里，再取一小碗凉水一点点倒入，边倒边搅，最后放入锅里蒸成鸡蛋羹食。

喝醋蛋壳液可减轻气管炎哮喘、肺气肿

【荐方由来】

我 67 岁，患有气管炎、肺气肿病，再就是腿脚麻木，走路不听使唤，医生说我骨质疏松、缺钙，跌倒就有骨折危险。我受《食醋软化的蛋壳是一种难得的钙盐，并可全部被胃肠吸收》一文的启发，用 100 多毫升米醋泡了 10 多个鸡蛋壳（带软膜），每天晚上临睡前都喝上 20 多毫升醋蛋壳液，喝时加温开水适量并饮些茶。结果连服 10 多天我的肺气肿、气管炎哮喘就减轻了，早起咳痰少了，走路时腿也不发颤，头也不发晕，也不张口喘了。

白梨、薏米等可减轻肺气肿

【荐方由来】

我的邻居有一位老年人，77 岁，患肺气肿，用此方治愈，至今已有 2 年未犯病。

【配方及用法】

水白梨 500 克，薏米 50 克，冰糖 30 克，加水一大碗，共煮熟。每天服 1 次，连服 1 个月。

【验证】

安徽余萍，女。她说："我父亲患有肺气肿、哮喘，我用本条方为他治疗 1 个多月，病情就得到了缓解。"

用桑白皮、猪肺等可减轻肺气肿

【配方及用法】

桑白皮 15 克，猪肺半个（约 200 克），蜜枣 2 ~ 3 个。把猪肺用自来水从肺喉管冲入，冲到猪肺胀大，用手压去水分，再冲水再压数次，切开，下锅煎去水分后，加少量油。一个猪肺分两次用，分别加药煎后吃肺喝汤。

熟地、五味子等可减轻肺气肿

【配方及用法】

熟地 15 克，五味子、麦冬、山药、山萸肉、紫石英各 12 克，茯苓、泽泻、丹皮各 9 克，肉桂 5 克（冲服）。每日 1 剂，水煎，分 2 次服。

用好米醋泡蒜可减轻伤风

【配方及用法】

用 9 度以上白米醋 100 毫升，浸泡一头砸碎的蒜瓣（独头蒜更好，可用 2 ~ 3 头），浸泡 2 小时后，即可饮用泡过蒜的醋液。每次服一满匙，日服 3 次。每次服后，再服 1 片扑尔敏。一般 1 ~ 2 次痊愈，较重者服 5 ~ 6 次即见效。

【备注】

此方对已引起肺炎或形成慢性支气管炎者，效果不显著。此方可在饭后服用，以减少对胃部的刺激。

吃杏仁冰糖能治剧烈咳嗽

【配方及用法】

杏仁 100 克，化猪油 50 克，冰糖 100 克。将杏仁浸泡去皮捣细，在铁锅内加猪油炒成黄色，再加入冰糖，冰糖化完拌匀即起锅。日服 3 次，每次服指头大一块，一般服完 1 剂即可。

【出处】

广西科技情报研究所《老病号治病绝招》。

用香油煎鸡蛋可减轻咳嗽

【荐方由来】

我老伴曾患感冒引起咳嗽，夜不能眠，吃药不见效。后来用香油煎鸡蛋 2 个，煎时加姜末、白糖少许，服用当天即见效，服 2 剂病情减轻。

【验证】

江苏季选洪，男，71 岁。他说："我老伴患重感冒，咳嗽不止，胸闷气短，曾用感冒灵、止咳喘片、急支糖浆治疗，又输液 6 天，仍未见好转，反而咳嗽加重。后来，我用本方为她治疗，仅服药 4 剂咳喘就止住了。"

用生梨川贝冰糖可减轻肺热咳嗽

【荐方由来】

据传，清代有一位上京赶考的书生，路过苏州，向名医叶天士求诊。书生诉说："我只是每天口渴，时日已久。"叶天士诊其脉，问其症，劝他不要继续上京赶考了。书生听后，心里惧怕，但应试心切，没有听从叶天士的劝告，继续北上。赶到镇江时，听说金山寺有个老僧医道高明，便去求治。老僧告诉书生，每天以梨为食，口渴吃梨，饿了也吃梨，连续一百天，病症自会消除。书生按老僧的嘱咐去做，果真治好宿疾。书生高中回家途中又去见叶天士，讲了金山寺老僧替他治病的全过程。叶天士觉得老僧的医术比自己高明，就改名换姓，到金山寺拜僧为师。

【配方及用法】

生梨 1 个，川贝母 3 克，冰糖 10 克。将梨洗净后连皮切碎，加冰糖炖水服；或用大生梨 1 个切去皮，挖去籽，加入川贝母 3 克盖好，放在碗内隔水蒸 1 ~ 2 小时，吃梨喝汤，每日 1 个。

【验证】

广西关彩文，男，63 岁，他说："有一次我感冒咳嗽，到卫生所打针加服止咳糖浆也不见好转。后来我用本方很快就减轻了。"

【出处】

《小偏方妙用》。

姜汁蜂蜜可减轻咳嗽

【配方及用法】

生姜 30 ~ 50 克，捣烂取汁为 1 份，再取蜂蜜 4 份，即为成人一日量。按此比例混匀于碗中，再置锅内隔水蒸热约 10 分钟，早、晚 2 次分服。

【出处】

《新中医》（1987 年第 2 期）。

仙人掌加白糖可减轻久咳

【荐方由来】

王某，男，56 岁。咳嗽 10 余年，每年冬季加重，近 1 周来发热，黄痰黏稠不易咯出，舌红苔黄，脉浮数。服新诺明及氨茶碱片无效，改用仙人掌 100 克（鲜品去刺），加白糖 30 克治疗，1 日分 2 次口服，4 日减轻。

【验证】

福建汤冬信，女，60 岁，退休。她说："我爱人经常咳嗽，并带有脓痰，多次治疗，效果不显著。后来我用本条方为他治疗 1 个多月，咳嗽减轻了。"

【出处】

《四川中医》（1987 年第 10 期）、《中药单药奇效真传》。

鲜橘皮当茶饮可减轻慢性气管炎咳嗽

【荐方由来】

张某，女，40 岁。患慢性气管炎多年，每到冬季都要发作几次。初冬时，病情再次发作，咳嗽，痰多，呼吸时有明显的痰鸣音。嘱取鲜橘皮 1 ~ 2 个放入带盖杯中，倒入开水，待 5 ~ 10 分钟后饮用。饮后将杯盖盖好，以免有效成分挥发而降低疗效，以后可随时饮用。鲜橘皮每日更换一次。服用后当日，痰鸣音消失，症状减轻，5 日后恢复正常。

【出处】

《黑龙江中医药》(1990 年第 6 期)、《中医单药奇效真传》。

橘红皮可减轻发热咳嗽

【荐方由来】

民间传说,清初有一官吏,性情暴躁,在广东化州为官时,曾患咳喘病,请遍当地名医诊治,服药效果不显。每遇季节、气候变化,或心情不好,则咳喘复发,甚是痛苦。一日夜间,大雨不止,咳喘骤发,咳声不止,张口喘促而坐,夜雨倾盆,不便延医,只有急叫使女取平日所取之药再煎服。使女因屋内无净水,准备到井中打清泉,但因雨急路滑,恐怕耽误时间遭到责骂,仓促间顺手悄悄取阶前缸中的雨水倒入药罐,以此水煎药。一会儿药煎成后,官吏服下自觉病情缓解。仍再服,咳喘大减,并能平卧熟睡。第二天,官吏一觉醒来,精神爽快,心中欢喜,但一转念思想,又感到十分奇怪,此药平日服用平平,昨夜显效,怪哉!遂把昨晚使女叫来细问情况,初时使女心胆战,不敢实说,后官吏软硬兼施,使女才实言相告。

大家议论纷纷,不得其解。后来,有一幕僚看到州衙瓦上有橘红之落花甚多,风雨把落花带入缸内,猜测可能是橘红治好了咳喘病,后试之果然应验。于是,橘红止咳化痰、平喘便驰名于世。

【配方及用法】

橘红皮 9 克,川贝母 6 克,黄芩 12 克。将上药焙干研末,每次服 6 克,日服 3 次。

【功效】

本方所治之咳嗽是由肺经郁热、灼津液为痰所致的咳嗽气粗、痰鸣气喘。方中橘红皮具有理气祛痰功能,川贝母具有清肺止咳功能,黄芩可清利肺经之虚热,三药相伍,共奏清肺止咳、除痰之功。

【验证】

辽宁吴广明,男,28 岁,工人。他说:"我母亲患感冒,发烧咳嗽很严重,到诊所输液,咳嗽却越来越厉害。于是我按本条方为她治疗,由于橘红皮不好研末,就用水煎了让母亲服下 1 剂,服药后咳嗽就减轻了,又服了 2 剂,咳嗽已基本好了。"

枇杷叶可减轻咳嗽

【配方及用法】

采新鲜枇杷树叶 3 ~ 4 片，洗净后放入小锅中煮出汁，然后加糖，色淡红、无味。日服 4 次，三餐后、临睡前各服 3 匙。

腌橘皮生姜可预防支气管炎

【荐方由来】

过去，我同不少老年人一样，一到冬季，由于冷空气刺激鼻腔和咽喉黏膜，常有浓痰咯出，有时支气管炎发作，还伴有咳嗽，无论白天黑夜，都离不开痰盂，形成一个"老毛病"。后来，我除了加强体育锻炼外，每到秋末，便腌制橘皮、生姜当佐餐小菜。这样做以后，有效地起到了止咳和消除咳痰的医疗保健作用，现在痰盂基本上不用了。随着年龄的增大，"老毛病"反而得到了消除，我并没有医治或服什么特效药，主要是橘皮、生姜的"功劳"。

【配方及用法】

取新鲜橘皮（干陈的亦可，但用保鲜防腐剂处理过的不宜）洗净，用清水浸泡 1 天左右，或用沸水泡半小时，用手捻几遍，挤干黄色的苦水，再以冷开水洗涤，把水挤干，切成细丝，在阳光下晾晒。同时取鲜生姜（与橘皮等量或 2：1）洗净晾干切成丝，与橘皮丝相混合，然后加食盐和甜豆豉拌匀，装入陶瓷罐或玻璃瓶内筑紧加盖密封，腌制两三天即可食用。在室温 20 度以上，可持续保存 1 个月左右，吃起来气味芳香，辛辣可口，具有开胃、生津、止咳、化痰的作用，既是佐餐佳品，又能发挥医疗保健功能，中老年朋友不妨一试。

用冰糖橘子蒸水喝可减轻支气管炎

【荐方由来】

我从小就患有支气管炎，一旦感冒便不停地咳嗽。到了中年这毛病虽然有所好转，但进入老年期，旧病又复发了。有一年秋冬季交替期间，我因感冒引发了支气管炎，咳嗽十分厉害，又打针，又吃药，折腾了 20 多天，花去很多医疗费也没治好。

正在这时，我的侄女来看我，她说这个病容易治，她的公公曾得过此病，是喝冰糖和橘子蒸的水治好的。我服用了此水后，果然很有效。

【配方及用法】

将橘子放在一个瓦罐里（每次剥 2 个橘子），放上水和适量的冰糖，用文火隔水蒸。水烧开后，再蒸 5 分钟左右，连水带橘子肉喝光吃光。每天上午、下午各 1 次，坚持喝五六天就收效。病情严重的，可以多喝几次。

用百部、全瓜等可减轻气管炎

【配方及用法】

百部、全瓜、杏仁各 200 克，龙眼肉 100 克，川贝、猴姜各 150 克，金毛狗脊 80 克，竹油 70 克，板蓝根 250 克，共研末。每日 2 次，每次 10 克，开水冲服。忌吸烟、饮酒及食用产气食物。一般 3 天见效，4 个月治愈。

【验证】

湖南刘清泉，男，22 岁。他说："我父亲患气管炎，每年冬天就发作，还干咳。我试用本方为他治疗，用药几天就见效了，也不再咳嗽了。"

【荐方人】

河南，揭海鹰。

用肉桂炖猪肉可减轻支气管炎

【荐方由来】

我长期在农村工作，随着年龄增长，自 1985 年以来，患上了支气管炎，尤其是冬天复发，咳喘不止，曾服用多种西药仍无效果。1990 年听一位 80 岁高龄的老中医介绍，用肉桂炖猪肉食用，治中老年人支气管炎效果好、无痛苦、无副作用，我便照法试用，果然收到了满意的效果。

【配方及用法】

肉桂 20 克，鲜瘦猪肉 250 克。先将肉桂煮沸 20 分钟后，再将洗净切成肉片或小方块的猪肉倒入，炖 30 分钟（不加盐和作料），去掉肉桂皮，分 4 次吃肉喝汤，每天早、晚饭前服用，连服 4 天。

冰糖炖草莓可减轻气管炎干咳

【配方及用法】

取草莓 60 克，冰糖 30 克，将草莓洗净，置碗内，加冰糖，放锅内隔水蒸熟。每日吃 3 次，一般 3 天可愈。

贝蒌止咳梨膏糖可减轻支气管炎

【配方及用法】

瓜蒌霜 200 克,百合、杏仁、远志、苏子、芥子、川贝、桑白皮、葶苈子各 50 克,菜籽、麦冬、黑虎、蛤蚧各 40 克,冬虫草 30 克,大红枣 20 克。上药共研极细末,先将药用黑砂糖 300 克,饴糖 200 克加入优质蜂蜜 200 克和鲜梨汁 400 克,用文火炖至糖溶化,加入全部药末,调匀,制成每块 9 克重的药膏。每次取 5 块,将其嚼碎用温开水送服,每日早、晚饭后各 1 次。连服 20 ~ 40 天可愈。

【功效】

本品对急性支气管炎、支气管炎哮喘、支气管扩张并肺气肿等症具有显著疗效。

【备注】

服药期间,严禁喝酒、吸烟和吃辛、辣刺激性食物。

西瓜生姜蒸食可减轻气管炎

【配方及用法】

大西瓜 5 千克重,生姜 200 克切成片,放入西瓜中,隔水蒸三四小时后,伏天连汁带瓜皮数次吃下,效果良好。

【功效】

西瓜,其利博哉,清热利尿,功在药上,解暑止渴,效赛雪梨,甘甜清润,童叟皆宜,古人誉之为"天然白虎汤"。姜辛温宜散。二味同用,其热可清,炎症当消,肺气宜泄,嗽痰症遁。

【验证】

河南刘延斌的母亲,84 岁,患气管炎 30 余载,服中、西药无以数计,不能根除。服用此方后,效果颇佳,再未复发。

喝蜂蜜可减轻哮喘病

【荐方由来】

我哮喘病一犯,咳嗽不止,大口吐痰,吃饭不香,觉睡不好,尤其是一到冬天,我就更不好过了。

听别人说蜂蜜能治好哮喘病,我就抱着试试看的心理,从 1994 年冬开始,每天早、晚各喝一匙(冲饮)。坚持喝了两年多时间,到 1996 年冬季已基本治好,不再咳嗽,不再大口吐痰,吃饭香了,睡觉也安稳了。

用萝卜煮鸡蛋可减轻气管炎哮喘病

【荐方由来】

我老伴76岁，患气管炎哮喘病20多年，常年服用消炎、镇咳、平喘之类的药物，但效果甚微。1995年8月得一萝卜煮鸡蛋治疗咳喘的方剂，经冬、夏两个季节使用，彻底康复，没有反复。

【配方及用法】

冬至时取红萝卜2500克，去头尾洗净，用无油污的刀将萝卜切成半厘米厚的均匀片，再以线穿成串，晾干后存放，夏季用。每次取萝卜干3片，红皮鸡蛋1个，绿豆一小撮，均放入砂锅内，加水煮30分钟至绿豆熟烂。服用时将鸡蛋去皮，连同萝卜、绿豆及汤一起吃下。从初伏第一天开始服用，每日1剂，连续服用至末伏。冬季，也是从冬至时起，用鲜萝卜3片，红皮鸡蛋1个，绿豆一小撮，按上述方法服用，至立春时停服。

【出处】

《晚晴报》（1997年10月4日）。

常食橘皮可减轻哮喘

【荐方由来】

我患有支气管炎、肺气肿（轻度）病。一次偶然机会，听朋友介绍常食橘皮可治支气管炎、哮喘等病，用后确有疗效。

【配方及用法】

取新鲜橘皮（干陈的亦可）洗净，用清水浸泡1天左右，或用沸水浸泡半小时，随后用手挤干黄色的苦水，再以冷开水洗涤挤干，直到没有苦涩味，然后切成细丝，加入少许食盐拌匀（如适当加入鲜姜丝更好），装入罐或瓶中捺实盖紧，腌制2天后即可食用。

姜汁可减轻哮喘

【配方及用法】

取肥大的生姜2千克左右，捣碎榨取姜汁。做一件合身的棉纱布内衣，用过滤的姜汁把内衣浸透，在烈日下晒干，然后患者贴身穿上，每7～9天换一次姜汁衣。一般患者穿3～4次后可见奇效。病情较重者、患病多年的哮喘病人，则需穿10次或两个冬天方可收到显著疗效。

【备注】

治疗期间忌食虾、蟹、生冷和酸性食物，戒烟，禁房事。

黑芝麻可减轻老年哮喘

【配方及用法】

黑芝麻 250 克（炒），生姜 125 克（取汁）。用姜汁浸拌黑芝麻，再入锅内略炒一下，放凉。另用冰糖、蜂蜜各混合拌匀，放入广口瓶内，每日早、晚各服一汤匙。

用西瓜露可减轻哮喘

【配方及用法】

挑选一个 2～3 千克重的西瓜，切开一个小口，把中间西瓜肉挖去，留瓜瓤约 3 厘米厚，然后放入 150 克蜂蜜、150 克香油、100 克鲜姜片、10 枚大红枣（去掉枣核），再把切下的小盖扣上，放进锅里固定好，锅内添水（水面应当低于西瓜切口部分），用火炖 1 个半小时左右。

趁热喝西瓜里的露汁，一边喝西瓜露，一边吃少许姜片，但不能吃西瓜里的大红枣，最好是一次喝完，然后睡半个小时。如果一次喝不完，下次再喝的时候必须炖热。

【备注】

一般来讲，夏天喝了西瓜露，当年冬天就能见效。如果病程较长，可在来年夏天再喝一次。这样连续服用 2 次，即使不断根也会大有好转。喝完西瓜露之后，不能吸烟，不能吃辛辣食物。

【出处】

《老年报》（1996 年 9 月 12 日）。

苹果、猪肉可减轻肠胃不适及消化不良

【配方及用法】

苹果，瘦猪肉。苹果 2 个切块，用两碗水先煮，水沸后加入猪肉 200 克（切片），直煮至猪肉熟透，调味服食，久食有益。

【功效】

生津止渴，润肠健胃。治疗肠胃不适及消化不良。

《滇南本草》云："苹果熬膏名'玉容丹'，通五脏六腑，走十二经络，调营卫而通神明，解温疫而止寒热。"《食疗本草》云："苹果补中焦诸不足气，和脾；卒患食后气不通。"

【验证】

钱某，男，76 岁，常食用上方，肠胃通便。

橘枣饮治食欲不振及消化不良

【配方及用法】

橘皮 10 克（干品 3 克），大枣 10 枚。先将红枣用锅炒焦，然后同橘皮放于杯中，以沸水冲沏约 10 分钟后可饮。

【功效】

调中，醒胃。饭前饮可治食欲不振，饭后饮可治消化不良。

【出处】

《老年报》。

山楂丸开胃助消化

【配方及用法】

山楂（山里红）、怀山药各 250 克，白糖 100 克。山药、山楂晒干研末，与白糖混合，炼蜜为丸，每丸 15 克，每日 3 次，温开水送服。

【功效】

补中，化积。用来治脾胃虚弱所致的消化不良。

喝醋蛋液可治消化不良病

【荐方由来】

有一天，我和老伴心血来潮，把醋蛋液当保健食品各用了 3 个，万万没有料到，我们老两口的消化功能都大大好起来了。老伴喝醋蛋液前，早上起床即去厕所，但几乎每次都大便失禁。我从小就消化不良，大便也不成形，喝醋蛋液后，我的病也好了。

米醋止呃方

【配方及用法】

米醋。呃逆发作时服米醋 10 ~ 20 毫升，一般可立即生效，止后复发再服仍效。

【功效】

米醋味酸苦性温，能散寒解毒，下气消食。故中焦虚寒胃气上逆之呃逆用之甚佳。

【备注】

如肝火犯胃，嘈杂泛酸者，忌之。

【验证】

陈某，男，69岁。就诊日期：1975年8月15日。患者胃手术后5天，胃纳不振，吃流质饮食，食后胸闷气逆，频频呃逆。舌苔薄白，脉弱。病症乃术后胃气上逆所致。予米醋15毫升频服之，服后呃逆立止。半天后又有呃逆，仍予米醋15毫升，服之又止。

用口嚼咽红糖法治呃逆

【荐方由来】

我曾得一打嗝病（呃逆），到医院治疗几天不见好转。后来友人告诉我一方：在要打嗝时将50克红糖分2次送入口中嚼碎咽下，停个把小时再吃一次，即可见效。我应用此方后，一天就痊愈了。

【验证】

陕西崔惟光，男，76岁。他说："有位好朋友曹某患呃逆1周，很严重，我用本方一次为他治愈。"

按摩膻中穴治呃逆

【方法】

让患者平卧床上，两腿屈曲，腹部放松，以中指点按其膻中穴（两乳头连线中点）。患者当即就会感到舒服，不到2分钟，便可恢复正常。

【备注】

膻中为任脉气会穴，又称上气海，具有宽胸理气、宁心安神之功。近年来，我在农村医疗实践中，按摩膻中穴治疗呃逆症50余例，均获速效、显效。

用喝水加弯腰法治打嗝

【荐方由来】

平时我们打嗝，不仅痛苦，有时还很尴尬，且越着急越止不住。我以亲身体会向朋友们介绍一种治打嗝妙法：取一杯温开水，喝几口，然后弯腰90°，做鞠躬状，连续弯几次腰，直起身来后，你就会发现，嗝已经被止住了。

【验证】

陕西崔惟光，男，76岁，离休干部。他说："我所老干部宁某，呃逆不止，到医院治疗无效。我让他用本方治疗，仅一次就治愈了。"

黑芝麻可治呃逆

【荐方由来】

黄某，男，50岁。1982年1月2日初诊。呃逆频频，呃声洪亮，无其他不适。曾以旋覆代赭汤、丁香柿蒂汤两方加减投之，并给予阿托品、安定片等治疗，用药后呃逆依然。又用针灸治疗，仍不能控制。1月5日，患者偶服黑芝麻数匙（黑芝麻炒熟，研碎，拌入白砂糖），食后呃逆即止，便安然入睡。次日中午又发，晚8时又服黑芝麻数匙，食后呃止。第三天再发，再用，又止。以后未再发。

【出处】

《上海中医药杂志》（1982年第9期）、《中医单药奇效真传》。

用红糖、核桃可减轻胃出血

【荐方由来】

我于1992年患了胃病，1993年大便变成黑色，经检查，结论是胃出血。《晚晴报》登载"红糖炒核桃治胃病"，我半信半疑，但又想到此方是营养物质，不治病也能进补，便按此方制作食用。吃到10天，大便变成灰色，接着又吃7天，大便变成正常的黄色，胃出血停止，胃胀痛也减轻了。5年多来不断吃过多种药，病也没好，真没想到，吃17天红糖炒核桃病就见好了，我非常高兴。

【出处】

《晚晴报》（1996年8月7日）。

单味虎杖可减轻上消化道出血

【配方及用法】

虎杖。以单味虎杖研粉口服，每次 4 克，每日 2 ～ 3 次。

【出处】

《陕西中医》（1980 年第 6 期）、《单味中药治病大全》。

仙鹤止血汤可减轻吐血

【配方及用法】

仙鹤草 30 克，紫珠草 15 克，白及 10 克，藕节 30 克，白茅根 30 克，茜草 15 克（生、炒各半），侧柏叶（炭）10 克，薏苡仁 10 克，生甘草 6 克，红枣 3 枚，三七（另包）1 克。上药煎 30 分钟取汁约 200 毫升，早、晚各服 1 次，病症重、急的服 3 ～ 4 次。三七研细末冲服。胃呕血加入乌贼骨 30 克。

【验证】

临床治疗 104 例，治愈 99 例（其中用药 2 ～ 6 剂，临床症状消失，未见出血现象 79 例，用药 10 剂以上者 20 例），好转（用药后症状改善，吐血、咯血大为减少）5 例。

【出处】

《当代中医师灵验奇方真传》。

用酸枣根可减轻胃出血

【荐方由来】

四川 81 岁的刘学坤是一名老胃病患者。1995 年 3 月，他的胃又出血，而且大便颜色像墨水似的，吃了近半个月的药，仍不见好转。后听人介绍酸枣根（又名酸汤根）可减轻胃出血，照法服用 3 天症状即缓解。

【配方及用法】

将挖来的酸枣根洗净，剖去表面的黑色粗皮，去掉木质部分，烘干切碎，取 30 克，用 400 毫升水煎至约 200 毫升，去渣取汁，降温后喝下。

生食大蒜可减轻萎缩性胃炎

【荐方由来】

我患胃病已 30 余年，胃镜检查诊断为萎缩性胃窦炎（上皮细胞增生），多年来求治于中、西医仍缠绵不愈。最近试食生大蒜两月余，胃病竟获康复。胃胀、胃痛消失，食欲大增，胃镜生化检查均正常，困扰我几十年的胃疾就这样痊愈了。

【方法】

每天晚餐取两瓣生大蒜，去皮洗净捣烂后和着稀饭食下（能生嚼则更好），餐毕漱口及口嚼茶叶，以解除口中异味。

【验证】

云南李家修，男，67 岁。他说："我于 1984 年在昆明陆军 43 医院经胃镜检查发现患有浅表性萎缩性胃炎，用猴菇菌片、胃复安及中药治疗仍口出腐臭味，胃酸少，胃胀闷，食量少，消化药长年不断。1997 年到昆明延安医院检查，萎缩性胃炎依然如故，除输爱维治、葡萄糖液外，又用胃复春、藏药仁青芝党、诺迪康复、保安康、天赐康、维霉素等药治疗，但胃里的病状依然不减，每天仅吃二三两饭，稍吃多一口都不行。自 1998 年 8 月 9 日开始用本方治疗 60 多天，就使胃病症状大减。之后又加服云南白药胶囊半个月，每日 3 次，每次 3 粒。如今食量倍增，一切不适应症状全消，康复如常人。"

【出处】

《老年报》（1997 年 7 月 10 日）。

服苡仁粉可减轻慢性萎缩性胃炎

【配方及用法】

将苡仁洗净晒干，碾成细粉，每次取苡仁粉 50 克，同粳米 100 克煮粥，熟后加入饴糖 30 克，每天 2 次。

【备注】

苡仁健脾、补肺、利尿、清热、排脓，饴糖益气补中、缓急止痛，两药合用，药性缓和，味甘而无毒性，又是一种清补健胃的食品。慢性萎缩性胃炎，属虚、寒、热者，均可服用。

广西韦保凡，男，68岁。他说："村民韦建章患胃痛有10余年，经医院检查为萎缩性胃炎，长期服用胃药，疗效不明显。后来我用本方为他治疗，收到了明显的效果。"

【出处】

《中医药奇效180招》。

用蒲公英可减轻慢性胃炎

【配方及用法】

蒲公英（全草）25克，白及10克。水煎2次混合，分早、中、晚3次饭后服。

【验证】

湖北余国富，男。他说："我患浅表性胃炎，胃部很不舒服，疼痛，而且饭量减少。用西药洛赛克治疗2个疗程，疼痛缓解，但是没有过多长时间，胃部疼痛又恢复到治疗前的状态。后来我用本方治疗，现在胃痛基本消失了，而且饭量也正常了。"

【出处】

《当代中医师灵验奇方真传》。

单药郁金可减轻胃脘痛

【配方及用法】

郁金30克。将郁金研极细粉末，贮入瓶中，密封备用。用时取药末6克，以水调成糊状，涂于患者脐窝内，外以纱布覆盖，胶布固定。每天换药1次。

【功效】

本方适于肝气犯胃型胃痛。胃脘胀闷，脘痛连胁，嗳气频繁，大便不畅症状者正好对症，用之收效甚佳。

【出处】

《敷脐妙法治百病》。

茶叶生姜可减轻胃寒痛

【配方及用法】

茶叶50克，生姜20克，水煎服。每日2次，2天为1疗程。

【功效】

此方有温中散寒、理气止痛之功效，适用于胃脘隐隐作痛、喜按，得暖则舒，胃部有冷感，四肢不温，大便溏薄，脉细、苔白、舌淡等症状的胃寒痛患者。

黄老母鸡、大茴香等可减轻严重胃溃疡

【荐方由来】

我于1954年患了胃病，经医院检查为胃溃疡。到1966年发展更为严重，经多方治疗效果不佳。后来得一个偏方，我食用4次（1只鸡为1次）就痊愈了，30年来未犯过。另外，患有此症的十几个人用了此方效果都很好。

【配方及用法】

黄老母鸡1只，大茴香、小茴香、黄蜡各100克，青盐适量。鸡收拾好后，整鸡和其他配料一起放入砂锅煮。注意：黄蜡待鸡熟了再放入，以防煮老了失效。汤里的鸡油和黄蜡凝固在一起时，把锅中物分成5份，下细面条吃。最好晚饭吃，5天吃完。冬季服用为佳（鸡肉不能扔，食之有益）。

【出处】

《老年人春秋》（1997年第7期）。

蓖麻子仁、五倍子等可减轻胃下垂

【配方及用法】

蓖麻子仁10克，五倍子5克，共捣烂如泥成膏，备用。取本膏适量敷于脐中，外加关节镇痛膏6～8贴固定，每日早、中、晚各热敷1次。一般4天取下，以连敷6次为度。

【备注】

采用此法时，以气温不超过20℃疗效较好。吐血者忌用。

【验证】

新疆朱义臣，男，72岁，离休。他说："我患有胃下垂，经常胃痛胃胀，吃饭后胃部有下垂感，有时消化不良，大便次数增多。用本方治疗10个疗程，1个月后去医院复查胃部已上升，以上症状也都消失了。"

【出处】

《中医杂志》（1986年）、《中药鼻脐疗法》。

枳实、葛根等可减轻胃下垂

【配方及用法】

炒枳实 15 克，煨葛根 12 克，炙黄芪 120 克，防风 3 克，炒白术 9 克，山茱萸 15 克。水煎服，每日 1 剂。病重加柴胡 6 克，升麻 6 克；脾胃泄泻加煨肉蔻 6 克，罂粟壳 6 克；便秘加肉苁蓉 15 克；兼脾胃不和者加木香 6 克，砂仁 9 克，鸡内金 9 克；兼脾胃虚寒者加炮姜 9 克，川附子 12 克；肝脾不和者枳实 3 倍于白术，柴胡改为 9 克，加麦芽 15 克。

【验证】

治疗 30 例，痊愈 23 例，基本痊愈 4 例，显效 3 例。

【出处】

《山东中医杂志》（1985 年第 3 期）、《实用专病专方临床大全》。

番泻叶可减轻胃肠功能紊乱

【配方及用法】

取番泻叶 10～20 克，放入茶缸或茶壶内，沸水浸泡 15 分钟左右后代茶饮。一般用药 2～3 小时后，腹胀消失，大便通畅。

【功效】

番泻叶具有泻热消积、导滞通便、行气健胃、促进消化等作用。用之浸泡代茶饮，服用方便，无副作用。

枣树皮红糖汤可减轻肠胃炎

【配方及用法】

枣树皮 20 克，红糖 15 克。水煎去渣，加红糖调服，每日 1 次。

【功效】

消炎，止泻，固肠。用来治肠胃炎、下痢腹痛、胃痛。

【验证】

赵某，男，50 岁，经医院检查患肠胃炎，用上方 5 日好转，10 日即愈。

用榛子仁可减轻大便稀溏

【荐方由来】

我老伴大便稀溏，从不成形，每天最多便 6 次，历时将近 20 年，天天如此。检验大便常规正常，其他脏腑也无病变。常服归脾丸、健脾丸、补脾益肠丸、肠炎灵、易蒙停等药，仍不能根治。最近从书中得一偏方，采用榛子仁治好了此病。

【配方及用法】

将榛子仁（大个质优）炒焦黄，研面，每次一汤匙，每日早、晚各 1 次，空腹以红枣汤送下。我老伴服到第四天，奇迹出现了，一天大便一次，而且成形，肠胃也不胀不响了。又连服 10 天，大便完全恢复正常，精神也不疲乏了。

【出处】

《晚晴报》（1996 年 12 月 14 日）。

用大米、茶叶可减轻腹泻

【配方及用法】

取大米 30 克，茶叶 10 克，先将大米入锅炒黄，再加入茶叶共炒至黄黑色，加水 250 毫升沸煮 5 分钟，温后滤渣，一次服饮煎液。

【出处】

广西科技情报研究所《老病号治病绝招》。

山药糯米粥可减轻慢性腹泻

【配方及用法】

山药 30 克，糯米 30 克，大枣 10 枚，薏苡仁 2 克，干姜 3 片，红糖 15 克。按常法共同做粥。每日分 3 次服下，连续服用半月至愈。

【功效】

补益脾胃。用来治脾胃虚弱引起的慢性腹泻，症见久泻不愈、时发时止、大便溏稀、四肢乏力。

莱菔子山楂粥可减轻急性腹泻

【配方及用法】

莱菔子 15 克，山楂 20 克，生姜 3 片，红糖 15 克，大米 250 克。先将莱菔子、山楂、姜片加水适量煎煮 40 分钟，去渣取其汁液，放入淘洗净的大米煮做粥，临熟时下红糖调味。1 天内分 3 次服下，可连服 5 天。

【功效】

用来治因饮食不节所致的急性腹泻。

豆腐皮也能减轻腹泻

【配方及用法】

豆腐皮摊平，撒上红糖，然后把豆腐皮卷成一个卷，放在锅中帘上蒸干，连吃 2 天泻止康复，随后再续吃 6 天加以巩固。

用仙鹤草汤止便血

【配方及用法】

仙鹤草 20 克，大小蓟 20 克，地榆炭 20 克，荆芥炭 15 克，黄芪 30 克，当归 20 克，枳壳 10 克，水煎温服。

【出处】

《开卷有益》（1996 年第 3 期）。

无花果可减轻便血病

【荐方由来】

一位姓张的盐场工人，大便带血达 20 年之久，每 1 ~ 3 个月发作一次，需半个月方愈。后用干无花果 7 个，清水煎服，每日 1 剂。服 2 剂后，便血停止，再未复发。

【验证】

一位姓王的柴油机厂工人，大便带血已达 4 年，服药无数无效，经服无花果煎剂，2 剂痊愈，未见复发。

【出处】

《山东中医验方集锦》《中医单药奇效真传》。

用木瓜蜂蜜治便血

【荐方由来】

河北有位老吴头，63 岁，自诉大便带血，已有 30 多年，多方治疗无效。用木瓜 6 克，蜂蜜 6 克，每日早、晚各服 1 次，连续服药 10 多天，愈后未再发。

【出处】

《中医验方汇选》《中医单药奇效真传》。

用黑芝麻、核桃仁治便秘

【荐方由来】

我老伴现年 80 岁，患大便干结 20 多年，吃中西药不计其数，仍然反复发作。后经一中医介绍，用黑芝麻、核桃仁、大槐豆、蜂蜜混合熬汤喝，喝了 3 个月治好了。迄今已 3 年有余，大便稳定正常。

【配方及用法】

每天中午饭前，把一羹匙黑芝麻、3 个核桃仁、6 个大槐豆（最好是九蒸九晒的槐豆）在石蒜臼内捣成糊状，放在砂（铁）锅中，倒一碗水用文火熬 20 分钟，喝时再加蜂蜜一羹匙。

【出处】

《老年人春秋》（1997 年第 8 期）。

吃猕猴桃能治便秘

【荐方由来】

我多年来患有习惯性便秘，后来听说吃猕猴桃治便秘，就试着吃起来，每天吃 5 ~ 10 个，效果还真不错。

用蜂蜜、香油治便秘

【荐方由来】

我已年近七旬，患便秘多年，十分痛苦。为解除病痛，我综合蜂蜜、香油均有滑肠通便之功效，每当便秘时就往牛奶里放一匙蜂蜜喝下，便秘严重时就喝口香油，连喝两三天，大便就不干燥了，也畅通了。平常防治便秘，可在晨起时空腹饮一杯加蜂蜜的温水。

用韭菜子加蜂蜜治便结症

【荐方由来】

一次大病后，我留下后遗症，就是腹胀并伴有轻微疼痛，大便干结，难以排出，即使排出少许，也都是颗粒状。虽经多次治疗，但大都奏效一时，不能痊愈。一次偶然机会，得一偏方，试服后收到了满意效果。

【配方及用法】

韭菜子 1000 克，除杂质，用铁锅在文火上焙干存性，再将其碾成粉末，后加蜂蜜 1000 克调匀为丸（丸颗粒大小不限）。每日 3 次，每次 50 克，饭后服用。

用蜂蜜、香蕉治便秘

【荐方由来】

我由于年老，经常便秘，吃苦不少。后来我综合蜂蜜和香蕉均有滑肠通便之功能，每当便秘时就喝蜂蜜糖水和吃香蕉，连续两天，大便就不干燥了，也畅通了。

【配方及用法】

蜂蜜用温开水（千万不可用滚开水）冲稀后服，蜂蜜量使温开水够甜就可以了。每天上午和下午各喝 1 杯，每杯大约 200 毫升；同时吃一根或两根香蕉。连用两天，大便就畅通。若便秘十分厉害，可以多用几天。

用胡萝卜、白菜治便秘

【配方及用法】

新鲜丁香萝卜（即胡萝卜）150 克，新鲜大白菜（或青菜）150 克，切成片或条，放在饭锅上蒸熟，分成 3 份。早、中、晚各食用 1 份。食用时不放盐，不放佐料，可用适量水烧热，连汤一起食，也可放在粥里一起吃。

【出处】

《家庭保健报》（1997 年 1 月 24 日）。

用蒲公英治便秘

【配方及用法】

取蒲公英干品或鲜品 60 ~ 90 克，水煎至 50 ~ 100 毫升，每日 1 剂顿服。服药困难者可分服。

【出处】

《时珍国药研究》（1991 年第 4 期）、《单味中药治病大全》。

番泻叶治便秘

【配方及用法】

用番泻叶 10 克，加沸水 150 毫升，浸泡 30 分钟即可服用。可根据排便次数掌握用量。加少量蜂蜜效果更佳。

江苏徐族勤，男，60岁。他说："我爱人患便秘达8年之久，时间长了很难治。用本方治疗，只服药一星期就治好了。"

【出处】

《实用医学杂志》（1990年6月1日）、《单味中药治病大全》。

桃仁、杏仁等可防治高血压

【配方及用法】

桃仁、杏仁各12克，栀子3克，胡椒7粒，糯米14粒。捣烂，加1个鸡蛋清调成糊状，分3次用。于每晚临睡时敷贴于足心涌泉穴，白昼除去。每天1次，每次敷1足，两足交替敷贴，6次为1疗程。3天测量1次血压，敷药处皮肤出现青紫色。

拌菠菜、海蜇可降血压

【配方及用法】

菠菜根100克，海蜇皮50克，香油、盐、味精适量。先将海蜇洗净成丝，再用开水烫过，然后将用开水焯过的菠菜根与海蜇加调料同拌，即可食用。

【功效】

平肝，清热，降压。可解除高血压之面赤、头痛。

【验证】

郑某，女，57岁，因患高血压平素常头痛不已，后服用本方后明显好转，坚持服用未见复发。

生芹菜拌大蒜可防治高血压

【配方及用法】

将净芹菜31～62克切成细丝，再将两瓣新鲜大蒜切碎，加入少量食盐及醋，以微咸微酸为度，再放入芝麻油2毫升、味精少许，拌匀后即可食用。

【出处】

《健康指导》（1997年第3期）。

鲜西红柿防治高血压

【配方及用法】

鲜西红柿 2 个。将西红柿洗净，蘸白糖每早空腹吃。

【功效】

清热降压、止血。

【验证】

周某，女，60 岁，长期服用本方，未发生高血压征象。

菊槐绿茶防治高血压

【配方及用法】

菊花、槐花、绿茶各 3 克，以沸水沏。待浓后频频饮用。平时可常饮。

【功效】

清热、散风。治高血压引起的头晕头痛。

醋浸花生米防治高血压

【配方及用法】

生花生米、醋各适量。生花生米（带衣者）半碗，用好醋倒至满碗，浸泡 7 天。每日早、晚各吃 10 粒。血压下降后可隔数日服用 1 次。

【功效】

清热、活血。对保护血管壁、阻止血栓形成有较好的作用。

向日葵叶可降血压

【配方及用法】

鲜向日葵叶 120 克。洗净煎汤。每日 3 次分服。

【验证】

一男性，年 67 岁，患高血压，头晕眼花、四肢瘫痪、神志不清、体温偏高。经连服本品煎剂十余天，血压、体温均恢复正常。

【出处】

《江西中医药》。

桑叶可降血压

【配方及用法】

干桑叶 100 克加水 1500 毫升，煮沸后 2 分钟停火。当茶饮，不限次数，两三天后血压即下降。应随时测量血压，当血压降至正常时停止饮用。

用生绿豆防治高血压

【配方及用法】

取干燥绿色表皮的绿豆研成细末，装瓶内封存。每次 15 ~ 20 克，每日 3 次，于饭前温开水送服，随后再服白糖一汤匙，持续服 2 个月。如停药后观察一段时间血压仍高，则再按上法服 1 ~ 2 个月，血压即会正常。

用桑寄生、桑枝洗脚可防治高血压

【配方及用法】

取桑寄生、桑枝各 30 克，桑叶 20 克，加水 4000 毫升煮沸 30 分钟后，将药液滤出，趁热浸洗双脚 20 ~ 30 分钟。每 2 ~ 3 日 1 次，连洗 1 ~ 2 个月可获显效。

用玉米须煎水喝降血压

【方法】

干玉米须煎水代茶饮，每天 3 次，5 天见效。

西洋参、桂枝等治低血压

【配方及用法】

西洋参 5 克，桂枝 15 克，制附子 12 克，生甘草 10 克。将上药用开水泡服，频频代茶饮。每日 1 剂。服至症状消失，血压恢复正常为止。

【验证】

用本方治疗低血压病患者 28 例，经用药 20 ~ 31 天，血压均恢复到正常范围，追访 3 ~ 5 年，未见复发。

醋蛋液可减轻心脏病

【配方及用法】

将 3 个鸡蛋（必须是鸡群中有公鸡的鸡蛋）用清水洗净，放入 500 克醋中浸泡 3 天，然后，将鸡蛋捞出去掉硬壳，再放入醋中继续浸泡 4 天，便可服用。服用时，用筷子将鸡蛋搅碎，每次喝 3 小勺（可用凉开水冲服），每日 3 次，喝完为止。一般人用 500 克醋即可显效。心脏病较重者，可连服几剂。

黄瓜藤可减轻心脏病

【配方及用法】

将黄瓜藤连根阴干，每次取适量水煎，代茶饮。日服 5 ~ 6 杯。

【出处】

《辽宁老年报》（1997 年 7 月 30 日）。

南瓜粥可减轻冠心病

【荐方由来】

我是一个药剂师，又是一个冠心病患者，时常感到胸闷喘不过气来。用药后症状虽有所缓解，但始终未能根治。

我自家种了一点南瓜，连吃 1 个月南瓜粥，冠心病一直没有复发。

【配方及用法】

每次取成熟南瓜 100 ~ 200 克，与大米同煮成稀粥，加入少许糖（稍有甜味即可），1 日 1 顿。

【验证】

新疆邢源恺，男，54 岁，干部。他说："同事刘萍的父亲年已七旬，患冠心病，服西药效果不佳，但又不愿服中药。后来停服各种药物，常食南瓜，并放羊走路锻炼，几个月后刘老精神转佳，冠心病症状消失。3 年后经医院检查，冠心病已彻底好了。"

香蕉花饮预防中风

【配方及用法】

香蕉花 5 克。煎水，代茶饮。

【功效】

散热滞，活血脉。预防中风。

【备注】

香蕉花多见于我国南方，且受开花季节限制，取用多有不便，可用香蕉代替。香蕉花含有极丰富的钾，对预防中风、减小中风的发作危险很有作用。香蕉虽不及其花含钾量高，但每天坚持食用，同样具有一定的预防作用。

【验证】

据《家庭保健》杂志介绍多名读者反映上方对预防中风确有良效。

姜汁白矾预防中风休克

【配方及用法】

鲜姜汁（榨汁）1 杯，白矾 6 克。开水冲化白矾后兑姜汁。灌服。

【功效】

散风，温中，醒神。

【出处】

《全国名老中医秘方》。

白果可治眩晕症

【配方及用法】

优质白果仁 30 克（有恶心、呕吐症状者，加入干姜 6 克）。上药研为细末，等分为 4 份，每次 1 份，温开水送下，早、晚饭后各服 1 次。一般服用 4 ~ 8 次可痊愈。

【验证】

云南普华说："我患眩晕症 5 年，原先晕一下就过去，未引起重视，后来眩晕病发，引起呕吐达 2 个小时，最后吐血，住院治疗 26 天，仍未治愈。后来我用本方治疗，情况得到明显改善而今未见复发。"

【出处】

《中医杂志》（1986 年第 11 期）、《单味中药治病大全》。

仙鹤草可治眩晕症

【配方及用法】

仙鹤草 100 克，水煎，每日 1 剂，分 2 次服。

江西叶礼忠，男，中年教师。他说："我患眩晕症已有 1 年多，服过多种药，但都收效甚微。后来用本方治疗，仅服药 6 天，此病便告痊愈。"

【出处】

《中西医结合杂志》（1986 年 6 月第 8 期）、《单味中药治病大全》。

鸡蛋、白菊花等可治头痛

【荐方由来】

我到王庙村搞调查，认识了一位郎中，他告诉我一个治老年人头痛的单方，我给母亲、岳母和乡敬老院的两位老年人试用后均见良效。

【配方及用法】

鲜鸡蛋 2 个，白菊花、白芷、川芎各 30 克，防风 15 克。用针将鸡蛋扎数十个小孔，同药放入沸水中煎煮，待蛋熟后，去蛋壳和药渣，吃蛋喝汤，一般 2 天就可痊愈。

川芎鸡蛋治头痛

【配方及用法】

川芎 20 克，鸡蛋 7 个。将鸡蛋先放在水中煮至半熟捞出，用针刺上数个孔，再放入煎好的川芎药液内煮熟吃下，每日 1 剂。如一次吃不完，可分两次吃。

白芷冰片治头痛

【配方及用法】

白芷 30 克，冰片 0.6 克。共研细末，贮瓶备用。鼻闻一次（约 2 分钟）。没效果，再闻一次，必效。

【验证】

曾治疗头痛 17 例，用后均收到迅速止痛之效。

【出处】

《中药通报》（1959 年）、《中药鼻脐疗法》。

荞麦粉贴穴治偏头痛

【配方及用法】

取苦荞麦粉 100 克，白醋适量，放在一起拌匀，做成小饼，放在锅内煮熟，贴在病人太阳穴上，凉了后再放到锅内煮热，反复多次。贴时用布隔，不能直接放在皮肤上。贴上不到 15 分钟疼痛即可停止。

桑叶可减轻手足麻木症

【配方及用法】

采秋后霜打过的桑叶，晾晒干后，用砂锅煮沸，然后捞出叶子，待水温不烫时，用此水浸洗手脚。每天 2 次，数日内可见奇效。

【验证】

山西吴信书说："山西的葛枝瑞患多发性大动脉炎，双上肢没有脉搏和血压，犯病时双手麻痛，着急时用玻璃片狠刮皮肤，有 5 个老中医都不敢给予治疗。我得知后，用本方并结合醋蛋液疗法为其试治，共花去 100 多元，病情得到了有效的控制，现在双手麻木、疼痛现象均很少发生了。"

【出处】

《辽宁老年报》（1997 年 10 月 15 日）。

鹅不食草可减轻面神经麻痹

【配方及用法】

鹅不食草（干品）9 克，研为细末，加凡士林调成软膏，涂在纱布上。再用鲜品 15 克捣烂如泥，铺在软膏上。患者左侧歪斜贴右边，反之则贴在左面。2 天换药 1 次，2 ~ 3 次即可痊愈。

【验证】

治疗 40 例，39 例痊愈，1 例好转。在治疗过程中，面部有痒感或虫爬感或出现小泡疹，2 ~ 3 天可自行消退。

【出处】

《中草药通讯》（1974 年第 2 期）、广西中医学院《广西中医药》增刊（1981 年）。

石膏蜂蜜可减轻面瘫

【配方及用法】

煅石膏 30 克，蜂蜜适量。将煅石膏研为极细末，装瓶高压消毒后备用。用时取少许加蜂蜜调成糊状，以清洁牙签蘸药点眼内外眦，口角右歪点左眼，左歪点右眼内，每日 2 ~ 3 次，直到病愈。

病程在 1 月以内者,一般 5 ~ 10 天可愈。病程长者,点治时间亦须较长。曾治疗周围性面神经麻痹 30 例,均获良效。

【荐方人】

福建,林家凤。

【出处】

《当代中医师灵验奇方真传》。

含羞草煎服减轻面瘫

【方法】

用新鲜含羞草(又称怕羞草、感应草)30 克,水煎,分 3 次温服。

【出处】

《四川中医》(1985 年第 11 期)、《中医单药奇效真传》。

酸枣仁粥减轻心悸失眠

【配方及用法】

酸枣仁 5 克,粳米 100 克。酸枣仁炒黄研末,备用。将粳米洗净,加水煮做粥,临熟,下酸枣仁末,再煮。空腹食之。

【功效】

宁心安神。用来治心悸、失眠、多梦。

【验证】

和某,男,68 岁,长期失眠,后用上方,病情减轻。

酸枣根皮治失眠

【配方及用法】

酸枣根皮焙干研细末 18 克,丹参焙干研细末 3 克。二药调均匀,分成等份 10 小包。每晚睡前 15 分钟,用温开水送服一小包。10 天为 1 疗程,1 ~ 3 个疗程皆有特效。若配合热水浸足 20 分钟或按揉点压神门、足三里、三阴交等穴位,效果更佳。

冲服玄明粉可治失眠

【方法】

玄明粉 9 克,冲服,每日 2 次。

【出处】

《四川中医》（1987 年第 3 期）、《中医单药奇效真传》。

用橘皮枕芯治失眠

【荐方由来】

老伴从报上读了《用干橘皮做枕芯可健脑清心》的文章后，自某年冬天起，就将每天吃橘子扒下的皮在暖气片上烘干，攒起来，最后砸碎成荞麦粒大小的颗粒，装在我枕的枕头里。每当夜幕降临，头落枕上，就闻阵阵橘香从枕内徐徐散出，沁人心脾，催人入睡。

【验证】

贵州王兆美，男，65 岁，教师。他说："我自 1995 年退休后经常失眠，多方治疗并服安眠药，收效甚微。近日试用本方治疗，一用真灵，当晚见效，睡眠由 2 ~ 4 小时增加到 6 小时左右。长期花钱治总未解决的病，此次治疗却一分钱未花，使顽固性失眠症大大得到缓解，并渐渐痊愈。"

【出处】

《老年报》（1997 年 4 月 10 日）。

用五倍子敷脐可治疗自汗

【荐方由来】

我患自汗多年，长期治疗效果不明显。一次，一位老中医教给我一个治自汗的偏方，如法治疗几次病情明显好转了。

【配方及用法】

五倍子 30 克，研成粉末，晚上取药粉少许加口中唾液调和，敷于肚脐中，再用一小方块胶布盖贴在上，每晚换 1 次。一般用药 3 ~ 5 次就有明显效果，10 天左右即可治愈。

【验证】

江苏蒯本贵，男，65 岁，退休医师。他说："我用本方治好了陈朋爱人的病。"

【出处】

《当代中医师灵验奇方真传》、广西科技情报研究所《老病号治病绝招》。

用康齿灵牙膏去老年斑

【荐方由来】

我 72 岁，由于年老体弱，脸和手背、手腕都先后呈现黄、黑斑点，我用康齿灵牙膏，晚上涂抹患处。经过几天细心观察，果真下去了不少。

【出处】

《辽宁老年报》（1997年2月3日）。

鸡蛋清可除老年寿斑

【方法】

把鸡蛋壳中剩余蛋清涂在寿斑上，每天涂2次。

【出处】

《老年报》（1995年11月18日）。

用硫黄香皂治皮肤瘙痒

【荐方由来】

我每到棉衣换单衣的季节身上开始痒，特别是腿上和腰部最痒。患此病已有6年，用药、打针效果均不佳。后来逛市场，见到上海硫黄香皂能治身上瘙痒病，我就买了洗浴用，没想到效果还真不错。

【方法】

先把身上洗一下，然后涂上硫黄香皂，涂抹上先不要冲掉，停一会儿再洗去。

用金银花藤治皮肤瘙痒

【配方及用法】

金银花藤或根，加少许食盐水煎，待凉后洗患处（全身痒可用其洗澡），每日3次，见效很快。我和老伴用本方治皮肤瘙痒，2天见效。之后，不少人向我求此方。

用鲜橘皮治皮肤瘙痒

【荐方由来】

有一70岁老者，多年来两小腿前面的皮肤奇痒难忍，经内服、外搽一些药物也无明显效果。一天晚上又奇痒，顺手拿一块鲜橘子皮揉擦痒处，奇痒立即消失。

【出处】

《老年康乐报》（1996年12月6日）。

用柳条煮水治皮肤病

【配方及用法】

将柳条切成 12 厘米左右长的段，放入锅内用水煮。柳条水呈黑色时，即可用来烫洗患处。

用艾蒿熬水治风疹

【配方及用法】

取艾蒿两三棵，切成 10 厘米左右长，放入锅或盆里加适量的水熬，熬到一定程度，将艾蒿和水一起倒入脸盆里，凉到不烫手的程度捞起一把艾蒿蘸熬的艾蒿水反复擦洗风疹处。这样既减轻刺痒又能消除风疹。如此这般，经过两三次擦洗，一两天内即可解除风疹病痛。

【验证】

黑龙江李永超说："我爱人患风疹，用本方仅治 2 次就好了。"

【出处】

《生活保健》（1996 年 7 月 13 日）。

艾叶酒治疗荨麻疹

【配方及用法】

白酒 100 克，生艾叶 10 克。上药共煎至 50 克左右，顿服。每天 1 次，连服 3 天。

芝麻根治荨麻疹

【配方及用法】

芝麻根 1 把。洗净后加水煎。趁热烫洗。

【功效】

清热，散风，止痒。用来治荨麻疹。

【验证】

钱某，男，51 岁，患荨麻疹，多方医治效果不佳，后用上方痊愈。

用韭菜根捣烂搽患处治荨麻疹

【荐方由来】

我舅父系浙西山区名医，现已谢世。其子继承祖传，仍在故乡行医，也小有名气。我近年患荨麻疹，与表兄谈及此事，他说了验方一例，既简单，又方便，用后果然有效。

荨麻疹俗名"鬼风疙瘩"，初起时皮肤瘙痒难忍，可将韭菜根 100 克洗净捣碎，用白纱布包裹，擦患处，疙瘩会自行消退。城市找韭菜根不便，可用韭菜梗代替。

用杉木炭治带状疱疹

【配方及用法】

杉木炭（或松毛灰）若干，冰片少许，麻油适量。将杉木炭研细，加冰片，用麻油调成糊状。以棉签或毛笔蘸敷患处。每隔 2～3 小时局部干燥即搽敷 1 次。

【功效】

除痒止痛。

用侧柏糊治带状疱疹

【配方及用法】

取侧柏叶适量，捣成黏状，加鸡蛋清调成糊状，敷于患处，外用敷料固定。每日更换 1 次。一般只需 2 次，即能结痂痊愈。此方经济简便，疗程短，大大减少了患者的病痛，优于其他方法。我用此方治愈多人，效果都不错。

用仙人掌、粳米粉治带状疱疹

【配方及用法】

新鲜仙人掌、粳米粉、米泔水各适量。仙人掌去针及绒毛，切片，捣烂，再加入粳米粉和米泔水适量。捣和均匀使成粘胶状以备用。用时将已制好的胶状物敷于患处，外盖油纸，绷带包扎固定。每隔 3～4 小时换药 1 次。

【功效】

除痒止痛。

【出处】

《浙江中医》。

用雄黄、活鸡治带状疱疹

【配方及用法】

雄黄 6 克，活鸡 1 只宰之，取出鸡肠去粪，然后将肠黏液盛于杯内，加入雄黄混合成稀糊状涂于患处。

【验证】

本方治疗带状疱疹 85 例，一经涂治疱消痛止，临床症状全部消失。

【出处】

《当代中医师灵验奇方真传》。

用鲜无花果叶捣烂敷患处治带状疱疹

【配方及用法】

新鲜无花果叶数片，洗净擦干，切碎捣烂，置瓷碗中，加适量食醋调匀成稀泥状，敷于患处，待药干后更换。

【验证】

治疗 21 例，均于 1 ~ 2 天痊愈。

【出处】

《江苏中医杂志》（1982 年第 3 期）、《单味中药治病大全》。

服单药全蝎治带状疱疹

【荐方由来】

一七旬老翁患带状疱疹，痛如锥刺，经久不除。取全蝎 30 克，焙干研末，分为 10 包，早晚各服 1 包，疼痛逐渐缓解。又嘱继服前药 30 克，仅服 2 疗程，痛止病愈。

【出处】

《名中医治病绝招续编》《中医单药奇效真传》。

用黄瓜蒂、芝麻花治白癜风

【配方及用法】

黄瓜蒂 7 个，芝麻花 1 把，盐卤 150 毫升。将前两味研成细面，放入盐卤内调成糊状，抹患处，每日 2 ~ 3 次。

【验证】

治疗多例，1 个多月痊愈。

【出处】

《实用民间土单验秘方一千首》。

将青山核桃捣碎治牛皮癣

【配方及用法】

采集新鲜青山核桃，将其捣碎，用核桃汁和残渣，根据牛皮癣面积大小敷于患处，然后用纱布缠包好。待 1 小时左右，患处会起疱、出水，此时勿担心，大约 10 天左右脱皮，可治愈。

用柳条水烫洗治牛皮癣

【荐方由来】

几年前，我曾经患严重牛皮癣，奇痒无比，多次求医均不见效。后来获得一民间单方，按方将柳条切成 12 厘米左右长，放入锅内用水煮，待水呈黑色时，烫洗患处，五六次后，牛皮癣很快消失，从未复发。据说，此法可治多种皮肤病。

【出处】

广西科技情报研究所《老病号治病绝招》。

用断肠草治牛皮癣

【荐方由来】

我身患牛皮癣已经 20 多年。患处终日渗水、结痂、掉屑，经多年医治效果不佳，时愈时犯。偶得"断肠草治牛皮癣"一方，经用 50 多天，患处基本痊愈。

【配方及用法】

将断肠草根（鲜品）购买或采挖回来后，用清水洗净，去掉老皮，晾干，切片（带浆汁）放在玻璃瓶内，用 50° 白酒浸泡（酒浸过药即可）1 周后，可直接用浸泡的药片往患处涂抹（涂药前将患处洗净晾干），每日涂抹 2 ~ 3 次。如发现患处红肿，可停用一段时间后再用，直至痊愈。应继续涂药巩固一段时间，以防复发。

用鲜核桃皮汁治牛皮癣

【荐方由来】

鲜核桃 1 个（七八成熟），将核桃皮削破漏出汁水，将癣皮用手抓破让其出血，用核桃皮汁水往患处反复擦。

【出处】

《晚晴报》（1997 年 9 月 13 日）。

用仙人掌贴敷治牛皮癣

【荐方由来】

我患牛皮癣 1 年多,曾使用多种药物均不见效。后见《老年报》刊文"仙人掌有消炎止痛之功能"，于是选用老嫩适中的仙人掌，将一面用刀剥皮贴敷患处试用，经过半个月治疗，效果颇佳，牛皮癣痊愈。

用大枫子涂擦治牛皮癣

【配方及用法】

大枫子适量，去壳备用。将患处用温开水清洗干净，再用去壳的大枫子反复涂擦，每日 1 ~ 3 次。

榆树汁浆治面癣

【配方及用法】

剥去榆树皮或截断树枝，用冒出的树浆擦患处。

【功效】

本品含 β - 谷甾醇、植物甾醇、豆甾醇等多种甾醇类及鞣质、树胶、脂肪油，能治丹毒、疥癣。

【验证】

郑祖中，面部长两块白癣，擦了多种药膏不见效，后用此方，1 次获愈。

用韭菜汁洗可治癣

【配方及用法】

韭菜 500 ~ 1000 克（可视患处面积大小增减）捣烂成泥状，放入有盖的盆内，倒进适量的开水，用盖子将盆盖紧，约 10 分钟后，将患处放入韭菜水中浸泡 30 分钟。如癣长在难以浸泡之处，可用韭菜水洗。

此方经很多患者试用，疗效显著。

【验证】

广西陈远忠，男,67 岁。他说:"我患脚癣，用本方治疗，仅一次就好了。"

用柳树叶治脚气

【荐方由来】

随着天气炎热，脚趾红肿、趾缝腐烂病开始复发，特别是从事稻田劳动的人。我在广西期间患了脚趾红肿、趾缝腐烂病，脚肿烂得连鞋都穿不成，在部队和地方治疗多次，效果不佳。在通润村辅导文艺创作时，几个老汉给我说了一个单方，我又把这个单方讲给很多人做了试验，办法真灵。方法共两种：

（1）将柳树叶子（越嫩越好）摘下来，用手指拧成小丸塞进趾缝里，头天晚上敷药，第二天就见效。

（2）用柳树叶（老、嫩树叶都行）煎水（一把柳叶加适当的水煎半小时，水浓为宜），温水洗脚，也很有效。

用茄根水浸泡治脚气

【荐方由来】

我患脚癣病（又叫脚气病、香港脚）长达20年，治这种病的药几乎都用过，都没有治好。后来在一个刊物上看到"茄子根治脚癣有奇效"的报道，我就按照介绍的方法试治，5次就好了。

【方法】

取茄子根50克（凡种菜的地方均能找到），食盐50克，加水煮半小时，然后将水倒在脚盆内，趁热将脚放入浸泡半小时。

用姜盐煮水洗泡治足癣

【荐方由来】

我患脚癣20年，发病时脚趾奇痒、渗黄水、溃烂。1989年春去苏北盐城访友，在旅馆住宿时，同室的一位旅客热情地给我介绍了一个秘方，回家后我如法治疗，第二天痒感基本消失，一星期后便痊愈了。

【配方及用法】

生姜100克，食盐50克，清水2大碗。三者放入锅内煮沸10分钟左右，然后倒入脚盆泡患脚。每次泡30分钟，一般泡3～7次即愈。

【出处】

广西科技情报研究所《老病号治病绝招》。

用蜂蜜水搓擦治手掌脱皮

【配方及用法】

取蜂蜜适量，用 2 倍的冷开水稀释后备用。每天早晚用稀释好的蜂蜜水在患处反复搓擦 3 ~ 5 分钟。

【验证】

内蒙古杨桂兰，女，53 岁。她说："我用本方治好两例手掌脱皮患者，至今未复发。"

【出处】

《实用民间土单验秘方一千首》。

用姜治手掌脱皮

【方法】

将一块鲜姜用刀切为两半，然后拿起一半，用有姜汁的一面擦拭手掌面，反复擦抹 3 分钟。每天擦 3 ~ 5 次，3 ~ 5 天就不脱皮了。另外，每晚用热水一盆，水中浸泡几片鲜姜片，然后用此水泡手，治手掌脱皮同样有效。上述两种方法同时进行，效果更好。

用醋水洗手脚治皲裂

【方法】

每天早晚用食醋 250 毫升，加适量开水，泡洗手脚 30 分钟，连续进行 7 ~ 8 次可治愈。

【验证】

江西万凤麟，男，52 岁。他说："我岳父 72 岁那年，患手掌皲裂症，夏天双手裂口也不少，不仅难看还痛苦不堪，用了不少药均未见效。后来按本方用醋液搽抹，结果一瓶醋还没用完（10 天左右）裂口就愈合了，皮肤恢复正常。"

甘草甘油可治手掌皲裂症

【配方及用法】

甘草 75 克，75% 酒精、甘油、蒸馏水各 250 毫升。将甘草泡于酒精内 24 小时后，取浸液与甘油、蒸馏水混匀贮瓶备用。用时将患部洗净后，用药涂抹患处，然后搓数下。每日洗 3 ~ 4 次，一般 3 天见效，10 天痊愈。

【验证】

用此方治疗患此症者 30 多例均痊愈，无复发。

【出处】

《当代中医师灵验奇方真传》。

用凤仙花治白头

【配方及用法】

立秋后将凤仙花（即指甲花）全棵切碎晾干，每日50克，代茶泡水饮服，10天为1个疗程。

何首乌等治白发

【配方及用法】

何首乌（酒蒸）30克，天麻12克，当归15克，白芍15克，枸杞果12克，黑芝麻12克，黑豆30克，女贞子15克，麦冬、天冬各9克，石斛12克，丹皮、知母各6克，党参9克。将上药研成细末，取蜜制丸，每丸重9克。

【出处】

《佛门神奇示现录》。

用鲜柏叶等治脱发

【配方及用法】

鲜柏叶50克，红辣椒10个，75%酒精500毫升，一并装入瓶内，盖紧盖子，泡半月可涂搽患处。每天搽5～7次，10天后头发就能出齐。

【验证】

山东王庆兴用此方治疗他女儿、女婿的脱发，7天就生出微黄毛发，而且逐渐变黑。后来又治愈了几位脱发患者。

板蓝根、紫草等可消疣

【配方及用法】

板蓝根30克、紫草15克、马齿苋30克、生苡米50克（另煮熟食之或研细和服）。如患处发痒者加蝉衣10克，以祛风止痒；药后恶心或便溏者加藿香10克，以健脾胃。每天1剂，煎2遍，先用水浸泡1～2小时再煎。第1次煎30分钟后滤净，药渣再加水煎30分钟，滤净与头煎和匀，1日3次分服。扁平疣并可用此方煎汤外洗。

鲜芝麻花根白水可治扁平疣

【配方及用法】

取新鲜芝麻花根部的白水,直接擦在扁平疣上,每日 1 ~ 2 次,连用 2 ~ 3 天即可愈。如果把扁平疣最早出现的且最大的用针刺破涂擦,效果更好,有的 1 次即可愈。没有发现毒副作用及感染。

【验证】

观察病例 31 例,疗效显著。

【出处】

《亲献中药外治偏方秘方》。

用冰片、樟脑治神经性皮炎

【配方及用法】

冰片、樟脑各等份,共研细末,装瓶备用。将患处洗净,药粉撒于患处,外用纱布包扎。1 次即愈。

【验证】

河南李树彬,男,74 岁,离休。他说:"老伴患有神经性皮炎,用本方 1 次治愈。"

【出处】

《实用民间土单验秘方一千首》。

用苦瓜汁治夏季皮炎

【配方及用法】

先用鲜苦瓜(未长熟的小瓜)0.25 千克左右捣烂取汁,搽患处,过半小时后搽药水乐肤液,待药水干后,再搽必舒软膏。这样每日 3 次,连续 2 天即可治愈。

【验证】

江苏黄东旭,男,38 岁。他说:"我母亲患过敏性皮炎,特别是每年夏季高温时,皮肤发痒难受,两个小腿都有,形成了夏季皮炎。我用本方为她治疗几天后,皮炎被治愈。"

用茄秧秆煮水治冻疮

【方法】

冬天的时候到地里将已摘完茄子、叶子也已掉光的光秃的茄秆连根拔起,回家后放脚盆中加水煮一会儿，等水温低点儿后泡脚。

【验证】

黑龙江李永超，男，工人。他说："我用本方仅3天就治好了自己的脚冻疮。"

山楂、细辛可治冻疮

【配方及用法】

山楂适量，细辛2克。取成熟的北山楂若干枚（据冻疮面积大小而定），用灰火烧焦存炭捣如泥状；细辛研细末，和于山楂泥中，摊布于敷料上，贴于患处，每天换药1次，一般4～5次即可痊愈。

【验证】

此方治疗冻疮60余例，均获痊愈。

【出处】

《四川中医》（1990年第10期）、《单方偏方精选》。

用仙人掌敷治冻疮

【方法】

用仙人掌（去掉刺）适量，捣烂敷患处（如冻伤已溃烂者则忌用之），以纱布包扎好，5天后去敷料。属Ⅰ、Ⅱ度冻伤者，敷1次即愈，严重者3天换敷1剂药，1周后可愈。

【出处】

《神医奇功秘方录》。

鲜牛奶治灼伤

【配方及用法】

鲜牛奶适量。将消毒过的纱布浸于牛奶中。将纱布敷于伤口。

【功效】

生津润燥。用来治火灼致伤。

【验证】

据国外报道，一中年妇女被火灼伤手臂，痛不可忍，遂将手入冷藏的牛奶里，其后医生观察，发现她的伤势意外地减轻了。此后，此方便在国外推广用于治疗火灼伤。

枯矾糊治水火烫伤

【配方及用法】

枯矾适量。将枯矾放入锅内熬至溶化不再冒气泡即成，待凝固再研为细末，装瓶盖封备用。用时根据创面大小取适量枯矾末，加菜油少许，充分混匀调成糊状，涂敷患处，然后用消毒纱布包扎。2～3 天换药 1 次。

【功效】

清热解毒，燥湿收敛。用来治水火烫伤，皮肤感染糜烂、溃疡。

【出处】

《四川中医》。

老黄瓜液治石灰灼伤

【配方及用法】

老黄瓜。将留种用的老黄瓜去瓤及削去外皮，切成约 3 厘米厚的瓜片放入干净玻璃瓶中，密封置阴凉处，3 个月后可化成水液。用时将此液外搽患处，并以消毒纱布盖住溃疡面湿敷，每 1～2 小时用此液浸润纱布 1 次。

【验证】

毛某，女，52 岁。双手被石灰灼伤多处，最大一处为 4.0 厘米 ×6.3 厘米。经外搽并湿敷老黄瓜浸出液，3 天即结痂而愈。

【出处】

《新中医》(1976 年第 5 期)、广西中医学院《广西中医药》增刊(1981 年)。

虎杖治烧烫伤

【配方及用法】

虎杖 1000 克（研细末），上药浸入 70％酒精 5000 毫升中，密封 24～48 小时备用。用时将药液装入普通喷雾器中，直接雾喷创面。开始每 2 小时喷 1 次，1 天后改为上、下午各喷 1～2 次。

【验证】

治疗 103 例烧（烫）伤，均为Ⅱ度伤，全部治愈。平均创面痂下愈合时间为 3～8 天。

【出处】

《铁道医学》(1977 年第 6 期)、《单味中药治病大全》。

杉树皮治烧烫伤

【方法】

取杉树皮（老杉树皮更佳，干、鲜均可），在火中燃烧后，闭火冷却成炭。取六份杉树皮炭加入一份冰片（中药店均有售）混合后，研成极细末，加入麻油调成糊状，以涂于创面不流液为度。每日涂药 3 ~ 4 次，患者疼痛会大为减轻，轻度烧烫伤可在 1 周内治愈，不留疤痕。

用蜂蜜治疗烧伤

【配方及用法】

选用优质蜂蜜，涂在烧伤部位，早、中、晚各 1 次，7 日为 1 疗程，未愈者可进行第 2 个疗程。

【验证】

治疗 200 例，涂药后均能立即达到止痛的效果，且有清凉舒适感觉，无刺激性。其中，痊愈 186 例（Ⅰ度烧伤 126 例，Ⅱ度烧伤 46 例，Ⅲ度烧伤 14 例），显效 14 例（疼痛症状消失，皮肤恢复 80% 以上，继续治疗，痊愈为止）。疗程最短 6 天，最长 30 天。

南瓜子煎熏治内痔

【配方及用法】

南瓜子 1000 克。加水煎煮。趁热熏肛门，每日最少 2 次，连熏数天即愈。熏药期间禁食鱼类发物。

茄子末治内痔

【配方及用法】

茄子。茄子切片，烧成炭，研成细末。每日服 3 次，每次 10 克，连服 10 天。

【功效】

清热止血，用来治内痔。

猪汤绿豆治痔疮

【配方及用法】

绿豆 200 克，猪大肠 1 截，醋少许。先将猪大肠翻开用醋洗净（连续洗 3 次），把绿豆填入猪肠内，再用线绳将肠两端扎紧，放入水锅中煮约 1 个半小时即成。食时切成段，一次吃完，每日 1 次。

【功效】

清热解毒，润肠通便。用来治内外痔便血。

吃香蕉皮可治痔疮

【荐方由来】

我患痔疮多年，曾做过两次手术，但不能彻底解除病痛。后来有人告诉我，香蕉皮晒干后煨吃，用白酒做引，能治好痔疮。我觉得这个方法没有什么副作用，就去试验，几个疗程以后，果然见效。

【出处】

《云南老年报》（1996 年 12 月 12 日）。

用无花果熏洗治痔疮

【荐方由来】

我多年患有痔疮，试用无花果洗 4 次即愈，至今仍未复发。后来又将此方传于亲戚邻居十余人，均治愈。

【配方及用法】

采鲜无花果 7 ~ 10 枚，用清水洗净，放入 1.0 ~ 1.5 千克水中煮。煮沸15 分钟后置肛门下，先熏患部，待药液温度降至适宜后，再用药棉洗病发处，每次熏洗 30 ~ 40 分钟，每日 1 次。

【出处】

《健康杂志》。

润肤膏治肛裂

【配方及用法】

当归、生地各 15 克，麻油 150 克，黄蜡 30 克。先将当归、生地入油内煎熬，药枯后去渣，投入黄蜡，即成半液状油膏，备用。每天大便后，清洗疮面，然后取药膏适量涂敷于患处。每日换药 1 次。

【功效】

润肤生肌。

【出处】

《疡科妙方》。

蝉蜕、白矾治脱肛

【配方及用法】

蝉蜕适量，白矾适量。将蝉蜕洗净泥沙，去头、足、翅，只留后截，研成细面备用。用白矾水洗净肛门及脱出物，洒上蝉蜕面，将脱出部分推进肛门内，令患者侧卧 1 ～ 2 小时即可。

【出处】

《实用民间土单验秘方一千首》。

枣树皮、石榴皮治脱肛

【配方及用法】

老枣树皮、石榴皮各 6 克，明矾 4.5 克。上药为 1 剂量，煎水 300 毫升，待微温时，用脱脂棉球蘸药水洗脱出部分，每日 2 ～ 3 次。

【备注】

凡属脱肛者，多数在肠炎或菌痢后出现，同时患者体质瘦弱，肛提肌已告松弛，在处理上，仍需结合治疗原发病，同时注意加强营养，多方配合，以加强疗效。

用黑芝麻治眼睛昏花

【荐方由来】

人步入中老年，因肝肾逐渐虚弱，容易发生眼睛昏花。《黄帝内经》云："视物不明肾气衰。"就指出了眼睛昏花的致病原理。黑芝麻有补肝养血之功效，常吃可以补益肝肾。吃法是：将黑芝麻炒后研粉，早晨起床后以及晚临睡时，各服一汤匙（约 20 克）。1980 年年初，我年逾 50 岁时，眼睛视物逐渐昏渺，不得不借助老花镜写字、看报。我经常吃黑芝麻，2 年后，不再戴眼镜，眼睛保持明亮，到 60 多岁时仍然如此。

用搓脚心法治两眼昏花

凡患有两眼昏花者，不论老少都可用。每晚临睡前用手搓脚心，两脚都搓，每只脚搓 100 下。在早上要起床时还是同样进行。天天如此，不要间断，若揉搓 2 个月，效果很好。

吃生花生治老花眼

【荐方由来】

沈阳74岁退休干部张中山，从43岁时眼睛开始老花，先戴150度花镜，后发展到350度。1982年年初，每日喝酒时抓15克左右生花生米吃，从未间断。1983年冬，视力彻底恢复，能看报了，十多年一直保持视力良好。

米酒可减轻老花眼

【荐方由来】

河南王世英，57岁，看书报戴花镜已有6年之久，可是后来不用戴花镜了。秘密何在呢？原来，他有个秘方：自做米酒，也叫黄酒（用小米煮粥加入陈曲"麦曲"制成）。米酒内泡入适量党参或生熟地，每天喝50～100克，坚持了2年，看书报不用戴花镜了。

红番薯叶、羊肝减轻夜盲症

【配方及用法】

红番薯叶150～200克，羊肝200克。薯叶洗净，切碎，羊肝切片，加水同煮。食肝饮汤，连服3日，每日1次。

【功效】

补肝养血，表热明目。用于减轻夜盲。

用百草霜减轻夜盲症

【配方及用法】

百草霜（别名锅底黑灰、锅烟子）涂猪肝上，服后夜盲症减轻。

【出处】

广西医学情报研究所《医学文选》。

胡萝卜汤预防夜盲症

【配方及用法】

胡萝卜（选用紫红色胡萝卜更佳）、牛脑各适量。煮汤。可加调料服食。

【功效】

养肝明目。预防夜盲症。

猪肝、野菊花减轻夜盲症

【配方及用法】

野菊花叶 12 克,鲜猪肝 60 克。野菊花叶研为细末,装瓶备用。猪肝清蒸,熟后口服,每次 15 克与 3 克野菊花叶末同服。

【出处】

《实用民间土单验秘方一千首》。

用猪蹄冰糖减轻迎风流泪症

【配方及用法】

肥壮的猪蹄(后脚)7 只,冰糖 350 克。每天用 1 只猪蹄加冰糖 50 克,放适量水,置高压锅内煮成稀烂,一次连汤服完,或分早晚 2 次服,连服 7 天即愈。如没有根治的话,可再服 7 天。

【出处】

广西科技情报研究所《老病号治病绝招》。

黑豆、黑芝麻可减轻迎风流泪症

【配方及用法】

黑豆、黑芝麻各 50 克。将黑豆和黑芝麻研细成末,每日冲服 10 克,白开水送下,分 2 次服。

【备注】

用本方时忌食生蒜、生葱、生姜、辣椒等刺激性食物。

【验证】

杨某,女,56 岁。双眼经常流泪,见风更甚,尤其冬季流泪更为严重。检查泪道通畅,用本方治疗 12 天,流泪已止。

【出处】

河北科学技术出版社《灵验偏方治百病》。